머리말

1960년대 이후 놀라운 경제성장과 의료기술의 발달로 인해 우리나라의 평균수명이 1990년 72세에서 2025년 84.5세로 증가하였으며, 소득수준이 높아지면서 관심을 가지게 된 영역 중의 하나가 건강분야이다. 이러한 시대적 흐름은 최근 유행하고 있는 단어들, 즉 웰빙(wellbeing), 힐링(healing) 등은 건강하게 살아가고자 하는 현대인의 관심을 반영하고 있다. 건강은 신체건강과 정신건강으로 나눌 수 있으며, 범람하는 정보, 가족구조의 변화, 치열한 경쟁, 스트레스의 과다노출 등으로 정신건강에 대한 관심이 증가되고 있는 추세이다.

정신건강은 정신적 질병에 걸려 있지 않은 상태만이 아니고 만족스러운 인간관계와 그것을 유지해 나갈 수 있는 능력을 말한다. 또 이것은 모든 종류의 개인적 · 사회적 적응을 포함하며 어떠한 환경에도 대처해 나갈 수 있는 건전하고, 균형 있고, 통일된 성격의 발달을 의미하는 것으로 정의되고 있다. 그렇다면 정신건강에 영향을 주는 요인들은 무엇일까? 이 물음에 답을 해보면 정신건강을 위해 우리가 어떤 노력을 해야 하는지에 대한 대답을 하기가 용이해질 것이다.

개인의 정신건강에 영향을 주는 요인은 매우 다양하다. 그러나 많은 전문가들이 정신건강에 영향을 미치는 요인으로 건강한 뇌, 성숙한 성격, 원만한 대인관계, 효과적인 스트레스 대처능력이 정신건강에 영향을 미친다는 것에 동의하고 있다. 따라서 학교의 교육과정이나 평생교육 측면에서 일반인을 대상으로 예방차원의 정신건강 강좌가 지속적으로 늘어나고 있는 실정이다. 이런 노력들에도 불구하고 다수의 청소년들은 부적응 문제를 경험하고, 심한 경우 정신장애로 인해 심한 고통을 받고 있는 사람들이 많다.

이 책은 이러한 필요성에 공감하며, 정신없이 바쁘게 살아가는 현대인이 정신건강에 좀 더 관심을 가지고 행복하고 건강한 삶을 살아가는데 도움이 되었으면 하는 바람에서 시작되었다. 구체적으로 본 책은 총 6부, 15장으로 구성되어 있으며, 각 장의 내용을 요약해보면 다음과 같다. 1장 정신건강의 개념에서는 건강에 대한 정의, 정신건강의 정의, 정신장애의 정의, 한국 정신장애의 역사, 정신장애에 대한 편견을 개괄적으로 고찰하였다. 2장 정신건강에 영향을 주는 유전과 뇌의 이상 요인에 대한 것으로 유전적 요인, 뇌의 이상 요인에 대해 최근 연구결과를 바탕으로 기술하려고 노력하였다. 3장 정신건강에 영향을 주는 성격적 요인에 대한 것으로 성격의 결정요인, 성격이론들, 성격평가 방법에 대해 살펴보았다. 4장 정신건강에 영향을 주는 대인관계에 대한 것으로 대인지각, 대인사고, 대인기술에 대해 기술하였다. 5장 정신건강에 영향을 주는 스트레스에 대한 요인으로 스트레스 정의, 스트레스의 양면성, 스트레스 반응, 스트레스 측정, 성격유형과 스트레스, 발달단계에 따라서 발생할 수 있는 스트레스에 대해 구체적으로 기술하였다. 6장 스트레스의 대응행동에 대한 것으로 스트레스 대응전략, 방어기제, 사고 바꾸기, 시간관리 및 여가활동에 대해 이론과 실제 기법을 다루었다. 7장 영양관리와 운동에서는 정신건강에 대처하기 위한 방법에 대한 내용으로 영양소와 영양권장량, 운동, 스트레칭을 소개하였다. 8장 가정에서의 병리문제에 대한 것으로 저출산 고령사회, 가족유형의 다양화, 가정폭력에 대해 다루었다. 9장 청소년의 병리문제에서는 청소년의 정신건강에 영향을 주는 요인들, 청소년의 정신병리 현상을 바탕으로 청소년의 지도방안들을 모색해 보았다. 10장 정신장애의 원인 및 분류에서는 정신장애의 원인, 정신장애의 분류를 통해 정신장애에 대해 개괄해 보았다. 11장 유아 · 아동 · 청소년기 이상행동에서는 지적장애, 학습장애, 의사소통장애, 자폐스펙트럼장애, 주의력결핍 과잉행동장애, 급식 및 식이장애, 틱장애, 배설장애에 대해 소개하였다. 12장 성인기 주요 이상행동에서는 조현병, 기분장애, 알코올성 관련 장애, 성격장애에 대한 특징과 치료법에 대해 기술하였다. 13장 노년기 주요 이상행동에서는 치매와 노년기 우울증을 중심으로 살펴보았다. 14장 정신장애의 약물치료와 정신사회재활에서는 약물치료, 정신사회재활에 대한 기본 개념들에 대해 기술하였다. 그리고 마지막 15장 심리치료에서는 정신장애인을 위한 정신분석 치료, 행동치료, 인본주의 심리치료, 인지적 행동치료, 합리적 정서치료, 현실치료의 기본 개념과 치료방법에 대해 기술하였다.

이번에 공동 저자들은 그동안 학생들을 대상으로 수업을 하면서 느꼈던 점들을 토대로 하여 개정판을 내는데 공감하고 최근의 자료를 보완 수정하는 작업을 하게 되었다. 앞으로도 수업을 통해 수정할 부분이 있으면 계속 수정 작업을 진행하고자 한다.

끝으로 이 책의 개정판 발행을 위해 적극적으로 성원해 주신 도서출판 양성원의 강철원 사장님과 직원 여러분께 감사의 말씀을 전한다.

2025년 6월

저자 일동

차례

Contents

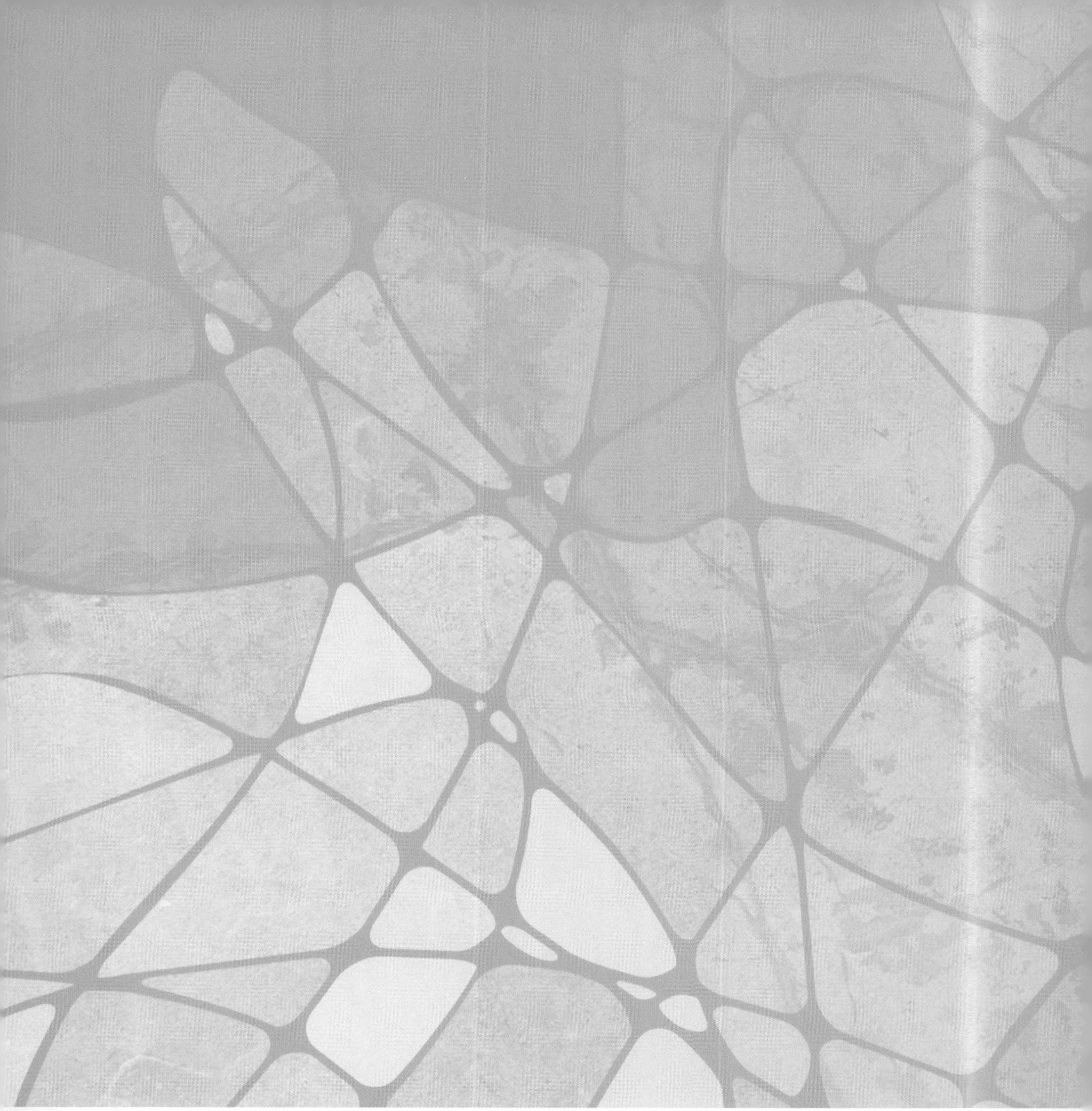

PART

1 정신건강의 이해

학습목표

1. 건강에 대한 정의를 이해한다.
2. 정신건강에 대한 정의와 여러 학자들의 견해를 이해한다.
3. 건강과 이상의 판단기준을 명확히 이해하고 설명한다.
4. 정신장애인들에 대한 편견을 이해하고 편견 없애기 방법을 모색해 본다.

사람은 누구나 오래 살고 싶은 욕구를 가지고 있다. 그러나 중요한 것은 오래 사는 것이 아니라 건강하게 오래 사는 것이다. 최근 유행하는 단어들, 즉 웰빙(wellbeing), 힐링(healing) 등의 단어는 건강하게 살아가고자 하는 현대인의 관심을 나타내고 있다. 더불어 정신건강에 대한 관심이 증가되고 있는 추세이다. 정신건강이란 정신적으로 병적인 증상이 없을 뿐 아니라 자기 능력을 최대한으로 발휘하고 환경에 대한 적응력이 있으며, 자주적이고 건설적으로 자기의 생활을 처리해 나갈 수 있는 성숙한 인격체를 갖추고 있는 상태로 정의된다.

정신적으로 건강하다고 하는 것과 건강하지 않다고 하는 것을 판단할 때 사람들의 주관적인 관점에 따라 달라질 수 있기 때문에 일반적으로 통계적 관점의 기준, 주관적 불편감의 기준, 사회적 규범의 기준, 무능력의 기준 및 전문가 기준 등에 의해 판단을 하게 된다.

인생을 살아가면서 정신장애와 같이 정신적인 문제를 경험하지 않는 것도 행복한 삶의 기본 조건이 될 수 있다. 그러나 삶을 살아가면서 누구나 정신장애를 경험할 수 있다. 이들을 위해 1995년 정신보건법(2015년 정신건강증진 및 정신질환자 복지서비스 지원에 관한 법률로 개정)을 제정하여 사회복귀를 위해 제도적인 변화와 서비스 내용의 변화가 일어나고 있지만 여전히 그들에 대한 잘못된 편견은 병 자체보다는 병의 결과로 더욱더 고통 받는 삶을 살아가도록 하는 요인으로 작용하고 있다.

chapter 1

정신건강의 개념

1960년 이후 눈부신 경제성장과 의료기술의 발달로 우리나라의 평균수명이 1990년 72세에서 2024년 88.5세(남자는 86.3세, 여자는 90.7세)로 증가하였으며, 소득수준이 높아지면서 관심을 가지게 된 영역 중의 하나가 건강분야이다. 흔히 우리는 정보화 시대에 살아가고 있다고 말한다. 다시 말해 현대를 살아가는 사람들은 범람하는 정보 속에서 자신이 원하는 정보를 적절하게 선택하여 그것을 어떻게 사용하느냐에 따라 주도성이 결정되어 가는 시대라고 할 수 있다. 이처럼 빠르게 변화하는 사회 속에서 누구든 잘 적응을 하고 자신의 삶을 성공적으로 이끌어 건강하게 오래 살기를 갈망한다. 따라서 본 장에서는 건강에 대한 정의와 정신건강에 대한 학자들의 견해를 중심으로 정신건강에 대해 살펴보고자 한다.

1. 건강에 대한 정의

사람은 누구나 건강하게 오래 살고 싶은 욕구를 가지고 있다. 이에 세계보건기구(World Health Organization)에서는 "전 인류에게 건강을"

이라는 주제로 건강사업을 펼치고 있으며, 우리나라에서도 건강은 국민의 기본권으로 보장되어야 한다는 주장이 등장하고 있다. 이처럼 건강은 인간의 삶에 있어 가장 중요한 핵심 중의 하나이다. 세계보건기구 소위원회에서는 "건강이란 주어진 환경에 인간이 적절하게 기능하는 상태 또는 수준"으로 정의하고 있다. 즉, 건강하다는 것은 인체가 스스로 균형을 유지하고 환경에 적절하게 대처하고 잘 적응할 수 있는 상태를 의미하며, 반면 병이란 이 같은 균형이 깨어지고 몸의 조절능력이 상실되어 항상성이 깨어진 상태를 의미한다.

우리나라의 2025년 기대수명은 84.5세(남자 81.6세, 여자 87.3세)로 나타났다(통계청, 2023). 그리고 서울대학교 의과대학 윤영호 교수가 2012년 6월에 전국 만 20세에서 69세 성인 남녀 1,000명을 대상으로 실시한 '건강관리 인식 및 실천에 대한 대국민 조사'에 의하면, '건강' 하면 연상되는 단어로 운동(49.9%)과 식습관(23.9%)을 가장 많이 생각하는 것으로 조사되었다. 또한 지난 1년간 자살을 생각하거나 자살할 위험도가 있는 사람은 전체 19.1%였으며, 특히 20대에서는 29.5%로 상대적으로 높은 것으로 나타났다. 또한 건강관리로는 신체건강(56%)을 가장 중요하게 생각하고 있으며, 정신건강(32.8%), 사회적 건강(5.5%), 영적 건강(4.3%)을 중요하게 생각해 여전히 신체적인 건강을 다른 건강보다 더 중요하게 인식하고 있는 것으로 나타났다(후생신보, 2012). 조사 결과에서도 보듯이 우리나라 국민들은 신체적 건강에 대해 많은 관심을 가지고 있는 것으로 나타났으며, 이에 못지않게 정신건강에 대한 관심도 고조되고 있다는 것을 알 수 있다. 왜냐하면 인간이 갖게 된 다양한 질병들은 신체적인 측면의 결함에서 오기도 하지만, 정신적 측면의 불균형 상태에서도 기인된다는 사실이 점차 밝혀짐에 따라 사람들은 보다 행복한 개인 생활과 사회 생활을 위해 건강한 심신상태를 유지하는 데 관심을 보이게 된 것이다.

이와 같이 신체건강의 중요성 못지않게 정신건강에 대한 중요성을 인식하고 있으나 그 개념에 대한 초점은 서양과 동양이 서로 다르게 사용하고 있다고 할 수 있다. 구체적으로 서양은 정신건강에 대한 역사적 흐름이 물질문화에 가치를 둠으로써 보다 실증적인 정신병리적 측면에 초점을 두고 있는 반면, 동양은 정신문화에 가치를 둠으로써 질병 중심보다는 정신의 고양 및 고취라는 측면에 초점을 맞추고 있다(장연집 외, 2008). 즉, 서양에서는 정신질환을 가진 사람들을 어떻게 치료할 것인가에 관심을 가진 반면, 동양에서는 건강한 사람을 어떻게 더욱더 건강하게 할 것인가에 초점을 두었다. 서양과 동양의 정신건강에 대한 정의를 구체적으로 살펴보면 다음과 같다.

서양에서 건강은 Health를 의미한다. 이 단어는 '신체 조건이 양호하다'는 뜻의 고어 'hal'에서 유래되었다. 건강이라는 단어는 '신체 상태가 완전하고 양호하며 굳세다'라는 어원적 의미를 지니고 있다. 건강에 대해서 세계보건기구(WHO)는 "건강이란 단지 허약하지 않은 상태나 병에 걸리지 않은 상태뿐만 아니라 정신적 · 신체적 · 사회적으로 완전한 안녕 상태"라고 정의하고 있다. 이는 질병이 없고 신체적으로 건강할 뿐 아니라 정신적으로도 안정되고 사회적으로 평안한 상태를 이상적인 건강 상태로 보는 포괄적인 견해라고 할 수 있다. 실용과 능률을 강조해 온 서양이 이런 정신건강에 대해 관심을 가지게 된 것은 근래에 들어서인데, 즉 19세기 말 서구 철학사상을 토대로 인간 심리를 실험과학으로 확립시키고 이를 현상학적으로 분석하려는 시도와 더불어 인간의 정신도 하나의 물질적 현상으로 파악해 보려고 노력하였으며, 이를 토대로 점차 동양문화권보다 정신적 현상 연구에 보다 실질적인 관심을 두고 발전해 왔다.

동양에서는 건강(健康)을 '굳셀 건', '평안할 강(혹은 즐거울 강, 화할 강)'으로 표현한다. 이 뜻을 풀어 보면 '마음이 편안한 것'을 의미한다. 즉, 건강이란 몸과 마음이 함께 건강해야 한다는 뜻이다. 동양적 건강 개념은 천지인합일(天地人合一) 사상을 바탕으로 하여 인간과 자연이 하나가 되는 균형 상태이며, 음양이 조화를 이루고 우주를 생동시키는 기(氣)의 흐름이 언제나 잘 순환하는 것을 의미한다. 동양에서는 정신적 측면에 가치 추구를 둔 건강에 대해 많이 다루어 왔다. 즉, 기원전 약 2천년 전부터 동양사상에 근거하여 정신의 질적 수준을 높이는 데 관심을 두고 이론적이고 실천적인 측면을 많이 개발해 왔다.

2. 정신건강의 정의

정신건강에 대한 정의를 살펴보기 전에 '정신'이란 단어에 대한 정의를 살펴보면, 새국어대사전(1976)에는 정신(精神)이란 ① 마음, ② 물체적인 것을 초월한 실재(實在), ③ 근기(根氣), 기력(氣力), ④ 참된 목적, 사물의 근본으로 정의되어 있다. 이 정의에서 보면 정신은 신체와 반대된 것으로 마음과 동일하게 보고 있음을 알 수 있다. 따라서 정신건강이라고 하면 정신을 건강하게 유지하고 증진시키고자 하는 것이라고 할 수 있다.

흔히 정신위생(精神衛生)과 정신건강(精神健康)은 거의 유사하게 사용하고 있다. 그러나 정신위생은 사회생활에 있어 정신활동의 조화와 적응의 유지를 목적으로 하는 이론이나 실천 방법의 총칭으로 정의되고(새국어대사전, 1976), 정신건강이란 일상생활을 언제나 독립적, 자주적으로 처리해 나갈 수 있고, 스트레스에 대한 통제력을 갖추고 있으며, 원만한 개인생활과 사회생활을 할 수 있는 상태를 말한다고 정의하고 있다(교육학 대백과사전, 1998). 정의에서 보는 바와 같이 정신위생의 개념보다 정신건강의 개념이 더 광의적인 뜻을 내포하고 있다. 즉, 인간이 바라고 원하는 방향이 정신건강이라면, 정신건강을 유지하기 위해 스스로의 노력과 일상생활에서 최적의 적응과 원만한 인간관계를 유지해 나가기 위한 정신건강의 적극적이고 실천적인 자세가 정신위생이라고 볼 수 있다(박선환 외, 2017).

정신건강(mental health)에 대한 학자들의 정의는 "행복하고 만족하며 원하는 것을 성취하는 것 등의 안녕 상태" 또는 "정신적으로 병적인 증상이 없을 뿐 아니라 자기 능력을 최대한 발휘하고 환경에 대한 적응력이 있으며, 자주적이고 건설적으로 자기의 생활을 처리해 나갈 수 있는 성숙한 인격체를 갖추고 있는 상태"로 정의된다(권기상, 1998). 또한 미국 정신위생위원회(National Committee for Mental Hygiene)에서는 "정신건강이란 다만 정신적 질병에 걸려 있지 않은 상태만이 아니고 만족스러운 인간관계와 그것을 유지해 나갈 수 있는 능력을 말한다. 이것은 모든 종류의 개인적 · 사회적 적응을 포함하며 어떠한 환경에도 대처해 나갈 수 있는 건전하고, 균형 있고,

글상자 1-1

❖ 한국인의 건강관

양순옥(1990)은 한국인의 건강관에 대해 심층면접법으로 연구하였는데, 그 결과, 몸의 평안, 마음의 평안, 몸과 마음의 평안, 심신의 활력, 심신의 조화, 가족 간의 화목, 환경과의 조화, 믿음의 8개의 카테고리로 나누어짐을 발견하였다 표 1-1 .

표 1-1 한국인의 건강에 대한 범주와 성질

실체범주	성질
힘과 원활함	몸의 평안 마음의 평안 몸과 마음의 평안 심신의 활력
조화성	심신의 조화 가족간의 화목 환경과의 조화
신명성(神明性)	믿음

이를 한국인의 건강관으로 정리해 보면, 힘과 원활함을 토대로 개인, 가족, 환경과의 조화를 이루는 것을 의미하고, 그 이면에는 운명론적인 신명성(神明性)이 내재된 것으로 볼 수 있다. 특이한 것은 우리나라 사람들의 경우 건강이란 신이 결정한다는 관점이 강하다는 것이다. 기본적으로 우리나라의 경우 건강과 귀신이 매우 밀접한 관련이 있다고 믿는 경향이 있으며, 질병이 귀신 혹은 신에 의해 결정된다고 믿는 민간신앙이 우리의 삶에 부정적인 영향을 미치는 경우도 있다.

이와 같은 현상을 심리학적 관점에서는 미신적 행동이라고 하며, 특정한 동물도 미신적 행동을 하는 것으로 나타났다. Skinner는 스키너 상자 안에 있는 비둘기들 중에 어떤 비둘기는 먹이를 얻기 위해 다리를 들고, 어떤 비둘기는 고개를 숙이고, 어떤 비둘기는 위를 쳐다보고 있는 것을 발견하였다. 이러한 현상은 처음 스키너 상자 안에 있는 비둘기는 먹이를 얻기 위해서 할 수 있는 일이 아무것도 없었지만, Skinner가 무선적으로 먹이를 넣어 주었더니 비둘기는 먹이를 얻기 전에 했던 행동이면 무엇이든지 반복하기 시작했기 때문이다. 즉, 고개를 숙이고 있을 때 먹이가 나왔다면 다음에 고개를 숙이면 먹이가 나올 것이라는 기대를 가지고 행동을 하는데, 이 현상을 미신적 행동(superstitious behavior)이라고 명명하였다. 미신적 행동은 인간의 생활에서도 흔히 찾아볼 수 있다. 비가 오지 않을 때 기우제를 지낸다든가 혹은 운동 선수들의 징크스와 같은 것은 우연한 기회에 강화를 받은 결과로 나타나는 미신적 행동의 예이다. 이러한 인간 개인의 미신적 행동은 개인의 습관 및 심리적인 갈등과 매우 밀접한 관련성을 가지고 있다(김이영 외, 2020; 김정희 외, 2001).

통일된 성격의 발달을 의미한다"라고 보고하고 있다.

따라서 정신건강 활동은 두 개의 영역으로 구분될 수 있다. 즉, 적극적으로 정신건강을 유지하고 그 상태를 보존하고 향상시키려는 예방적 활동 분야와 정신적 혹은 정서적으로 장애를 받고 있는 사람들로 하여금 정신적 건강을 회복할 수 있도록 도와주는 소극적 활동 분야이다. 전자의 정신건강의 적극적 활동은 주로 정신적 적응을 증진시키며, 정신적 이상을 예방하는 각종 활동으로서 가정, 학교, 사회구성원의 정신건강 문제에 대하여 올바른 이해와 자세를 갖도록 지도하고 계몽하며 여가를 효율적으로 사용하도록 도와주거나 창조적 자기표현을 할 수 있는 기회를 마련하며 정신건강의 증진을 위한 기회를 마련해 주는 것이다. 후자의 정신건강의 소극적 활동은 정신질환의 증상을 파악하고 인식시켜 주며, 초기에 환자를 발견하여 치료할 수 있도록 각종 정보를 제공해 정신질환을 감소시키려는 임상적 활동이 주를 이루는 것이다.

1) 정신건강에 대한 여러 학자들의 견해

정신건강에 대한 정의들을 살펴보면, 정신건강의 요소에는 자기통제, 성장추구, 자아존중, 스트레스에 대한 대처와 환경에 대한 적응 및 지배가 포함된다. 이와 같은 맥락에서 정신건강을 '적응'과 같은 뜻으로 사용하기도 하고, 적응이라는 말 대신에 '건전한 성격(healthy personality)'이라는 말을 사용하기도 한다. 따라서 정신건강 내지 건전한 성격특성에 대해 학자들이 각각 어떤 규준을 제시하며 이를 어떻게 설명하고 있는지에 대해 살펴보면 다음과 같다.

Sigmund Freud(1856~1939)는 건강한 사람을 사랑할 수 있고, 일할 수 있는 능력을 가지고 있는 사람으로 보았고, 신경증적인 사람들이 해낼 수 없는 것을 해내는 사람으로 보았다. 또한 그는 세 가지 성격의 구성요소들(원초아, 자아, 초자아)이 균형을 이루고 있고, 정신성욕의 발달(psychosexual development)과 관련시켜 각 단계(구강기-항문기-남근기-잠재기-생식기)에서의 욕구가 만족되었을 때, 건전한 성격의 사람으로 성장한다고 주장한다. 특히 유아기 및 아동기 초기의 성격구조 형성이 매우 중요하다고 강조한다. 즉, 그는 성격이 5세까지 거의 완전하게 형성되고 그 이후의 성장은 대부분이 기본적 구조가 정교화되는 과정이라고 생각하는 정신결정론적 관점을 주장하였다.

Erik Erikson(1902~1994)은 인간은 8단계의 발달단계를 거치게 되고, 각 단계마다 그 시기에 해결해야 될 사회발달 문제, 즉 발달과업이 있는 것으로 보았다. 그리고 각 시기에 해결해야 될 과업을 만족스럽게 해결하면 앞으로 건전한 발달을 할 수 있지만 잘 해결되지 못한다면 앞으로의 발달단계에 적응하기 어렵다고 보았다.

Sullivan(1892~1949)은 불안을 감소시키는 활동을 그 주요 역할로 하는 에너지 체계를 성격으로 보았다. 그러므로 성숙된 건전한 성격이란 통합적 사고를 통해 현실적으로 적합한 행동을 하는 것이다. 그는 인간의 인지발달을 미숙한 사고단계를 의미하는 원초적 사고단계(prototaxic thought), 시간적 · 공간적으로 우연히 연결되어 있어 단순히 마음으로만 이루어진 사고를 말하고 흔히 신경증 환자에게서 발견되는 사고인 병존적 사고단계(pratotaxic thought), 정신적으로 성숙되고 건전한 사람이 갖게 되는 사고인 통합적 사고단계(syntaxic thought)의 3단계로 보았다. 또한 Sullivan은 건강한 사람은 타인과 통합적인 관계를 맺으며, 궁극적인 만족과 안정은 정확한 지각과 자기 자신 및 타인에 대한 신념을 가질 때에만 이루어진다고 보았다.

Abraham Maslow(1908~1970)는 사람들이 동기화 되는 요인과 개인을 완전하게 기능하는 삶으로 이끌어 가는 동기에 관심을 가졌으며, 완전하게 기능하는 사람만이 자아실현을 하는 것으로 보았다. 건강한 성격이란 자아실현을 할 수 있는 사람으로 보았다. 그는 자아실현을 한 사람들의 특성을 조사하였는데, 그 결과는 표 1-2 와 같다.

Carl Rogers(1902~1987)는 건강한 성격을 가진 사람은 항상 진정한 자기를 사실 그대로 나타내며, 감정이나 신념을 숨기려고 하지 않으며, 또한 그의 생각대로 느낀 대로 행동하는 사람들이며, 결과에 대해 책임을 질 줄 아는 사람으로 보았다.

Marie Jahoda(1958)는 정신건강의 조건을 포괄적인 내용으로 다루고 있는데, 그 내용은 다음과 같다.

표 1-2 자아실현을 한 사람들의 특성

- 보다 적절한 현실지각능력을 가지고 있다.
- 자기 자신과 타인을 있는 그대로 받아들인다.
- 사고, 행동, 정서 면에서 보다 자발적이고 솔직하다.
- 문제중심적이다.
- 프라이버시와 독립에의 욕구가 강하다.
- 고도의 자율성과 초연함을 보인다.
- 문화와 환경으로부터 독립적이다.
- 사물에 대한 인식과 이해를 항상 새롭게 한다.
- 사회적 관심이 크다.
- 건전한 대인관계를 맺고 있다.
- 자연이나 인생의 본질에 대해 관심을 가지고 있다.
- 인간에 대한 존경심을 갖고 있다.
- 도덕과 윤리를 잘 따른다.
- 적개심이 없고 유머 감각이 있다.
- 독창적이고 창조적이다.

- **자아정체감** 정신적으로 건강한 사람은 자기 자신을 하나의 인간으로 수용하고 자기의 욕구와 행동을 알고 있으며, 자신을 객관적으로 인식하는 등의 자아정체감을 지니고 있다.
- **자아실현** 정신적으로 건강한 사람은 성장과 발달에 대한 욕구를 지니고 있으며, 무엇보다 강한 자아실현 욕구를 가지고 있다.
- **통합력** 정신적으로 건강한 사람은 개인의 내적 · 외적 갈등 및 기분과 정서의 조절 간에 균형을 이루고 있으며, 특히 삶에 대한 통합적인 노력을 꾸준히 한다.
- **자율성** 자기결정, 의존과 독립의 조화, 자기 행동 결과의 수용성을 포함한다. 자기의 결정, 행동, 사고, 감정을 포함하여 개인이 스스로 책임지는 것을 말하며, 그 결과 타인의 자율성과 선택의 자율도 존중할 수 있다.

- **현실지각능력** 정신적으로 건강한 사람은 현실을 왜곡시키지 않고 있는 그대로 받아들이고, 다른 사람들에 대한 민감성을 유지하고 적절히 자신의 감정을 주고받을 수 있다.
- **환경적응능력** 정신적으로 건강한 사람은 환경에 대한 적응능력을 가지고 있어 대인관계가 원만하고, 사랑을 할 수 있는 능력을 가지고 있다.

지금까지 살펴본 다양한 정신건강의 정의와 여러 학자들의 견해들을 종합해 볼 때, 정신건강이란 자기 능력을 최대한으로 발휘하고 환경에 대한 적응력을 가지며 독립적, 건설적, 자주적으로 자기의 생활을 유지해 나가는 능력을 말하며, 이를 위해 신체적 · 심리적 · 사회적 · 도덕적 측면이 조화가 되어 그 바탕이 된 상태를 의미한다.

2) 건강과 이상의 판단 기준

정신건강에 대한 정의를 살펴보고 나서 곰곰히 생각해 보면, 정의된 기준에 의해 어떤 사람이 그 기준을 충족하는 건강한 사람이며, 또한 어떤 사람이 그 기준을 충족하지 못해 건강하지 못한 사람으로 분류되는 것일까?라는 의문을 가질 수 있다. 따라서 먼저 어떤 사람이 건강하지 않은 사람이라고 이야기하기 위해서는 어떤 판단 기준을 사용했는지 밝혀야 한다. 왜냐하면 건강하다고 하는 것과 건강하지 않다고 하는 것은 판단하는 사람의 관점에 따라서 달라질 수 있기 때문이다. 건강하지 않다고 하는 것을 정의하는 데 사용되는 일반적인 기준은 통계적 관점의 기준, 주관적 불편감의 기준, 사회적 규범의 기준, 무능력의 기준, 전문적 기준이다. 그 각각의 기준을 살펴보면 다음과 같다(권석만, 2015; 최정윤 외, 2008; Davison & Neale, 1986).

(1) 통계적 관점의 기준

통계적 관점의 기준은 어떤 행동이 정상범위에서 벗어나는 경우 비정상 혹은 이상행동이라고 정의하는 것이다. 이상행동을 통계적 관점에서 정의하려는 사람들은 사람들의 구체적인 특징을 측정하고 모집단에서 이런 특징의 분포를 측정하려고 한다. 모집단 분포의 한 유형이 그림 1-1 의 정규분포곡선이다. 이 관점의 전제조건은 인간의 특성은 신체적인 것이든, 정신적인 것이든 무선적으로 선별한 집단을 대상으로 측정한다면, 이러한 측정치들의 분포는 정규분포곡선을 형성할 것이라고 보는 것이다.

대다수의 사람들은 중간 정도(평균)에 위치하고 있지만 소수의 특별한 특징을 가진 사람들은 양극단에 위치하게 된다. 그러므로 이 관점에서 정상이라는 것은 평균에서 많이 떨어지지 않은 것을 의미하고(평균±2SD에 속함), 이상행동이라는 것은 평균에서 많이 떨어진 것을 의미한다(평균±2SD를 벗어남). 이 기준에 의해 진단을 받게 되는 경우의 명확한 예가 지적장애(intellectual disabilities)이다. 즉, 인간의 지능지수는 평균 100, 표준편차 15로 많은 사람들이 여기에 포함된다. 평균에서 높아지거나 낮아지면 그 속에 포함되는 사람의 숫자는 적어진다. 일반적으로 지적장애라고 함은 지능지수가 70 이하인 경우를 말한다.

이 기준의 장점은 정확한 기준에 의해 경계선을 긋는다면, 객관적이고 정확하다는 것과 사회문화적 요인이나 환경적인 요인의 간섭을 배제할 수 있다는 것이다. 그러나 이 기준에 의해 이상행동을 규정하는 데는 여러 가지 문제점을 지니고 있는데, 첫째, 평균에서 얼마나 이탈된 행동을 이상행동이라고 정의할 것인가의 문제이다. 즉, 정상과 이상의 경계를 어떻게 결정하느냐에 따라 정상과 이상이 달라지게 된다.

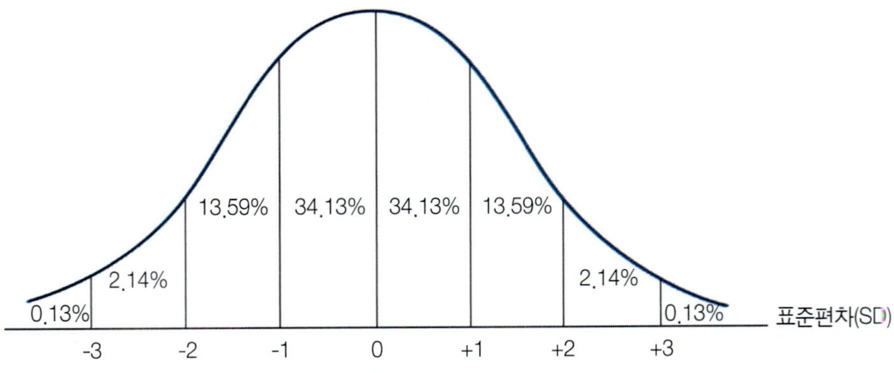

그림 1-1 정규분포곡선

둘째, 평균에서 많이 이탈된 행동이 이상행동으로 성립되는 경우도 있지만 그렇지 않은 경우도 많다. 예로 지능이 낮은 사람(70 이하)은 지적장애로 보지만 지능이 높은 사람은 이상으로 취급하지 않는다. 탁월한 운동능력을 가진 사람이라든지, 그리고 음악적 재능이나 수리적 능력이 평균보다 훨씬 뛰어나다고 해서 이를 이상행동으로 규정내리지 않는다는 것이다.

(2) 주관적 불편감의 기준

주관적 불편감의 기준은 개인 자신이 자신의 심리적 고통을 얼마나 느끼느냐에 따라 정상과 이상을 구분하는 것이다. 이 기준에 의하면 어떤 사람의 행동이 자신에게 심한 불행과 고통을 준다면, 그것이 이상행동이 될 수 있다는 것이다. 이 기준의 장점은 임상적인 활동에서 실용적인 의미를 가진다는 것이다. 즉, 불안장애나 우울증 등 자신의 주관적 불편을 호소하며 병원을 찾게 되기 때문이다. 그러나 문제점으로는 첫째, 때로 정신병 증상이 심하면서도 본인 자신은 전혀 고통과 불편함을 경험하지 못하는 경우가 있다. 예로 망상과 환각 증상을 지닌 조현병 환자의 경우, 그의 증상으로 인해 가족과 주위 사람들은 불편함을 경험하지만 본인은 전혀 불편함을 느끼지 못하는 경우이다. 둘째, 너무 주관적이라는 것이다. 즉, 사람들이 자신의 고통을 호소하지만 그들이 가진 심리적 상태가 너무나 다양하기 때문에 고통의 정도를 비교하기가 어렵다는 것이다.

(3) 사회적 규범의 기준

사회적 규범의 기준은 사회가 만들어 놓은 규준을 위배하거나 혹은 위협 또는 불안하게 만드는 것을 이상행동이라고 정의하는 것이다. 즉, 어떤 사람이 그가 속한 사회규범을 어기고 엉뚱한 행동을 한다면 그는 적응을 못하는 사람이 될 것이다. 이렇게 한 사회의 규범에 적응하지 못하고 일탈된 행동을 하는 경우를 이상행동으로 정의한다. 예로 타인의 물건을 빼앗고, 공격하고, 아무곳에서나 자신의 성기를 노출시킨다면 이상행동으로 정의될 것이다. 이 기준의 장점은 사회 구성원 다수가 공유하고 있는 준거가 그 기준이 됨으로 모든 사회 구성원이 쉽게 동의를 하게 된다는 것이다. 그러나 이 기준의 문제점은 첫째, 문화상대성에 대해서는 설명을 하지 못한다. 즉, 사회적 규준을 어떻게 보는가에 영향을 받는다. 한 문화권에서는 규준인 것이 다른 문화권에서는 규준이 아닐 수도 있기 때문이다. 둘째, 규범자체가 바람직하지 않을 때, 그 규준을 받아들이지 않는다고 하여 이상행동이라고 정의할 수는 없다는 것이다.

(4) 무능력의 기준

무능력의 기준은 어떤 사람이 이상행동으로 인해 사회적 · 직업적 무능력을 나타낼 때 이를 이상행동으로 정의하는 것이다. 즉, 그가 속한 사회나 문화권에서 요구하는 행동을 할 수 없게 되어 사회적 기능을 적절히 수행할 수 없다면 이상행동으로 규정하는 것이다. 만약 수영을 하지 못하는 사람이 물 속에 들어가는 것을 두려워하는 것은 정상적인 행동이지만 수영을 잘하고, 물 속에 위험한 것이 없는데도 물에 들어가는 것을 두려워한다면, 그것은 이상적이고 공포적인 것이다. 또한 직장인이 상습적인 음주로 자주 결근을 한다면 직장에 적응하기가 어려운데 이를 이상행동으로 보게 되는 것이다.

무능력을 이상행동의 기준으로 삼는 것은 그가 사회적 규범에 어긋나는 행동을 한 것이 아니라는 점에서 사회적 규범의 기준과 다르다. 그러나 이 기준의 문제점은 무능력이 어떤 경우에는 장애가 되지만 그렇지 않은 경우도 있다는 것이다. 예로 만약 유명한 야구선수가 되고 싶어 하는 사람이 능력이 없다고 해서 그것은 이상행동으로 간주하지 않는다.

(5) 전문적 기준

전문적 기준은 이상행동을 심리학적 평가나 정신과적 진단방법에 의해 판단하는 것을 말한다. 임상심리전문가가 각종 심리검사도구를 사용하여 검사한 결과를 바탕으로 이상과 정상을 결정하거나 정신과 의사가 정신과적 면접과 평가를 토대로 이상행동을 판단하므로 전문적이고 객관성이 높다는 장점을 가지고 있다. 그러나 이 기준에 의해 정확하게 판단하기 위해서는 전문적인 교육과 훈련에 많은 시간과 노력이 필요하다는 단점을 지닌다.

지금까지 이상행동을 정의하는 데 사용되는 기준들을 살펴보았다. 위에서 제시한 기준 외에도 기괴함(사회생활을 하면서 때로 일반적으로 받아들여지지 않는 일탈된 행동을 하는 것)과 비효율성(일상생활에서 자신의 기능을 효율적으로 수행하지 못하는 것)의 기준도 있다. 그러나 위의 제시된 어느 한 가지 기준으로 이상행동을 규정해서는 정확하지 않다. 따라서 위의 기준을 모두 적용하거나 아니면 적어도 두 가지 이상의 기준을 이용하여 이상행동을 결정하는 것이 일반적이다. 그리고 이상행동은 신체적 질병과는 달리 심리적 건강과 심리적 장애를 구분하는 경계선이 분명하지 않다. 따라서 심리적 건강과 불건강의 연속선상에서 증상의 정도에 따라 심리적 장애의 여부를 결정하기도 한다.

3. 정신장애의 정의

정신장애(mental disorder)는 정신적 문제를 중심으로 장애가 발생하여 일정 기간 이상 원만한 사회생활을 영위할 수 없는 정신적 이상 상태를 말한다. 구체적으로 대인관계가 원만하지 못하고 기능의 상실 또는 장애를 경험하거나 심한 경우 퇴행적 행동이 나타나기도 한다. 세상에서의 자신의 위치, 자신의 성격 및 능력에 대한 불만족이 크며, 자기실현에 한계를 경험한다. 더불어 감정의 왜곡과 고갈이 나타나기도 한다.

한 개인이 세상에 태어나 살아가는 동안 정신장애와 같은 정신질환을 경험하지 않고 살아갈 때 성공적인 삶이라고 생각하기 쉽다. 그러나 정신장애를 경험하지 않았다고 성공적인 삶이라고 단정지을 수는 없다. 왜냐하면 정신장애를 가진 사람들도 자신의 직장을 가지고, 삶의 보람을 느끼며, 자신의 생활에 잘 적응하는 사람들이 많으며, 이와 반대로 정상인 중에서도 직장을 갖지 못하거나 삶의 보람을 느끼지 못하고 자신의 생활에 잘 적응하지 못하는 사람들이 많기 때문이다. 우리는 일반적으로 정신장애에 대해 필요 이상으로 두려워하거나 혹은 숨기려고 한다. 예로 과거에 정신장애를 앓았거나, 현재 정신장애를 앓고 있다면 직장생활을 할 수 없으며, 결혼도 하지 못할 것으로 생각한다.

정신장애는 현대에 와서 생긴 병이 아니다. 인간이 존재하고 있었던 시대부터 있었던 질병이다. 예전에는 정신장애를 앓고 있는 사람을 귀신이 씌었다고 생각하였고, 한때는 마음의 병으로 규정되기도 하였으나 현재는 신체적인 것과 심리적인 여러 요인들, 즉 복합적인 요인에 의해 발생하는 것으로 받아들여지고 있다.

정신장애에 대한 사회문화적인 편견은 세계적으로 공통적인 것으로 보인다. 원시 · 농경사회에서는 편견은 낮고 수용도 및 경외심이 높았던 반면, 근대 산업화 · 도시화 시대에서는 그 반대의 현상이 보여진다.

그렇다면 탈산업 · 정보화시대인 지금은 어떠한가? 우리나라의 경우 1995년부터 정신장애를 가진 사람들의 사회복귀를 위해 제도적인 측면과 서비스의 질적인 측면에 있어서 많은 변화가 있어 왔으며, 대한정신보건가족협회와 보건복지부에서는 정신장애인 편견 없애기 운동을 지속적으로 해오고 있다. 그러나 아직도 일반인들의 정신장애에 대한 편견은 없어지지 않고 있다. 한 가지 명심해야 할 것은 정신장애는 특별한 사람이 경험하게 되는 질병이 아니라는 점이다. 즉, 오늘 건강하던 사람도 내일은 정신장애로 고통스러워하는 사람이 될 수 있다는 것이다.

4. 한국 정신장애의 역사

우리나라의 경우 삼국사기와 동의보감에 정신장애에 대한 치료적 관점을 나타내는 구절이 단편적으로 보인다. 구체적으로 삼국사기의 기록을 보면 신라 현덕왕 때 각간 충공은 오늘날의 우울장애에 해당하는 질병을 앓았던 것으로 기록되고 있고, 이를 기질적인 질병이 아니기 때문에 약을 주는 것이나 침술로 치료하기보다는 알맞은 말로 고치는 것이 유효하다고 결론을 내린 기록이 있다. 그리고 허준의 동의보감에서는 오늘날 조현병과 유사한 '사승(귀신을 숭배한다)'이라는 병에 대해 기록하였다. 하지만 이때의 정신장애에 대한 치료는 한의학과 민간요법에 의존해 왔다.

우리나라에 최초의 서양식 병원인 광혜원이 설립되면서 서양의학이 본격적으로 보급되기 시작하였다. 1910년부터 서양 선교사 의사들과 일본인 의사들에 의해 정신장애의 교육이 시작되었고, 같은 해에 Charles I. McLaren에 의해 정신과가 개설되었으며, 조선총독부의원에서도 정신병동을 개설하였다. 1945년 조선정신신경학회가 창립(한국전쟁 후 대한신경정신의학회로 재건)하면서부터 정신장애에 대한 관심이 높아졌다. 항정신병 약물인 클로르프로마찐(Chlorpromazine)이 우리나라에 보급된 것은 1959년경으로 약물의 보급으로 인해 많은 환자들이 병원으로부터 퇴원하여 사회 속에서 생활하게 되었다.

1995년 12월 정신보건법이 통과되면서 정신장애를 가진 사람들을 위한 사회복귀시설과 정신건강복지센터가 만들어졌고, 2000년부터는 정신장애인으로 장애자의 혜택을 누릴 수 있게 되었다. 그리고 병원환경의 개선, 수용소문제, 의료혜택문제, 정신장애를 가진 사람들의 사회복귀와 재활문제, 환자들의 권익문제 등의 문제를 해결하려고 노력하여 왔다.

2015년 정신보건법이 정신건강증진 및 정신질환자 복지서비스 지원에 관한 법률로 개정이 되었는데, 정신보건법 개정은 정신질환자의 범위 축소, 보험가입 차별 금지 등 보호의무자에 의한 비자발적 입원요건을 강화 하였고, 정신질환에 대한 사회적 편견, 차별해소와 전 국민 정신건강증진정책의 본격적 추진을 위한 제도적 기반을 구축하기 위한 것을 목적으로 하고 있다. 특히 정신질환의 조기발견 및 치료를 통해 정신질환의 만성화에 따른 사회경제적 비용 증가를 방지하고 개인의 삶의 가치를 높이는 데 중점을 두고 있다.

정신건강증진 및 정신질환자 복지서비스 지원에 관한 법률

(법률 제20511호 2024. 10. 22.) 타법개정

제 1 조 (목적)

이 법은 정신질환의 예방 · 치료, 정신질환자의 재활 · 복지 · 권리보장과 정신건강 친화적인 환경 조성에 필요한 사항을 규정함으로써 국민의 정신건강증진 및 정신질환자의 인간다운 삶을 영위하는 데 이바지함을 목적으로 한다.

제 2 조 (기본이념)

① 모든 국민은 정신질환으로부터 보호받을 권리를 가진다.

② 모든 정신질환자는 인간으로서의 존엄과 가치를 보장받고, 최적의 치료를 받을 권리를 가진다.

③ 모든 정신질환자는 정신질환이 있다는 이유로 부당한 차별대우를 받지 아니한다.

④ 미성년자인 정신질환자는 특별히 치료, 보호 및 교육을 받을 권리를 가진다.

⑤ 정신질환자에 대해서는 입원 또는 입소(이하 "입원등"이라 한다)가 최소화되도록 지역 사회 중심의 치료가 우선적으로 고려되어야 하며, 정신건강증진시설에 자신의 의지에 따른 입원 또는 입소(이하 "자의입원등"이라 한다)가 권장되어야 한다.

⑥ 정신건강증진시설에 입원등을 하고 있는 모든 사람은 가능한 한 자유로운 환경을 누릴 권리와 다른 사람들과 자유로이 의견교환을 할 수 있는 권리를 가진다.

⑦ 정신질환자는 원칙적으로 자신의 신체와 재산에 관한 사항에 대하여 스스로 판단하고 결정할 권리를 가진다. 특히 주거지, 의료행위에 대한 동의나 거부, 타인과의 교류, 복지서비스의 이용 여부와 복지서비스 종류의 선택 등을 스스로 결정할 수 있도록 자기결정권을 존중받는다.

⑧ 정신질환자는 자신에게 법률적 · 사실적 영향을 미치는 사안에 대하여 스스로 이해하여 자신의 자유로운 의사를 표현할 수 있도록 필요한 도움을 받을 권리를 가진다.

⑨ 정신질환자는 자신과 관련된 정책의 결정과정에 참여할 권리를 가진다.

5. 정신장애인에 대한 편견

세계 정신건강의 날은 정신건강에 대한 대중의 관심을 높이기 위해 제정된 기념일로 매년 10월 10일이다. 1992년 세계 정신건강연맹이 주도하여 첫 기념 행사가 열린 이후 매년 시행되고 있다. 전 세계 인구 중 약 12%에서 정신건강문제가 발생하지만 치료를 받는 사람은 그 중 4분의 1에 불과한 현실에서 진단과 치료를 쉽게 할 수 있도록 정보를 제공하는 것이 주 목적이다. 이날은 전세계 정신건강문제에 대한 대중의 인식을 높이기 위한 다양한 행사가 개최된다. 이와 함께 정신질환에 대한 토론과 예방 및 치료 서비스에 대한 홍보 활동이 이루어지며, 100 개국 이상에서 지역 및 전국 세계정신건강의 날 기념 행사와 프로그램이 펼쳐진다. 또한 정신건강문제에 관한 교육 및 강의, 연구 논문이 발표되며, 정신건강문제의 개선에 중요한 기여를 한 개인이나 단체에게 포상이 이루어진다.

정신장애인에 대한 사회편견적 태도는 낙인(labeling)과 그에 따른 사회적 거부, 스티그마(stigma)에서 비롯된다. 스티그마란 특정 속성에 낙인을 찍고 오명을 씌우고 경멸의 태도를 보이는 것으로 낙인과 구분된다. 낙인은 특정 속성에 대해 그에 적합한 명칭을 붙여 줌으로써 그 특성을 집합적으로 설명하는 데 그친다. 그러나 문제는 그 명칭으로 인해 파생되는, 그 명칭의 특성 속에 갇혀버리게 되는 그 다음 단계, 즉 스티그마에 있다.

이와 같은 스티그마는 특수집단에 대한 전형화(stereotyping)로 인해 발생하게 되며, 여기서 파생된 고정관념은 그 집단에 대한 막연한 편견을 갖게 되고 그 편견에 따른 차별대우를 하는 결과를 가져온다. 일반적으로 사람들은 신체적 결함이 있는 자, 정신적 결함이 있는 자, 빈곤한 자를 포함한 사회적 결함이 있는 자, 그리고 사회에 의존적인 삶을 살 수밖에 없는 자들에게 전형화된 편견적 태도를 보이게 된다. 그 중에서 특히 정신장애인에 대한 사회적 편견은 심각하다. 정신장애에 대한 편견은 외국의 문헌들에서도 많이 찾아볼 수 있다(Cohen & Struening, 1963; Link, Cullen, & Struening, 1989).

2015년 통계청의 장애인 인식에 대한 조사에서 장애를 고려하여 더 배려해야 함

66.8%, 비장애인과 똑같이 대해야 함 28%, 비장애인과 차별해서 대할 수 밖에 없음 5.3%로 나타났으며, 정신장애인에 대한 사회편견 연구에서도 우리나라 일반인의 정신장애인에 대한 편견은 그다지 심하지 않은 것으로 보고하고 있다. 한 인간으로서 이들을 수용하는 정도는 높았으나, 이들에게 '사회에 적응하여 사는 사람'으로, '사회인'으로서의 역할을 부여하는 데 있어서는 아직까지 낮은 수용도를 나타내고 있었다. 특히 병원에 입원한 정신장애인에 대한 부정적 인식이 컸으며, 사회봉사의 경험이 편견을 낮추는 데 많은 영향을 미치는 것으로 나타났다. 그러나 이런 연구결과와 상반되게 우리나라에서의 정신장애에 대한 편견은 여전하다고 할 수 있다. 이런 이유로 정신장애 관련 전문가와 정신장애인, 정신보건가족협회 등 여러 전문가들과 기관에서 정신장애인의 편견 없애기 운동에 주력하여 왔다. 보건복지부는 2000년도 '정신건강의 날' 행사에서 정신장애에 대해 갖기 쉬운 10가지 편견을 선정하고 일반 국민의 의식 전환에 힘쓰고 있다.

우리는 정신장애를 가진 사람들에 대해 여러 가지 편견들을 가지고 있다. 그러나 이 편견들은 정신장애 자체의 문제 때문이 아니고, 오히려 우리가 정신장애에 대해 알고 있지 못하기 때문에 생기는 것이다. 그들은 사회의 편견이 병으로 인한 고통보다 더 큰 아픔을 준다고 말한다. 우리가 믿고 있는 잘못된 사실들이 오히려 그들의 회복에 어려움을 안겨 준다면 우리가 그들을 도울 수 있는 길은 무엇보다도 먼저 새로운 시각으로 그들을 보는 것이다. 정신장애인에 대한 10가지 편견을 구체적으로 살펴보면 다음과 같다.

1) 위험하고 사고를 일으킨다

정신장애를 겪고 있는 사람에 대하여 무섭다, 겁난다, 위험하다고 느끼는 사람이 많다. 그들이 실제로 피해를 입은 경험이 있기 때문이 아니다. 연구결과에 따르면, 정신장애를 겪고 있는 사람을 접해 본 경험이 없는 사람일수록 두려움을 많이 느끼고 그들을 위험하다고 생각하는 경향이 있다. 이러한 생각 때문에 그들을 멀리 하게 되고, 따라서 자신의 생각을 교정할 기회를 갖지 못하게 된다. 정신보건 분야의 전문가들은 그들이 대부분 온순하며, 그들의 범죄율이 일반인보다 더 낮다는 사실을 알고 있다.

그럼에도 불구하고 매스컴은 종종 그들이 위험하다는 생각을 유포한다. 예로서 범죄사건이 일어났을 때 '우범자 또는 정신질환자의 소행일 가능성을 두고 수사가 진행되고 있다'는 보도가 나온다. 그들은 아무 이유 없이 우범자와 동격으로 취급된다. 공포영화에서는 정신장애인이 외계인, 벌레, 미이라 등과 함께 단골 주인공으로 나온다. 이때 그들은 우리와는 전혀 다른 존재로 묘사된다. 이러한 왜곡된 정보를 자주 접하다 보면 우리는 그것이 사실인 듯 착각하게 된다.

정신장애로 치료받고 있는 사람들은 위험하지 않다. 정말 위험한 것은 그들에 대한 우리의 편견이다. 그들이 우리에게 입히는 피해보다, 우리의 편견이 그들에게 주는 마음의 상처가 심각하다. 두려움을 극복하는 길은 그들을 만날 때 피하지 않으며, 오히려 관심을 가지고 대화를 하는 것이다.

2) 격리 수용해야 한다

'정신장애' 하면 우리는 정신병원, 요양원, 그리고 철문과 쇠창살을 떠올린다. 그리고 그런 곳에 격리 수용하는 것이 치료방법이라고 생각한다. 그러나 이것은 과거의 방법이다. 이 방법은 정신질환을 치료할 약도 없고 충분한 인력도 없던 시절에 그나마 환자를 안전하고 손쉽게 관리할 수 있는 방법이었다. 그리고 적은 인력으로 많은 인원을 관리해야 했으므로 부작용이 많았다. 예로서 자살이나 사고를 방지하기 위하여 쇠창살을 치고, 문을 잠그고, 가장 기본적인 생활용품이나 개인소지품도 지니지 못하게 하는 등 자유를 제한하고 인권을 억압하는 경우가 많았다.

이후에 시설과 대우가 개선된 병원이 많이 생겨서 인권침해에 따른 문제는 상당히 개선되었다. 그러나 이러한 곳에서 치료받는다 하더라도, 장기간 격리하여 치료하게 되면 사회적응능력이 떨어져서 결국 사회복귀가 어렵다. 이러한 이유로 지금은 가급적 격리 수용시키지 않고 치료하는 것이 좋은 방법이라고 믿고 있다.

물론 병의 증상이 심할 때는 가정에서 환자를 돌보기 힘들므로 잠시 입원시키는 것이 필요하다. 그러나 지나치게 오랫동안 입원시켜서는 안 된다. 일단 심한 증상이

가라앉으면 통원치료와 사회생활을 병행하도록 하고, 사회생활에 어려움이 있을 경우 재활치료를 통하여 사회적응능력을 높이도록 해야 한다. 이를 위하여 각 지역별로 인근의 낮병원, 정신건강복지센터, 정신장애인 사회복귀시설 등을 이용할 수 있다. 현재 정부는 정신장애인의 사회복귀를 지원하기 위하여 다각도로 노력하고 있다. 예로서 전국적으로 보건소에서 정신건강복지센터를 운영하고 있으며, 민간에서 운영하는 정신장애인 사회복귀시설에 대하여 운영비를 지원하고 있다.

정신장애를 치료하려면 격리 수용해야 한다는 것은 과거의 생각이다. 이제는 그들을 우리의 이웃으로 받아들이고, 그들이 사회생활을 하는 가운데 자신의 병을 극복해 나가도록 도와주어야 할 것이다.

3) 낫지 않는 병이다

과거에는 정신장애가 발병하면 잘 낫지 않았다. 입원과 퇴원을 수없이 반복하고, 굿도 몇 차례 하고, 몸에 좋다는 것은 다 구해서 먹이고, 별의별 방법을 다 써도 별 효과를 보지 못했다. 그 과정에서 가산을 탕진하고, 집안의 혼사가 막히어, 집안 전체가 곤경에 처하는 경우가 수없이 많았다. 이러한 이유로 정신장애는 불치병이고, 환자가 생기면 그 집안은 패가망신한다는 생각이 널리 퍼지게 되었다.

그러나 이러한 일들은 과거의 일이다. 이제는 과거와는 달리 정신장애의 원인이 상당 부분 밝혀졌고, 좋은 치료법이 많이 개발되었다. 오늘날 정신장애는 뇌질환이라고 밝혀져 있다. 보다 구체적으로 말하자면, 뇌신경들 사이에 작용하는 신경전달물질이 지나치게 많이 작용하거나, 적게 작용하기 때문에 생각이나 감정에 문제가 생기는 병이다. 따라서 약물치료를 받아야 하는데, 약물이 신경전달물질의 양을 적당한 수준으로 조절해 준다.

최근에는 부작용이 적으면서도 약효가 뛰어난 치료약물이 개발되고 있어서 치료하기가 한결 수월해졌다. 단지 아직까지 약물을 비교적 장기간 복용해야 한다는 단점이 있는데, 그 이유는 정신장애의 상당수가 만성화되기 쉬운 병이기 때문이다. 그러나 이 말이 낫지 않는다는 뜻은 아니다. 정신장애는 낫는다. 단지 회복에는 상당한 기간이 필요하며 안정과 악화가 반복되면서 서서히 좋아진다는 의미이다. 이 기간을 견디지 못하고 빨리 치료되지 않는다고 실망하여 약물복용을 중단하거나, 다른 방법들을 찾아다니면 돈과 시간의 낭비는 물론 병을 만성화하는 결과를 가져온다.

따라서 환자 본인으로서는 정신장애는 반드시 낫는다는 사실을 믿고 꾸준히 노력하는 것이 중요하며, 주변에서는 환자의 노력에 격려를 보내주어야 할 것이다.

4) 유전된다

유전이란 의학적으로 피해갈 수 없이 대대로 이어가는 것을 말하는데, 정신장애가 차라리 유전질환이라면 치료대책은 오히려 편하고 단순해진다. 또한 정신장애의 경우 아무래도 결혼율이나 출산율이 떨어져 유전이라면 지금쯤은 정신장애가 거의 없어져야 하는데, 동서고금을 통해 유병률은 비슷하게 유지되고 있다.

현재까지 정신질환 중에서 명백히 유전으로 확인된 병은 없다. 다만 다소의 유전적 경향성이 있는데, 이것은 자손 대대로 전해지는 병이 아니고 가족 중에 누가 어떤 병을 앓으면 나머지 가족이나 자손들에게 그 병이 나타날 가능성이 다소 높아진다는 것이다. 이런 유전경향성은 당뇨병, 고혈압, 심장질환, 혹은 암을 일으킬 수 있는 가능성이 높은 것과 같은 것이다.

5) 특정한 사람이 걸리는 병이다

흔히 정신장애는 자신과 아무런 관련이 없다고 느낀다. 즉, 내 가족이나 주변 사람들 중에는 그런 사람이 없다거나, 내 주변에는 그런 일이 일어나지 않을 것이라고 생각한다. 그러나 통계적으로 열 명 중 두세 명은 일생 중 한 번쯤 정신장애를 겪게 되고, 이삽십 명에 한 명은 현재 만성적 정신장애를 겪고 있다. 따라서 결코 드문 병이 아니다. 사실상 우리는 매일 정신장애인을 만나며 살고 있다. 증상이 심할 때를 제외하면 대부분의 기간 동안 그들은 너무나 정상적이며, 가까운 사이에서조차 편견이 두려워서 자신의 병을 숨기기 때문에, 단지 우리가 그 사실을 알지 못할 뿐이다.

우리는 그들도 나와 같은 사람이며, 나와 비슷한 환경에서 자랐고, 그 자신의 꿈과 소망을 갖고 사는 평범한 사람이라는 사실을 인정하지 않는 경향이 있다. 대신 그들은 나와 다른 종류의 사람일 것이라고 생각한다. 예로서 그 집안에는 문제가 많을 것 같고, 환자는 성격적으로 결함이 있을 것 같고, 그들을 가까이 하면 자신도 정신질환에 걸릴지도 모른다는 생각까지 하게 된다. 정신장애는 당뇨병이나 고혈압, 위장병처럼 비교적 흔한 병이다. 우리들 누구나, 그리고 우리 자녀들 누구나 정신장애에 걸릴 가능성이 있다. 위장이나 간에 탈이 나서 내과치료를 받는 것이 흉이 될 수 없듯이 뇌가 탈이 나서 병원치료를 받는 것도 흉이 될 수 없다. 그들을 나와는 질적으르 다른 사람처럼 생각하고 대하는 것은 편견이다. 환자와 그 가족은 병으로 인한 고통 외에도 이웃의 무관심과 냉소와 따가운 시선 때문에 고통을 겪고 있다. 그들이 단지 정신장애를 겪고 있다는 점 외에는 그들과 우리는 차이점이 없다. 입장을 바꾸어서 그들의 처지가 되어 그들의 고통을 이해하려는 노력이 필요하다.

6) 이상한 행동만 한다

우리는 정신장애를 겪는 사람이 부적절한 행동을 하는 것을 보는 경우가 있다. 모든 정신장애인이 다 부적절한 행동을 보이는 것은 아니며, 부적절한 행동을 보이는 환자라도 언제나 그런 것은 아니다. 부적절한 행동은 불안할 때나 병이 심해졌을 때 잠깐 잠깐 나타난다. 그러나 치료가 시작되어 정상적인 상태로 안정되면 부적절한 행동은 거의 나타나지 않는다. 그러나 우리는 환자가 부적절한 행동을 하는 것을 한두 번 보고 나면 자칫 그의 습관이나 자기의 의견을 주장하고, 심지어 적절한 의사표현과 행동까지도 모두 이상한 행동으로 여기는 경향이 있다. 정신장애를 겪는 사람은 언제나 부적절한 행동을 할 것이라는 생각은 편견이다. 일반인들도 당황하게 되면 부적절한 행동을 보이고, 실수를 하는 경우가 흔하다. 우리는 환자의 모든 행동을 증상으로 보지 말고, 환자의 실수를 비웃지 않는 태도를 가져야 한다.

7) 대인관계가 어렵다

정신장애를 겪는 사람은 조용하고, 내성적이며, 소극적인 성격을 지닌 사람이 많다. 그러나 이러한 성격 때문에 정신장애에 걸리는 것은 아니며, 활발하고 쾌활한 성격을 지닌 사람도 정신장애에 걸린다. 환자들이 혼자 지내기를 좋아하는 것처럼 보이는 것은 병으로 인한 열등감, 불안감 때문이며, 실제로 만날 친구가 없기 때문이기도 하다. 그들은 보통사람들과 똑같이 사람 사귀기를 원하고, 친구를 원하며, 애인과 데이트하고 싶고, 결혼생활을 원한다.

흔히 오해하기를 정신장애가 있는 사람은 자기만의 세계 속에서 살고 있기 때문에 다른 사람과 어울려 지내기가 어렵고 혼자 지낼 수밖에 없다고 여긴다. 물론 증상이 심할 때는 자기 속으로 들어가지만, 오히려 그로부터 빠져나오기 위해 대인관계를 필사적으로 원하고 있다. 그들에게는 남과의 대화가 세상을 접하며 회복해 가는 중요한 방법인 것이다. 그러므로 우리가 멀리하기 때문에 혼자 있는 것이지 그들이 혼자 있기를 원해서는 아니다. 그들에게는 마음을 주고받을 수 있는 사람이 필요하다.

8) 직장생활을 못한다

취업에 있어서 정신장애의 병력을 알게 되면 고용주나 같이 일하는 사람들이 우선 불안과 거부감을 느낀다. 이런 느낌은 편견에 의한 것이다. 연구결과 정신장애를 가진 사람들은 보통사람들이 하는 모든 종류의 직업에 종사하고 있다. 그들이 직장생활을 못하는 것처럼 보이는 것은 정신장애를 극복하고 현재 정상적인 직장생활을 하고 있는 사람들이 사회의 편견 때문에 자신의 병력을 감추고 있기 때문에, 우리가 성공적인 사례를 접하기 어렵기 때문이다. 이러한 이유로 직장에서 성공적인 사람보다는 만성화되어 직업을 갖는 데 어려움을 겪고 있는 사람을 자주 보게 된다.

정신장애를 앓았다고 해서 이미 가지고 있던 기능이 상실되지는 않는다. 자동차 정비기술이 있었던 사람도 기술은 그대로이며, 당구나 바둑급수가 정신장애 때문에 떨어지지는 않는다. 물론 급성 상태가 진행 중일 때는 기능 자체는 그대로이나 주의집중력 저하와 의욕 저하 등으로 기능이 잘 발휘되지 않는 경우가 있다. 또한 기능을 습득하기 전에 발병하기 쉽기 때문에 청년기에 정신장애가 발병한 경우 직장생활을 위한 준비가 되지 않은 경우가 많다. 이들에게는 직장생활을 위한 기술을 습득할 수 있는 기회를 주어야 한다.

그러므로 정신병력이 있기 때문에 직장생활을 할 수 없다는 생각은 잘못된 것이다. 실제로 병 때문에 일을 할 수 없는 것이 아니고, 일할 기회를 갖지 못하기 때문에 병이 회복되지 않는다. 우리는 누구나 자기 일이 있어야 한다. 자기 일이 없으면 정신건강을 유지하기가 어렵다.

정신장애를 경험했으면서도 세계적으로 유명한 사람들 중에는 미국의 링컨 대통령, 영국의 처칠 수상, 작가 톨스토이, 화가 반 고흐, 음악가 베토벤, 과학자 뉴턴, 배우 비비안리 등이 있다.

9) 운전 · 운동을 하지 못한다

많은 사람들이 정신장애의 병력이 있는 사람이 운전하면 갑자기 무슨 사고를 저지를지 모른다는 생각을 갖고 있다. 이것은 편견이다. 우선 운전이나 운동기능은 정신장애와 직접적인 상관이 없다. 즉, 정신장애 때문에 운동기능에 장애가 오지는 않는다. 입원 치료 중인 환자들 중에는 뛰어난 솜씨를 보이는 사람도 많고, 입원 중에 훈련하여 탁구 실력을 제법 갖추는 사람도 많다. 물론 운동기술을 요하는 직업훈련의 경우도 마찬가지이다. 또한 운전 중에 증상이 나타나 실수를 잘하게 될 것이라고 생각한다. 그러나 실수에 대한 두려움은 본인이 더 가지고 있기 때문에 더욱 조심하거나 아예 하려고 하지 않는다. 그들은 자기 자신의 행동에 통제력을 가지고 있다.

정신장애가 있다고 해서 무조건 운전을 제한해서는 안 된다. 그렇다면 직장생활에서 스트레스에 시달리는 사람이나 우울증에 걸린 사람도 운전면허를 제한해야 한다.

이는 기본적으로 인권을 침해하는 심각한 문제가 될 수 있다. 그러므로 운전의 제한은 급성 발병기나 상태가 악화된 경우 등 특수한 상황에서나 제한되어야 할 것이다.

10) 나보다 열등한 사람이다

정신장애에 걸리면 일시적으로 어린아이처럼 퇴행된 행동을 보일 수 있다. 이러한 행동을 보고 많은 사람들이 환자를 낮추어 보는 경향이 있다. 게으르다, 지능이 부족하다, 매사에 남의 도움을 받아야 한다, 성격이 나약하다, 의지가 약하다 등의 이러한 말들은 환자를 낮추어 보기 때문에 하는 말들이다. 이것은 편견이다. 병이 심할 때 비록 일시적으로 자신의 능력을 발휘하지 못하거나, 대인관계에서 어둔한 모습을 보일 수는 있다. 그러나 정신장애로 인하여 그들의 지능이나 능력이 감소하지는 않는다. 환자들 중에는 영어를 유창하게 잘하는 사람도 있고, 음악에 대단한 재능을 보이는 사람도 있다. 그들이 모든 측면에서 환자인 것은 아니다. 정신질환으로 인하여 어려움을 겪고 있는 몇몇 영역에서만 도움을 필요로 한다. 더하여 사람은 고통을 통해서만 성장한다고 한다. 그들은 정신질환의 고통을 겪으며 오히려 보통사람들이 갖지 못한 생의 의미와 넓은 세계를 발견하고 있다. 따라서 환자를 함부로 대하거나, 어린애 다루듯이 하거나, 또는 지나치게 불쌍하게 생각하여 동정하는 행동을 보이지 말아야 할 것이다.

글상자 1-2

❖ 정신장애를 앓았던 사람들

2002년에 50년 동안 조현병을 앓으면서 1994년 모든 역경을 딛고 노벨상을 수상한 천재 수학자 '존 내쉬'의 삶을 다룬 '뷰티풀 마인드'가 흥행을 이루었다. 이 영화는 제2의 아인슈타인이라 불리고, 1949년 27쪽짜리 논문 하나로 150년 동안 지속되어 온 경제학 이론을 뒤집고, 신경제학의 새로운 패러다임을 수혈한 천재 수학자 [존 내쉬: 러셀크로우]의 일대기를 다룬 전기 영화이다.

존 내쉬 외에도 역사적으로 정신장애를 가졌지만 뛰어난 재능을 보였던 사람들도 많다. National Alliance for Mental Illness(NAMI)에서 발표한 정신장애를 앓았던 사람들에 대해 살펴보면 다음과 같다. Abraham Lincoln, Virginia Woolf, Eugene (Gladstone) O'Neill, Ludwig van Beethoven, (Domenico) Gaetono (Maria) Donizetti, Robert (Alexander) Schumann, Graf Tolstoy, Vaslav Nijinsky, John Keats, Tennessee Williams, Vincent (Willem) van Gogh, Isaac Newton, Ernest (Miller) Hemingway, Michelangelo di Lodovico Buonarroti Simoni, Winston (Leonard Spencer) Churchill, Vivien Leigh, Charles (John Hufam) Dickens, Sylvia Plath, Jimmy Piersall,

연습문제

1. 정신건강과 정신위생의 개념이 혼동되어 사용되는 경우가 있다. 그러나 이 둘은 개념이 다르다. 차이는 무엇인가?

2. 건강과 이상의 판단기준에는 일반적으로 통계적 관점의 기준, 주관적 불편감의 기준, 사회적 규범의 기준, 무능력의 기준 및 전문적 기준으로 나누어진다. 각 기준의 정의와 각 기준의 장단점은 무엇인가?

   ① 통계적 관점의 기준

   ② 주관적 불편함의 기준

   ③ 사회적 규범의 기준

   ④ 무능력의 기준

   ⑤ 전문적 기준

3. 정신장애인에 대한 편견에는 어떤 것이 있으며, 편견을 극복하기 위해서는 어떤 노력들이 필요한가?

PART

2 정신건강에 영향을 주는 요인

학습목표

1. 정신건강과 뇌의 이상과의 관련성을 이해한다.
2. 성격적 요인과 정신건강과의 관련성을 이해한다.
3. 대인관계 요인과 정신건강과의 관련성을 이해한다.
4. 스트레스 요인과 정신건강과의 관련성을 이해한다.
5. 정신건강에 영향을 주는 요인들에 대한 이해를 바탕으로 건강한 삶을 살아가기 위해 무엇이 필요한지를 생각해 본다.

개인의 정신건강에 영향을 주는 요인은 매우 다양하기 때문에 한 가지 요인으로 설명될 수는 없다. 그러나 많은 전문가들이 정신적으로 건강하다는 것을 "적응을 잘하는 사람", "성격적으로 성숙한 사람" 혹은 "원만한 대인관계를 바탕으로 사회생활을 잘하는 사람"으로 표현될 수 있다는 것에는 대부분 동의를 하고 있다. 즉, 성격과 원만한 대인관계가 정신건강에 영향을 미치는 중요한 요인들이다. 또한 1970년 이후 뇌를 과학적으로 연구할 수 있는 의료장비의 개발로 인해 뇌와도 밀접한 관련성이 있는 것으로 밝혀졌으며, 스트레스 요인과 정신건강과의 밀접한 관련성이 있는 것으로 보고하고 있다.

우리는 대부분 뇌와 성격은 학습을 통해 이루어지는 것보다는 결정론적 관점으로 바라보는 시각이 강하다. 그러나 건강한 뇌, 건강한 성격, 건전한 대인관계 및 스트레스 관리는 학습에 의해 가능하다.

따라서 2부에서는 뇌와 성격, 대인관계 및 스트레스가 정신건강에 어떤 영향을 주는지에 대해 알아보고, 이를 바탕으로 자신의 정신건강을 위해 무엇을 어떻게 해야 할지를 생각해 보고자 하는 데 목적이 있다.

chapter 2

유전과 뇌의 이상 요인

정신건강에 영향을 주는 요인들은 매우 다양하기 때문에 어느 하나의 요인으로는 설명이 불가능하다. 1970년 이후 뇌를 촬영할 수 있는 의료장비들의 개발로 인해 최근 많은 전문가들이 관심을 가지게 된 것이 뇌의 이상 요인이다. 따라서 본 장에서는 뇌의 이상 요인을 밝히는 방법과 그 결과 나타난 이상 요인들에 대해 살펴보고자 한다.

1. 유전적 요인

한 세대에서 다음 세대로 전해지는 생화학적 전달자를 유전자(genes)라고 하는데, 우리가 서로 다른 이유는 서로 다른 유전자군이 유전되기 때문이다. 이와 같이 정신건강도 유전과 매우 밀접한 관계가 있는 것으로 밝혀지고 있다. 그러나 유의해야 할 점은 정신장애를 가졌다고 해서 반드시 유전되지 않는다는 점이다. 우리는 흔히 정신장애는 유전병이란 말을 하곤 한다. 유전병이란 부모가 병이 있는 경우에는 자식도 반드시 그 병에 걸리는 것을 의미한다. 그러나 정신장애는 유전병이 아니라 유전경향성을 지닌 병이라고 할 수 있다. 유전경향성이란 부모나 친척 중에 정신장애를 가진 사람이 있는 경우, 그 후세에 그런 병에 노출될 가능성이 높다는 것을 의미한다.

조현병의 경우를 살펴보면, 조현병 환자가 있는 집안에는 다른 집안보다 또 다른 환자가 있을 가능성이 높은 것으로 나타났다 표 2-1 .

표 2-1 친척 내에서의 조현병 발병 위험도

- 일반 인구 : 0.2~1%(우리나라 0.4%)
- 혈연관계
  부모 중 한쪽이 환자일 때 자녀 : 10%
  부모가 둘 다 환자일 때 자녀 : 40%
  환자의 형제 : 10%
  환자의 형제(이란성 쌍둥이) : 10%
  환자의 형제(일란성 쌍둥이) : 40~50%
  환자의 손자 : 4%
  환자의 조카, 질녀 : 4%
  환자의 사촌 : 2%
- 비혈연 관계
  환자의 이복형제 : 2%
  환자의 배우자 : 2%

출처: 손명자, 배정규(2003). 정신분열병과 가족. 정신재활. p.90

표 2-1 을 살펴보면, 환자와의 혈연관계가 가까울수록 발병 가능성이 증가한다. 이것은 조현병에 유전경향성이 있음을 시사해 주는 자료이다. 그러나 유전경향성이 있다는 말이 곧 유전병이라는 말은 아니다. 그러나 조현병의 경우에는 환자의 자식이 조현병에 걸릴 가능성은 10% 정도이다. 또한 일란성 쌍둥이라 할지라도 발병률이 100% 일치하지 않는다. 만일 이 병이 전적으로 유전병이라면 일란성

쌍둥이의 경우 유전자가 똑같으므로, 한쪽이 조현병이면 다른 쪽도 반드시 조현병이어야 할 것이다. 그러나 일란성 쌍둥이의 경우 발병률은 대체로 40~50% 정도이다.

따라서 조현병은 유전병은 아니며, 단지 유전경향성을 지닌 병이다. 이 말은 유전적 요인이 다소 작용하지만 그 외의 요인도 상당 부분 작용한다는 의미이다. 조현병 이외에도 많은 질병들(예로서, 양극성장애, 뇌전증, 암, 고혈압, 당뇨병 등)이 유전경향성을 지니고 있는 것으로 보고되고 있다.

2. 뇌의 이상 요인

19세기 후반 많은 연구자들에 의해 정신건강은 뇌 또는 신경계통의 이상과 관계가 있을 것으로 가정하였다. 그러나 이 시기에는 인간의 뇌를 연구할 수 있는 과학적 장비나 방법의 부족으로, 구체적인 해부학적 또는 생화학적 증거를 제시하지 못해 그 주장에 타당성을 제공하지 못했다. 1970년대부터 살아 있는 인간의 뇌를 연구할 수 있는 장비, 예로 뇌파검사(EEG), 뇌단층촬영술(CT), 자기공명술(MRI), 양전자방출 단층촬영술(PET) 등이 개발되면서 정신장애를 가진 사람들의 뇌를 본격적으로 연구하게 됨으로써 뇌의 해부학적 및 기능적 이상 소견들이 발견되기 시작하였다. 정신장애를 가진 사람들의 뇌를 연구하는 방법에는 구조적 이상을 연구하는 방법, 생화학적 이상을 연구하는 방법, 기능적 이상을 연구하는 방법, 신경심리검사로 행동을 관찰하는 방법 등이 있다.

뇌의 이상 요인을 살펴보기 전에 먼저 뇌에 대한 지식을 가지는 것이 필요하다. 따라서 신경세포인 뉴런과 인간의 정보전달 및 뇌구조와 기능에 대해 살펴보면 다음과 같다(김이영 외, 2025).

● 신경계 세포 : 뉴런(neuron)

뇌에 대해 알기 위해서는 신경계의 기본단위인 뉴런에 대해 살펴볼 필요가 있다. 먼저 손에 들고 있는 펜을 책상 위에 놓고 오른손으로 자신의 왼손을 힘껏 꼬집어 보라. 그러면 당신은 지금 나의 오른손이 왼손을 꼬집고 있으며, 얼마나 아픈지에 대해 알 수 있을 것이다. 그렇다면 어떻게 오른손이 자신의 왼손을 꼬집고 있으며, 얼마나 아픈지를 알 수 있을까? 왼손이 아프다는 것을 아는 것일까? 아니면 꼬집고 있는 오른손이 아는 것일까?

결론부터 말하자면 당신의 오른손이 왼손을 꼬집고 있으며, 어느 정도 아픈지를 아는 것은 뇌에서 작용했기 때문이다. 뇌의 작용이라면 어떻게 왼손에서 일어난 현상을 뇌까지 전달할 수 있을까라는 의문이 생길 것이다. 지금부터 이런 의문들을 해결해 보고자 한다. 정보를 받아들여 뇌까지 전달하기 위해 필요한 것이 신경세포 뉴런(neuron)이다. 뉴런의 구조와 기능을 살펴보면 다음과 같다.

신경계를 구성하는 세포 중 주된 것은 뉴런이며, 수행하는 일에 따라 그리고 위치에 따라 그 모양이 다양하다. 즉, 수행하는 일과 위치에 따라 운동뉴런(motor neuron), 감각뉴런(sensory neuron), 개재뉴런(inter neuron)으로 나눌 수 있다. 감각뉴런은 감각수용기에서 받은 정보를 뇌나 척수로 보내는 역할을 하며, 운동뉴런은 뇌나 척수에서 근육이나 분비선으로 정보를 전달하는 역할을 한다. 그리고 개재뉴런은 감각뉴런과 운동뉴런 사이를 연결시켜 주는 일을 한다.

뉴런은 수행하는 일에 따라 크기와 모양이 많이 다르지만 공통된 특징을 가지고 있다. 뉴런의 기본적인 모양이 그림 2-1 에 제시되어 있다.

그림 2-1 에서 보는 것과 같이 뉴런은 수상돌기(dendrite), 세포체(soma), 축색(axon), 종말단추(terminal button)로 구성되어 있다. 수상돌기는 세포체에서 뻗어나온 여러 개의 돌기로 이루어져 있으며, 정보를 받아들이는 역할을 한다. 세포체는 일반적인 세포의 기능을 가지고 있는 부분으로 유전자 정보가 들어 있는 세포핵과 에너지를 생산하는 미토콘드리아 등이 있으며, 수상돌기로부터 들어온 정보를 통합하는

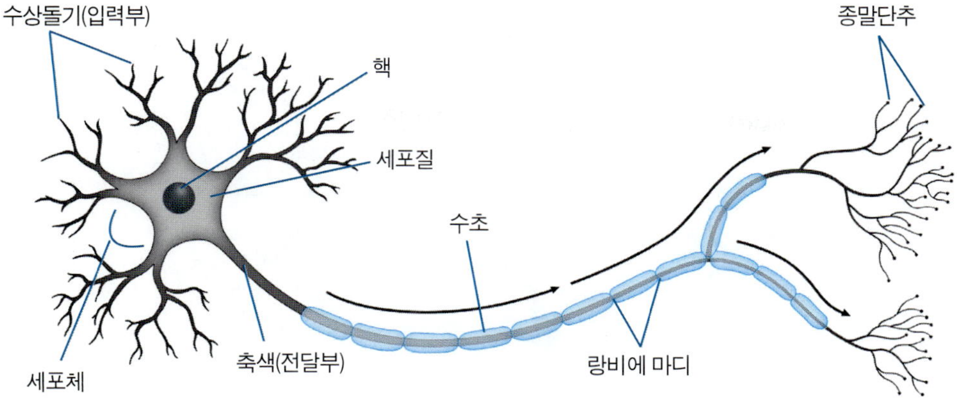

그림 2-1 뉴런의 구조

역할을 한다. 수상돌기와 세포체를 통해 다음 뉴런으로 정보를 전달하는데, 이때 축색을 통해 전달하게 된다. 축색의 끝에 도착한 정보가 종말단추라는 곳에 도달하면 다음의 뉴런으로 정보를 보내게 된다.

이를 요약하면, 뉴런은 수상돌기, 세포체, 축색, 종말단추로 이루어져 있으며, 기능은 정보를 받아들이고 통합해서 다음 뉴런으로 전달하는 것이다.

종말단추에서 다음 뉴런의 수상돌기는 붙어 있는 것이 아니라 떨어져 있다는 것을 1800년대 후반에 Cajal이 증명하였는데, 이 공간을 시냅스(synapse) 공간이라고 한다 그림 2-2 . 즉, 뉴런의 신경축색을 통해 전달된 정보는 축색의 끝인 종말단추에 있는 화학물질인 신경전달물질에 의해서 시냅스를 건너 시냅스 후에 있는 뉴런이나 다른 세포에 정보를 전달하게 된다. 한 뉴런의 세포체나 수상돌기에는 다른 뉴런의 축색에서 온 종말단추로 이루어진 시냅스가 약 1,000개 정도 있는 것으로 추정된다.

뉴런의 개수는 일정하게 유지되지만, 뉴런 간 시냅스 연결은 경험을 하거나 나이를 먹으면서 계속 변하게 된다. 또한 새로운 뉴런과 시냅스를 형성하기도 하고 이전에 형성되었던 시냅스 연결이 사라지기도 한다. 경험 혹은 알코올과 같은 약물에 의해서도 뉴런의 모양과 시냅스 형성은 계속 변화하게 된다.

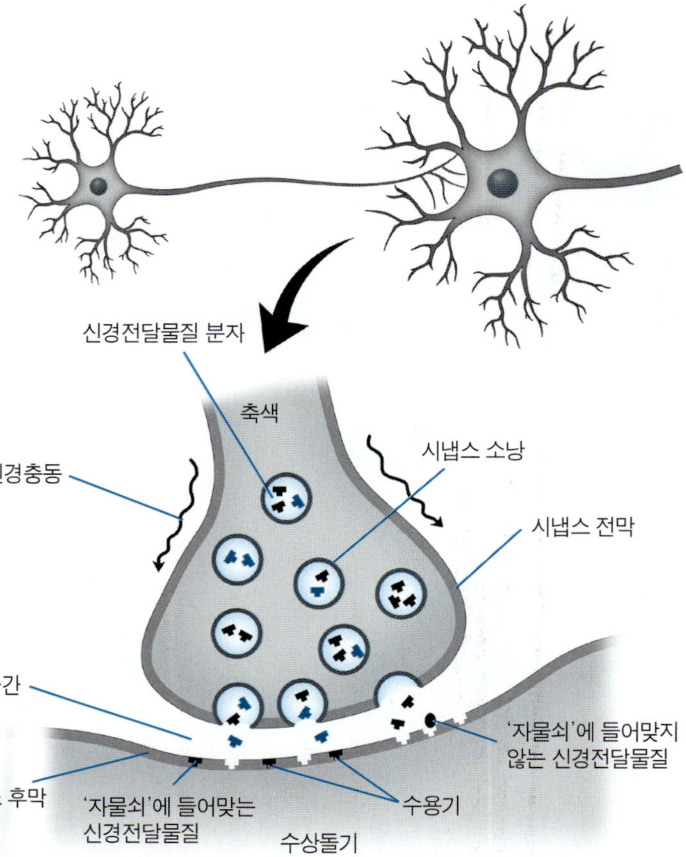

그림 2-2 시냅스 공간

또한 나이가 들면서 수상돌기의 가지뻗기는 변하는데, 사람에 따라 변화의 정도와 유형은 다르다. 그러나 일반적으로 나이가 들어감에 따라 점진적으로 뉴런이 줄게 된다. 노인 중에서도 건강한 사람의 경우에는 살아남아 있는 각 뉴런들이 더 많은 뉴런들과 시냅스 연결을 형성하여 뇌에서 시냅스의 총 수는 계속해서 이전처럼 많이 유지된다. 그러나 노인이 되어 치매에 걸린 사람에게는 살아 있는 뉴런이 가지뻗기를 증가시키지 못하며, 경우에 따라서는 그 전보다 가지치기가 감소하기도 한다. 그 결과 뇌에서 시냅스 수는 감소하고 정보처리능력이 감소하게 되어 치매가 더 심각하게 된다.

● 인간의 정보전달 과정 : 전기 · 화학적 방식

위에서 인간의 정보전달에 필요한 뉴런의 구조와 기능에 대해 살펴보았는데, 그렇다면 어떤 방식으로 정보를 전달하는 것일까? 즉, 수상돌기에서 받은 정보를 어떻게 종말단추에 보내고, 종말단추에서는 다음 뉴런의 수상돌기로 정보를 어떻게 보내게 되는 것일까? 결론부터 말하자면, 전기 · 화학적 방식으로 전달을 하게 된다. 즉, 한 뉴런 안에서는 전기적인 방식으로 정보를 전달하고, 뉴런에서 다음 뉴런으로는 화학적인 방식으로 전달하게 된다.

뉴런 내에서의 정보전달 : 활동전위

뉴런의 축색막을 사이에 두고 안쪽과 바깥쪽은 전위차이가 있다. 바깥쪽은 Na^+ 이온이, 안쪽에는 Cl^-이온이 존재하는데 이 상태를 휴식전위(resting potential)라고 한다. 즉, 오른손으로 왼손을 꼬집지 않고 있는 상태가 휴식전위이다. 만약 오른손이 왼손을 꼬집게 되면 축색을 흥분시키고 축색막을 통해 Na^+ 이온이 세포막 내부로 들어오게 되어, 음전하로 구성되어 있던 내부가 양전위로 바뀌게 된다 그림 2-3 (a).

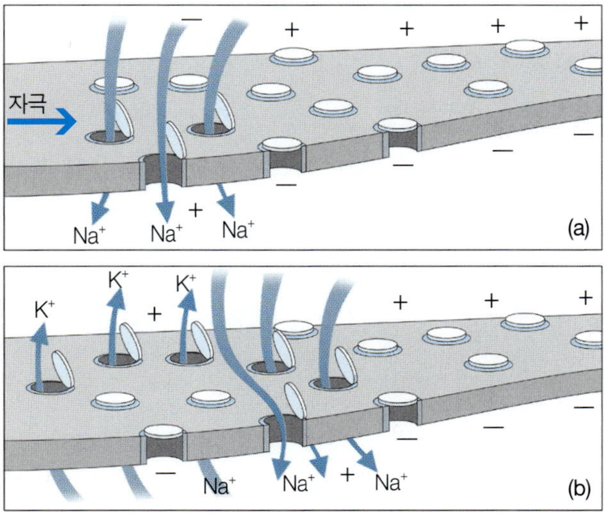

그림 2-3 이온통로

이를 활동전위(action potential)라 한다. 활동전위가 축색을 통해 가면서 그 다음 부위들을 자극하게 된다. Na^+ 이온이 뉴런의 세포막 내부로 들어간 직후 K^+ 이온이 밖으로 나와 전위차를 다시 이전 상태로 조절하여 휴식전위 상태가 되도록 한다 그림 2-3 (b). 이와 같이 한 뉴런 안에서의 정보전달은 전기적인 방식으로 이루어진다.

축색을 따라 이루어지는 정보전달에는 Na^+ 이온이 내부로 들어오기 때문인데, 만약 이 흐름을 차단한다면 뉴런은 정보를 전달할 수 없게 된다. 예로 우리가 수술을 받기 위해 마취제를 투여하면 통증을 느끼지 못하게 되는데, 이 경우 마취제가 Na^+ 이온이 흐르는 통로를 막아서 통증에 대한 정보가 뇌까지 전달되지 못하게 하기 때문이다.

뉴런 간 정보전달 : 시냅스 전달

한 뉴런 안에서는 정보가 전기적인 방식으로 전달된다고 하였다. 그러나 뉴런과 뉴런 사이는 시냅스 공간이라는 것으로 떨어져 있다. 이 떨어진 공간에서는 전기적인 방법으로 정보를 전달하지 못한다. 우리가 사용하는 스위치를 생각하면 이해하기 쉬울 것이다. 그렇다면 시냅스 공간에서의 정보전달은 어떻게 이루어지는 것일까?

전기적인 방식으로 정보가 종말단추에 도달하게 되면 시냅스 공간으로 신경전달물질(neurontransmitter substance)이라는 화학물질을 방출하게 된다. 다시 말해 활동전위가 축색을 따라 종말단추에 도달하면 종말단추 속에는 신경전달물질이 들어 있는 소낭이 시냅스 공간으로 터져 그 속에 들어 있는 신경전달물질이 시냅스 공간을 지나 시냅스후막에 있는 수용기와 결합하여 다음 단계로 정보를 전달하게 된다(그림 2-2 에서 소낭이라는 곳에서 신경전달물질을 가지고 와서 시냅스 공간 상에 방출을 하게 됨).

현재까지 인간의 뇌 속에는 50여 종 이상의 신경전달물질이 있는 것으로 보고되고 있다. 특정 신경전달물질이 과잉되거나 결핍되면 어떤 종류의 비정상적인 행동이 유발될 수 있으며, 이는 정신장애와 관련이 된다. 또한 이러한 신경전달물질들은 뇌에 골고루 분포되어 있는 것이 아니라, 각각의 뇌 부위에 따라 특정 신경전달물질이 다른 신경전달물질에 비해 더 많이 분포되어 있다는 점도 발견되었다. 뇌에서 활동하고 있는 대표적인 신경전달물질로는 아세틸콜린(acetylcholine), 도파민(dopamine), 노에피네프린(norepinephrine), 세로토닌(serotonine), 엔돌핀(endorphine) 등이 있다.

요약하면 한 뉴런에서의 정보전달은 전기적인 방식으로 이루어지고 뉴런과 뉴런 사이의 정보전달은 신경전달물질이라는 화학물질을 통해 이루어진다. 이런 이유로 인간의 정보전달은 전기 · 화학적인 방식으로 이루어진다고 한다.

● 신경계의 구조

신경계는 엄청난 수의 고도로 전문화된 신경세포, 즉 뉴런들로 이루어져 있으며, 중추신경계와 말초신경계로 나눌 수 있다 그림 2-4.

말초신경계는 다시 체성신경계와 자율신경계로 나눈다. 체성신경계는 피부, 근육, 관절로부터 외부 자극을 받아 중추신경계로 전달하고, 뇌와 척수로부터 받은 정보를 근육으로 전달하여 운동을 하도록 하는 역할을 한다. 자율신경계는 교감신경과 부교감신경으로 이루어져 있고, 교감신경은 주로 에너지를 소비하는 역할을 하고, 부교감신경은 에너지를 축적하는 역할을 한다. 자율신경계는 불수의적으로 작용하는 것

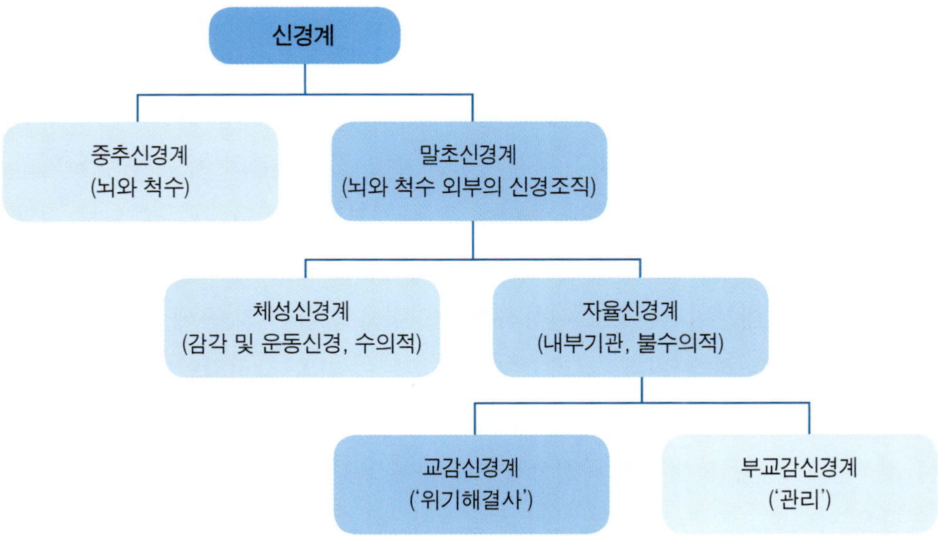

그림 2-4 인간 신경계의 위계적 조직

으로 주된 기능은 첫째, 내적 신체환경을 적절히 유지시키는 역할을 한다. 둘째는 정서에도 중요한 영향을 미치게 되는데 우리가 어떤 공포, 분노 같은 강한 정서 상태에서 심장박동이 빨라지고, 숨이 가빠지고, 위가 거북해지기도 하는 현상을 예로 들 수 있다.

다음으로 중추신경계는 뇌와 척수로 구분할 수 있다. 척수는 신체의 여러 부위에서 뇌로 오가는 정보들의 통로 구실을 한다. 척수에 도착한 정보는 뇌로 보내지고, 그 정보들 중 일부는 척수에 있는 운동뉴런과 통제하는 근육으로 신경충동을 보내 척수반사를 일으키기도 한다.

지금까지 말초신경계와 중추신경계에 대해 살펴보았는데, 인간의 정보전달에 있어 가장 중요한 부분이 뇌이다. 지금부터 뇌에 대해 자세히 살펴보자.

● 뇌의 구조

지금까지 인간의 정보전달이 어떻게 이루어지는지에 대해 살펴보았다. 그렇다면 인간의 뇌는 어떤 기능을 하는 것일까?

뇌의 평균 무게는 1.3kg 정도이며, 300억에서 1,000억 개의 신경세포들로 구성되어 있다 그림 2-5 .

뇌간에 위치한 연수는 뇌신경을 통해 호흡, 심장박동, 구토, 기침, 그리고 재채기와 같은 생명과 직결된 행동을 담당한다. 소뇌는 깊게 파인 주름을 가진 후뇌의 구조물로서 피아노를 치거나 바느질과 같은 빠르고 정교한 운동을 통제하고 신체의 평행 유지를 담당한다. 시상은 대뇌피질에 투사하는 주요 감각기관의 최종 중계소 역할을 한다. 즉, 신체의 감각기관을 통해 들어온 모든 정보는 시상을 거쳐 대뇌로 전달된다. 시상하부는 뇌하수체를 통해 여러 호르몬 분비를 통제한다. 즉, 뇌하수체는 뇌의 가운데 위치하는 내분비기관으로 시상하부의 명령을 받아 우리 몸에 중요한 여러 가지 호르몬들을 분비하게 된다. 그리고 시상하부는 동기와 감정적인 행동의 많은 측면들과 수면을 조절한다. 만약 시상하부에 손상이 오면 동기적 행동, 즉 먹는 것, 마시는 것, 온도 조절, 성행동을 비정상적으로 하게 된다. 해마는 학습과 기억에 중요한 역할을 담당하고 있는 것으로 알려져 있으며, 편도체는 인간이 느끼는 공포에 중요한 역할을 한다(글상자 2-1 참조).

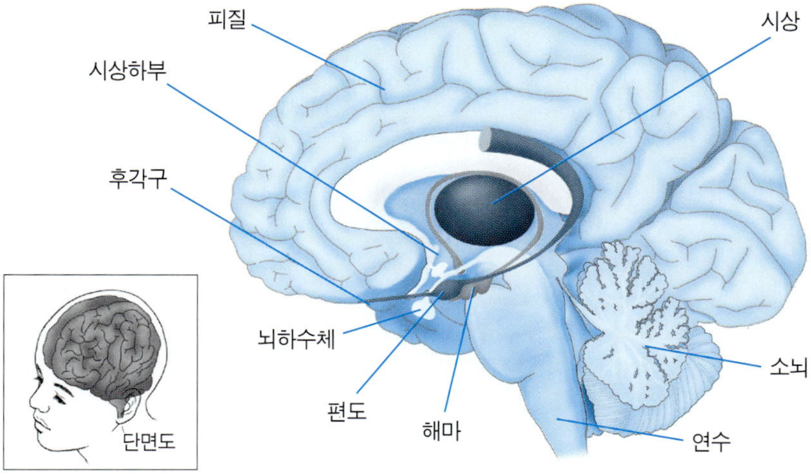

그림 2-5 뇌의 구조

글상자 2-1

❖ 해마(Hippocampus)의 기능

해마는 측두엽의 전두구조물로서 변연계(limbic system)의 중요 부분이다. 해마의 주요 기능은 학습과 기억에 중요한 역할을 하는 것으로 알려져 있다.

❖ 해마에 대한 연구

1926년에 태어난 H. M은 7세 때 자전거 사고를 당하여, 5분간 의식을 잃었다. 3년 후 그는 뇌전증(간질) 증상을 나타냈고, 16세가 되어 뇌전증 증상이 더 심하게 되었다. H. M은 직업을 가질 수 없을 정도로 악화되어 1953년 뇌수술을 받았다. 이 수술의 목적은 뇌전증 발작이 한쪽 반구에서 다른 쪽 반구로 퍼지는 것을 막기 위해서였다. 즉, H. M은 좌반구와 우반구를 연결하고 있는 뇌량(corpus callosum)을 절단하는 수술을 받았다.

H. M의 수술 경과는 좋았고, 언어 사용이라든가 지능검사에서도 별 이상을 나타내지 않았다. 그러나 기억 기능에 손상을 보였는데, 수술 전의 경험에 대해서는 모두 알고 있었지만, 수술 후 새로운 정보를 기억하는 데 문제를 보였다. 그 후 이 환자에 대한 많은 연구들이 이루어졌고, 그 결과 수술 당시 해마라는 부분이 손상된 것으로 나타났다. H. M의 증상 때문에 의사들은 그 이후로 좌반구와 우반구를 분리하는 뇌수술은 하지 않았다.

● 대뇌피질

인간의 뇌 중에서 복잡한 정신활동이 일어나는 부분이 대뇌피질이다. 대뇌피질은 대뇌를 둘러싸고 있는 3mm 정도의 두께로 이루어진 뉴런의 세포체로 된 층이다. 이 대뇌피질에서 고도의 감각과 지각, 운동과 기술, 사고력, 상상력, 언어활동이 일어난다 그림 2-6 .

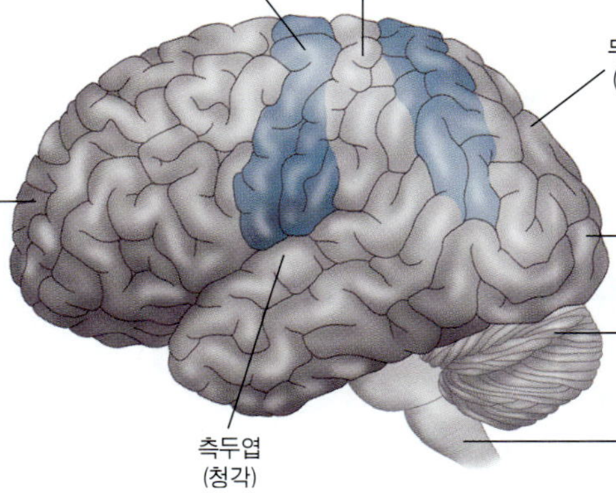

그림 2-6 대뇌피질

대뇌피질은 다시 네 가지 영역, 즉 전두엽(frontal lobe), 측두엽(temporal lobe), 두정엽(parietal lobe), 후두엽(occipital lobe)으로 나누어지고, 이 부분을 제외한 나머지는 연합영역으로 대뇌피질의 75%를 차지한다.

좌우 대뇌반구의 후두엽에는 1차 시각피질이 있다. 오른쪽 시야는 좌우 망막의 왼쪽에 상이 맺히고 왼쪽 시야는 좌우 망막의 오른쪽에 상이 맺힌다. 각 눈의 망막에서 나온 시각신경은 시각신경교차에서 교차한 후 각 망막의 왼쪽에서 나온 섬유는 왼쪽 뇌로, 각 망막의 오른쪽에서 나온 정보는 오른쪽 뇌로 도달한다.

측두엽에는 1차 청각피질이 있어, 청각을 처리하게 된다.

전두엽에는 근육을 통제하는 1차 운동피질이 있으며, 이 부분에서는 움직임을 계획하고, 계속 받아들이는 정보를 움직임과 통합하는 데, 부적절한 행동을 억제하는 데 중요한 역할을 한다.

두정엽은 신체 각 부위에서 수용한 체감각 정보를 받아들이고 공간 내에서의 신체적 위치나 운동지각에 중요한 역할을 한다.

● 대뇌반구

우리들의 뇌는 좌반구와 우반구로 나누어진다. 대뇌반구는 축색다발로 이루어진 뇌량(corpus callosum)으로 연결되어 있다. 좌반구는 신체 우측의 정보를 받아들이고, 우반구는 신체 좌측의 정보를 받아들이게 되는데, 뇌량을 통해 좌반구와 우반구가

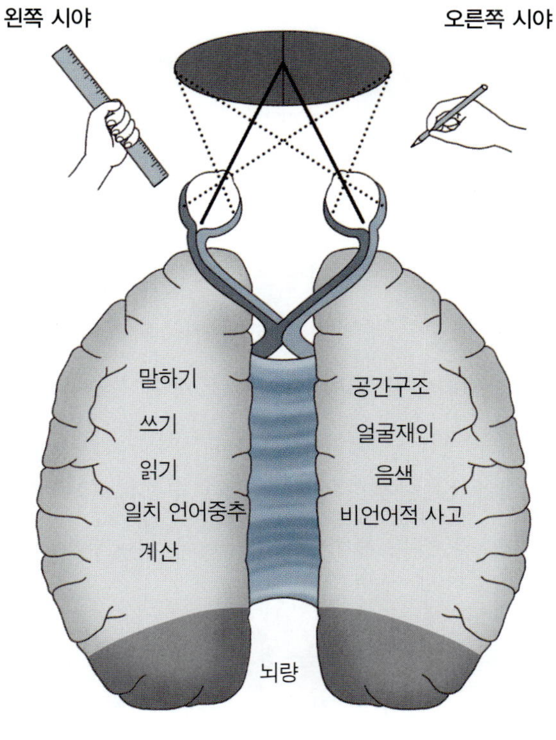

그림 2-7 대뇌반구의 기능

정보를 교환하여 세상을 하나로 지각하게 된다 그림 2-7 .

두 반구는 외형적으로는 비슷하게 생겼으나, 그 기능은 서로 다르다. 좌반구는 수학, 언어, 과학, 논리적인 기능을 주로 담당하고, 우반구는 음악, 미술, 공간지각, 직관적인 기능을 주로 담당한다. 따라서 어느 쪽의 반구가 손상되는가에 따라 외형적으로 나타나는 현상은 다르다. 특히 좌반구에는 언어중추(그림 2-6 참조)가 있어 언어능력을 가지고 있는데, 그 중 브로카(Broca) 영역에 손상을 입게 되면, 말이 느려지고 발음이 명확하지 못하고 어눌해지고, 베르니케(Wernicke) 영역에 손상을 입게 되면, 말을 빨리 할 수 있고 발음도 명확하지만 전혀 말이 되지 않는 이야기를 하는 현상을 보인다.

1) 뇌의 구조적 이상

1976년에 개발된 컴퓨터 뇌단층촬영술(Computerized Tomographic Scanning: CT)과 1984년에 개발된 자기공명술(Magnetic Resonance Imaging: MRI) 등의 개발로 인하여 뇌를 과학적이고 체계적으로 연구할 수 있게 되었다. 그림 2-8 에 CT의 방법이 제시되어 있다.

CT와 MRI를 통해 정신장애를 가진 사람들의 뇌를 연구한 결과, 조현병 환자는 뇌의 앞부분(전두엽 부위)이 정상인의 뇌에 비하여 위축되어 있으며, 전반적인 뇌의 크기도 다소 작은 것으로 나타났다. 또한 조현병을 가진 사람과 강박증을 가진 사람의 경우 정상인에 비해 뇌실(ventricle: 뇌 속의 나비 모양의 공간으로 뇌척수액으로 차 있는 부분) 부분이 정상인에 비해 더 확장되어 있는 것으로 나타난다 그림 2-9 . 또한 최근의 연구에서 조현병 환자의 경우 해마(hippocampus)라는 부분의 크기가 감소되어 있는 것으로 나타났다.

또한 알츠하이머병으로 인한 주요 또는 경도 신경인지장애를 가진 환자의 뇌도 정상인에 비해 구조적으로 이상이 있는 것으로 나타났다 그림 2-10 .

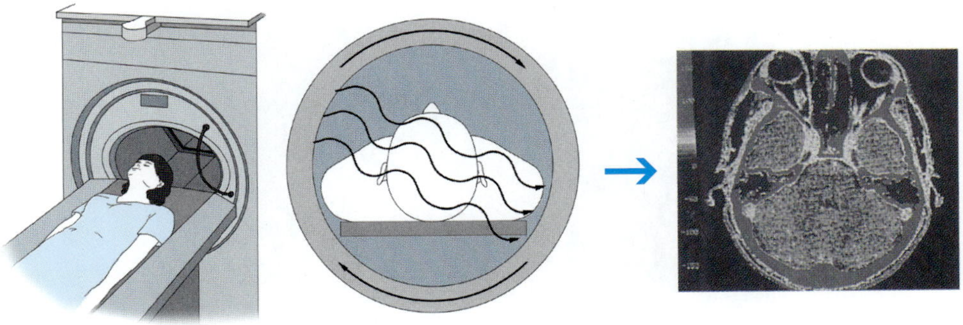

그림 2-8 컴퓨터 뇌단층촬영술(CT)

한번에 1도씩 회전하여, 180도가 이루어질 때까지 계속된다. X-ray가 조직을 통과할 때 조직마다 흡수되는 정도가 다른 것을 컴퓨터로 계산하여 뇌의 영상을 그려내는 것이다.

출처: Kalat, J. W.(1998). Biological Psychology(5th). Brooks/Cole Publishing Company. p.106.

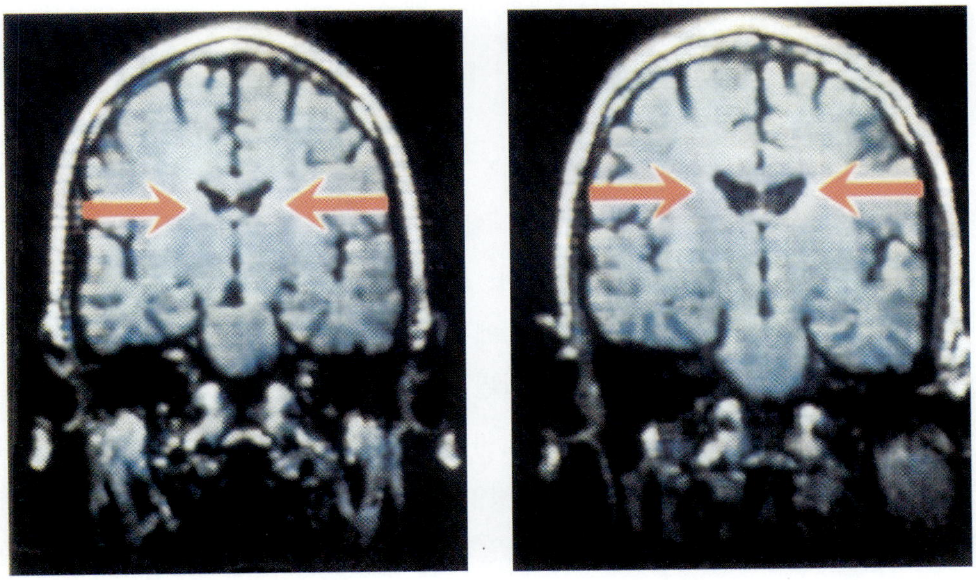

정상인 조현병

그림 2-9 조현병과 정상인의 뇌

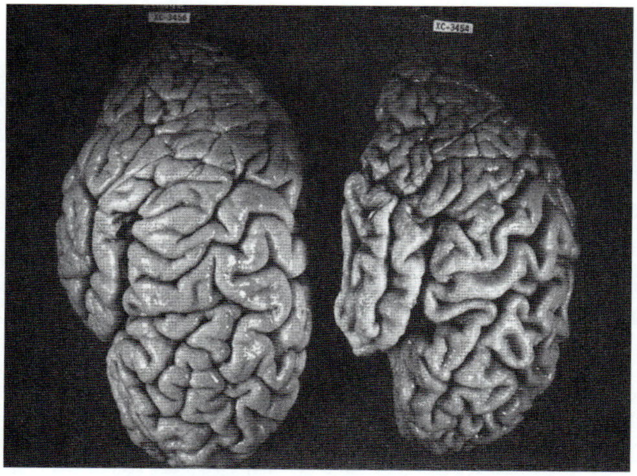

그림 2-10 알츠하이머병과 정상인의 뇌

왼쪽은 건강한 사람의 뇌이고 오른쪽은 알츠하이머병을 가진 환자의 뇌이다. 오른쪽이 더 쪼그라져 있음을 알 수 있다.

출처: 김완균 역(2010). 청소년을 위한 뇌과학. 비룡소. p. 232.

2) 신경전달물질의 이상

과거에는 정신장애를 가진 사람들의 뇌에 어떤 신경전달물질이 지나치게 많은지 또는 지나치게 적은지 전혀 알지 못했다. 조현병이 '도파민'이라는 신경전달물질과 관련이 있다는 점을 알게 된 것은 1952년에 클로르프로마찐(chlorpromazine)이라는 약물이 개발된 이후부터이다. 약물이 개발된 이후 과학자들은 이 약물의 작용방식을 규명하려고 노력하였다. 그 결과 이 약물이 도파민(dopamine)이라는 신경전달물질의 작용을 억제한다는 사실을 발견하게 된 것이다. 즉, 조현병 환자의 경우 도파민이 과다활동하는 것으로 밝혀졌다. 그 외에도 알쯔하이머(Alzheimer's disease)는 아세틸콜린(acetylcholine)의 감소가 보여지고 있으며, 우울증을 가진 사람은 세로토닌(serotonin)이라는 신경전달물질이 과소활동하는 것으로 보고되고 있다. 강박증을 가진 사람들은 세로토닌이 정상인보다 더 적게 활동하고 있는 것으로 보고되고 있다.

3) 기능적 이상

뇌의 기능을 연구하는 방법에는 뇌파검사(EEG), 양전자방출 단층촬영술(Position Emission Tomography: PET) 등의 방법이 있다 그림 2-11 , 그림 2-12 . 뇌파검사(EEG)는 1970년대 초반에 개발되었다. 뇌는 전기 · 화학적인 방식으로 정보를 전달하기 때문에 뇌의 각 부위로부터 전기적 작용을 측정해 낼 수 있다. 다시 말해 두개골 위의 두피 부분에 전극을 부착하면 그 부위의 뇌의 전기작용을 측정할 수 있다.

뇌파검사를 이용하여 조현병 환자의 뇌를 연구한 결과 전체 환자의 1/3 정도에서 이상 소견이 발견되었는데, 특히 뇌의 앞부분, 그 중에서도 좌반구의 전두엽 부위에서 많이 발견되었다. 발견된 이상 소견은 주로 활동 중이거나 휴식 중임에도 불구하고 수면 시에 나타나는 세타(theta)파 또는 델타(delta)파가 가끔씩 출현하는 것이다.

그림 2-12 에서 보는 것과 같이, PET는 컴퓨터로 정보를 합성하여 천연색 화면 또는 사진으로 제공된다. 방사성 원소를 많이 사용하고 있는 부위는 화면상에서 밝은 색으로, 적게 사용하고 있는 부위는 어두운 색으로 나타난다.

PET에 의하여 조현병 환자의 뇌는 같은 상황에서 정상인의 뇌보다 더 많은 포도당을 사용하고 있음을 확인할 수 있었다. 이것은 뇌의 기능이 그만큼 비효율적이라는 것을 의미하며, 정상인과 동일한 활동을 하고 있음에도 불구하고 환자의 뇌는 더 많은 에너지를 소비하고 있다는 것을 의미한다.

강박증을 가진 사람의 경우 그림 2-13 과 같이 전두엽 안쪽과 표면, 대상회 및 미상핵이 다른 부위보다 과다활동하고 있는 것으로 보고되고 있다(Breiter, Rauch, Kwong, & Baker, 1996; Insel, 1992).

그림 2-14 는 우울증의 가진 사람의 뇌의 기능을 PET로 촬영한 것이다. 그림에서 보면 우울증을 가진 사람들의 뇌의 기능은 우울증을 경험할 때 뇌의 전두엽 부분의 활동이 감소되어 있는 것을 볼 수 있다.

글상자 2-2

❖ 수면 시 뇌파 활동

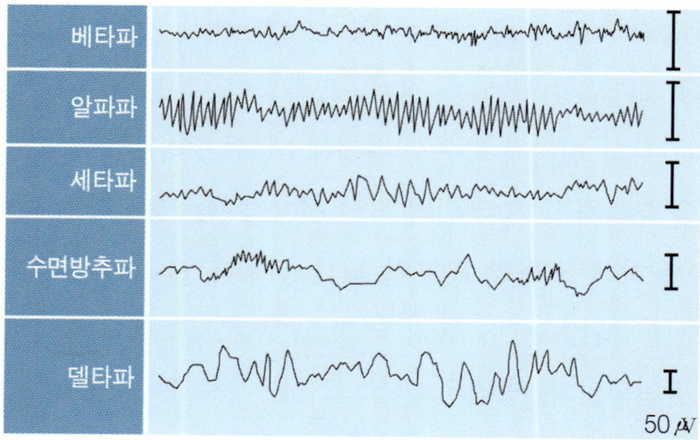

그림 2-11 뇌파활동

일반적으로 인간의 수면활동 연구에는 뇌파(EEG)를 측정함으로써 이루어진다. 깨어 있는 동안의 EEG는 알파(alpha)파와 베타(belta)파의 활동이 발견된다.

알파파는 규칙적이고 중간 주파수인 8~12Hz 파형을 기록하며, 조용히 휴식을 취할 때 나타난다. 베타파는 불규적이고 낮은 진폭을 갖는 13~30Hz의 파형을 보이는데, 정신을 바짝 차리고 어떤 상황이나 사건에 주목하고 있거나 활발하게 사고할 때 나타난다.

졸리기 시작하면 세타(theta)파(3.5~7.5Hz)가 나타나는데 이 시기를 1단계 수면이라고 한다. 이 단계는 실제로 수면과 각성의 과도기적 상태로, 간간히 눈을 천천히 떴다 감았다 한다.

약 10분쯤 지나면 2단계 수면이 나타나는데 뇌파가 불규칙적이고, 세타(theta)파가 나타난다. 15분쯤 3단계 수면으로 들어가면 델타(delta)파가 나타나는데, 이는 4단계 수면과 구분이 명확하지 않다. 3단계에서는 델타(delta)파가 20~50% 정도 나타나고, 4단계에서는 50% 이상 나타나게 된다. 잠든 지 90분쯤 지나면 여러 가지 생리적 변화들이 나타나는데 뇌파활동이 갑자기 비동기화되고 세타(theta)파가 산발적으로 급격하게 나타나므로 1단계와 비슷하다. 이때 감긴 눈꺼풀 아래에서 눈동자가 빠르게 움직인다. 이 단계는 앞에서의 수면단계와 다르며 이른 REM 수면이라고 한다. 이때 급속한 안구운동(Rapid Eye Movement)이 수반된다. 꿈은 대부분 REM 수면 때 이루어지는 활동이다. REM 수면 시 몸(척수신경과 뇌신경의 운동뉴런)은 거의 마비되지만, 뇌는 활동을 지속적으로 하게 되어 대뇌 혈류 및 산소 소모량이 증가한다. 더욱이 남성의 음경이 부분적으로 발기하기도 하며, 여성의 질분비도 증가한다.

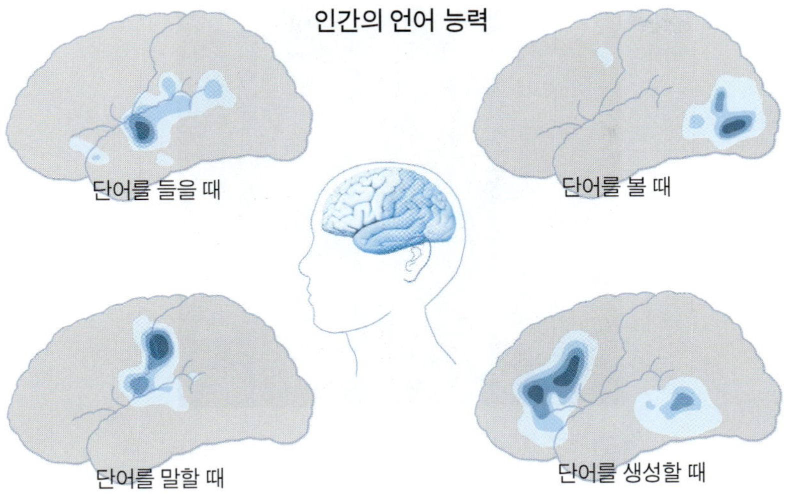

그림 2-12 활동 중인 뇌의 PET 스캔

PET는 중추신경계에 화학물질을 주입하고 방출되는 양자의 대뇌 각 부위별로 측정한 다음 컴퓨터로 영상화하는 것이다. 이 방법은 혈액 속에 인체에 해가 없는 방사성 원소를 주입하면 방사성 원소가 혈액 속의 포도당과 결합한다. 뇌 속의 포도당의 작용을 직접 통제할 방법은 없지만 포도당과 결합되어 있는 방사성 원소의 작용은 탐지가 가능하다. 위의 그림은 상이한 과제들이 뇌의 서로 다른 영역들에서 신경활동을 자극한다는 것을 이 PET 스캔 사진들은 보여 준다.

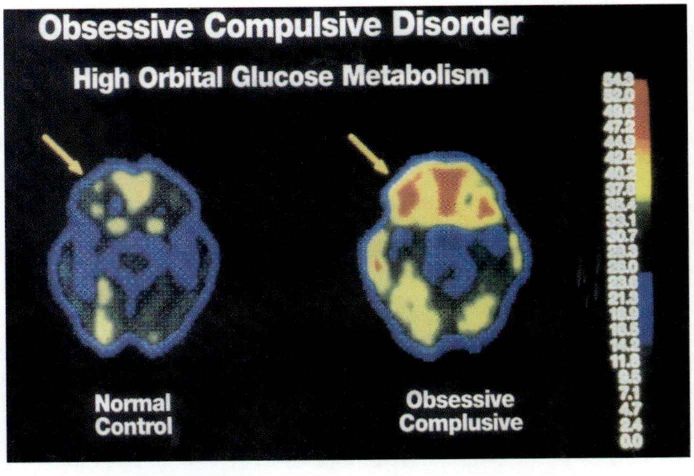

그림 2-13 강박증을 가진 사람의 뇌의 기능

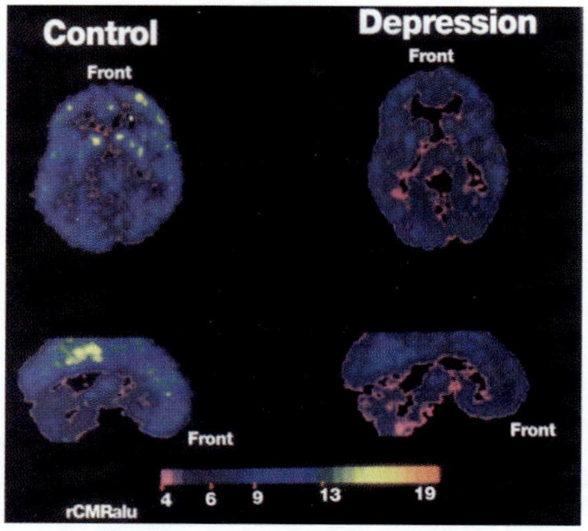

그림 2-14 우울증을 가진 사람의 뇌의 기능

4) 신경심리검사에서 나타난 이상

신경심리검사는 환자의 감각기능, 운동기능 및 인지기능에 구체적으로 어떤 이상이 있는가에 관한 매우 구체적인 정보를 제공해 준다. 또한 뇌의 기능에 관한 지식을 바탕으로 하여 손상된 뇌 부위가 어딘지도 추정할 수도 있다. 신경심리검사는 CT, MRI, PET 등의 현대적인 장비가 발명되기 이전까지는 뇌수술이 필요한 환자의 수술 부위를 결정하는 데 매우 중요한 검사였으며, 현재에도 이러한 장비들과 함께 상호 보완적으로 사용되고 있다. 신경심리검사의 예가 그림 2-15 에 제시되어 있다.

신경심리검사를 통하여 발견된 대표적인 연구결과는 조현병 환자의 70% 정도에서 안구운동과 정향반응에 장애가 있으며, 이러한 장애는 환자의 발병 이전에도, 또한 환자의 가족들에게서도 폭넓게 발견된다. 또한 환자의 주의력과 주의집중력에 상당한 장애가 있다는 점도 발견되었다.

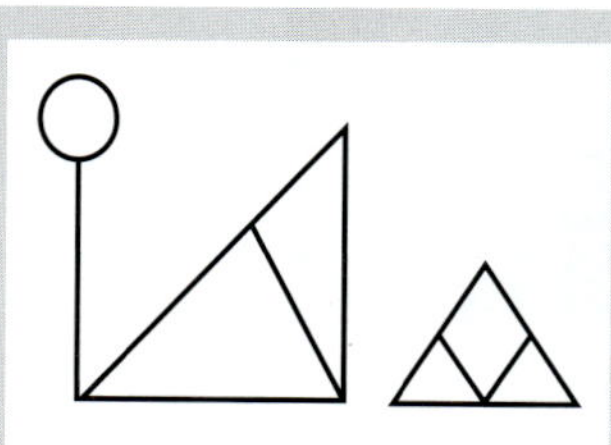

MAS(Memory Assessment Scales)검사의 시각재생과제의 예이다. MAS는 정상집단과 임상집단에서 기억기능을 평가하는 것으로, 뇌손상, 치매, 노화에 따른 기억손상의 유무를 알아볼 수 있는 검사이다. 이 외에도 BNA, Rey-Kim 기억검사 등이 있다.

그림 2-15 신경심리검사도구

연습문제

1. 정신장애는 유전병이 아니라 유전경향성 있는 질병이라고 한다. 유전과 유전경향성의 차이점은 무엇인가?

2. 뇌의 이상 요인을 밝히기 위해 전문가들이 사용하는 방법에는 어떤 것들이 있는가?

3. 정신장애인들을 대상으로 뇌를 연구한 결과 어떤 이상이 나타났는가?

   ① 구조적 이상

   ② 신경전달물질 이상

   ③ 기능적 이상

   ④ 신경심리검사에서 나타난 이상

4. 뇌를 이해하기 위해 신경세포인 뉴런(neuron)을 이해하는 것은 필수적이다. 뉴런의 구조와 기능은 무엇인가?

5. 인간의 대뇌피질은 4가지 영역으로 나누어 볼 수 있다. 네 가지 영역과 각 영역에서 담당하고 있는 기능은 무엇인가?

chapter 3

성격적 요인

우리는 흔히 "저 사람의 성격을 도저히 이해할 수 없어!" 혹은 "저 사람은 성격이 좋고 멋진 사람이야!" 등 성격이라는 단어를 사용하여 타인을 평가하곤 한다. 그렇다면 성격이란 무엇이며, 왜 자신이나 타인의 성격에 관심을 가지게 되는 것일까? 이와 같이 우리가 타인 평가에 많이 사용하고, 관심을 가지고 있는 성격은 정신건강에 영향을 미치는 주요 요인으로 인식되고 있다. 따라서 본 장에서는 성격에 대한 정의와 성격이 어떤 요인들에 의해 형성되며, 성격형성에 대한 다양한 학자들의 견해들을 살펴보고자 한다.

1. 성격의 정의

성격(personality)이라는 단어의 어원은 라틴어인 persona에서 유래된 것으로, 고대 그리스어로는 배우들이 사용하는 가면을 의미하는 말이었다. 그 후 persona가 가면이란 뜻에서부터 변화하여 주위에 대한 개인의 전체적 인상의 뜻으로 사용되었고, 오늘날에 와서는 사람의 진실한 속성과 타인과 구별할 수 있는 인상 전체를 의미하는 말로써 사용되게 되었다.

성격에 대한 여러 학자들의 견해를 살펴보면, Allport는 성격을 "환경에 대한 개인의 독특한 적응을 결정하는 정신물리적 제 조직의 역동적 체제라고 하여, 개인이 가지는 신경적 · 심리적 특성에 따라 성격이 표현되는 것"이라고 하였고, Fromm은 "한 개인의 특징이 되며 독자성을 제공하는 선천적인 정신적 특질의 총체"를 성격이라 하였다. 한편 Sullivan은 "인간 상호 간의 상황에서 나타나는 인간행동을 특징지우는, 비교적 영속적인 유형"으로 인간 상호 간의 영향을 강조하였고, Murray는 성격을 "뇌 속에 존재하는 신체의 최고 통제기관으로, 각 개인의 갖는 욕구와 개인에게 주는 환경의 압력이 상호작용에 의해 나타나는 것"으로 각 개인마다 그 정도가 서로 다르다고 주장하였다.

이처럼 성격에 대한 정의는 학자들마다 다양하게 정의하고 있는데, 그 정의들을 종합하여 보면, 성격은 다음과 같은 특성들을 가지고 있음을 알 수 있다. 첫째, 개인을 구성하고 있는 생리적인 요구나 개인이 처하고 있는 환경적인 요구가 다르기 때문에 성격도 다르게 나타난다. 따라서 개인의 성격이해는 공식적인 방법으로서가 아니라 경우에 따라 연구하고 분석해 보아야 이해할 수 있는 것이다. 둘째, 성격은 일관성을 가지고 있으며 지속적이다. 따라서 그 사람의 행동양식은 그 사람이 가지고 있는 성격특질에 따라 일정한 반응양식을 보이고 있다. 셋째, 성격은 대인관계에서 나타난 인상이다. 즉, 주위를 둘러싸고 있는 사람들로부터 자극을 받아 그들에게 주는 전체적 인상으로서 표현되고 있는 것이다. 넷째, 성격을 개인이 환경에 적응하는 행동의 주체로서 행동양식을 결정해 주는 생리적 · 정신적 요구로 보는 것이다. 따라서 성격을 뇌의 일부로 보기도 하고 신체의 통제기관으로 보기도 한다. 다섯째, 성격은 성장에 따라 형성되며, 환경 · 교육 등과 같은 여건에 따라서 변화될 수 있다는 것이다.

2. 성격의 결정요인

성격의 결정요인은 유전적 요인과 주위 환경과의 상호작용에 의해 형성된다고 보는 것이 일반적인 견해이다. 즉, 성격을 결정하는 요인은 크게 유전적 요인과 환경적 요인으로 나누어 볼 수 있다. 유전적 요인에 대한 설명은 표 3-1 과 같다.

표 3-1 성격형성에 영향을 미치는 유전적 요인

유전적 소질	성격형성의 유전적 요인에 대한 쌍둥이들의 비교연구에서 어느 정도의 유전적 경향성이 있는 것으로 보고되고 있다.
신체의 특징	체격, 얼굴, 생김새, 건강 등이 성격특성을 직접적으로 결정하지는 않지만 그런 신체의 특징들은 타인이 그 사람을 취급하는 양식, 타인과의 상호작용의 성질 및 그로부터 얻는 감정, 태도 등에 영향을 끼쳐 간접적으로 성격형성에 영향을 미친다.
중추신경계	Eysenck는 신경증 환자와 정상인들의 신경계, 내향적 사람들과 외향적인 사람들의 신경계는 차이가 있다고 주장한다.
자율신경계	자율신경계는 교감신경과 부교감신경이 있으며, 이런 자율신경계는 정서반응 및 스트레스 대처반응과 밀접한 관계를 지니고 있다. 예로 교감신경이 긴장하기 쉬운 사람은 성미가 급하고, 화를 잘내며, 일에 열중하지만 쉽게 피로하고 신경질적인 성격이 되기 쉽다.
내분비선	내분비선에 분비되는 분비물은 개인의 신체의 성장 및 신진대사, 생식활동 등과 관계가 있으며 분비물의 양은 신체발달과 성격에 영향을 미친다. 이런 내분비선으로는 갑상선, 부갑상선, 뇌하수체선, 부신선, 생식선 등이며 각 기능과 관련되어 성격형성에 영향을 미친다.

표 3-1 에서 보는 바와 같이 성격형성에 영향을 미치는 유전적 요인으로는 유전적 소질, 신체적 특징, 중추신경계, 자율신경계, 내분비선이 중요하게 고려된다. 이와는 달리 성격에 영향을 미치는 환경적 요인들은 표 3-2 와 같다. 표 3-2 에서 보는 바와 같이 성격의 환경적 요인으로는 부모의 자녀양육 방식, 형제 수, 부모에의 동일시, 문화적 배경, 개인의 독특한 경험을 중요시한다.

표 3-2 성격형성에 영향을 미치는 환경적 요인

부모의 자녀양육 방식	부모의 행동, 특히 어머니의 보살핌은 유아의 성격발달에 커다란 영향을 미친다. 아동기에 이르러서는 아동의 행동에 대한 부모의 반응양식이 아동의 성격에 지속적인 영향을 미친다.
형제 수	형제, 자매, 그리고 출생순위는 성격특성에 영향을 미친다.
부모에의 동일시	발달단계에 있는 아동들은 부모의 태도, 가치관, 권위, 도덕성 등에 의해 많은 성격적 영향을 받는다.
문화적 배경	사람은 살고 있는 시대의 습관과 가치관 등을 무의식적으로 받아들이는 경향이 있다. 또한 사회의 대중매체, 가치관, 직업, 거주지 등이 성격형성에 영향을 미친다.
독특한 경험	개인의 특수한 경험이 성격반응에 영향을 미친다. 어렸을 때의 질병, 부모의 사망, 가정경제의 파탄, 사고, 이사, 친구와의 이별, 전학, 학교에서의 표창, 불합격 등 수많은 개인적 경험을 통해 성격이 이루어지며, 또 이때 겪는 성공감이나 열등감의 정도에 의해서 성격형성의 차이가 난다.

성격이 유전적 요인 혹은 환경적 요인 중 어느 요인에 의해 더 많은 영향을 받는지에 대한 논쟁은 선천-후천(nature-nurture)에 대한 것으로 행동과학과 사회과학에서 끝없이 논의되고 있는 문제이다. 현대에서는 유전적 요인과 환경적 요인 모두 성격형성에 영향을 미친다는 두 입장을 절충하여 사용하고 있다.

3. 성격이론들

1) 정신역동이론들

정신역동(psychodynamices)이란 마음(psyche)이 정체해 있기(static)보다는 움직인다(dynamic)는 것을 뜻한다. 일반 대중에게 가장 잘 알려져 있는 성격이론은 Freud의 정신분석이론이다. 정신역동이론에 기본이 되는 가정은 우리는 자신도 모르는 힘들에 의해 움직여진다는 것이다. 이 힘들이 무엇이냐 하는 점에서는 이론마다 차이가 있지만 모든 이론이 그런 '추동(drive)'에 초점을 맞춘다.

(1) Freud의 정신분석이론

Freud의 정신분석이론은 정신결정론(psychic determinism)과 무의식적 동기(unconscious motivation)를 강조하고 있다. 정신결정론이란 사람들이 생각하거나 느끼는 모든 것에는 의미와 목적이 있으며 개인의 경험에 의해 이미 결정되어 있다고 가정하는 것이다. 무의식적 동기란 Freud가 마음의 구조를 빙산으로 비유하면서 나온 개념으로, 그는 무의식이란 욕구나 충동들이 들어 있는 깊고 접근할 수 없는 곳으로 생각하였다. 사람이 이러한 욕구나 충동을 의식하지는 못하지만 이들은 끊임없이 밖으로 표출되고 충족되고자 하는 힘이 있어서 인간의 행동과 생각, 정서를 지배하고 결정하는 힘을 발휘하는 것으로 가정하였다.

① 성격의 구조

Freud는 성격이 원초아(id), 자아(ego), 초자아(superego)로 구성되어 있다고 보았다. 원초아(id)은 쾌락원칙에 의해 지배되는 것으로 긴장을 감소시키고 고통을 피하며 즐거움을 얻는 것을 목적으로 움직이는 것을 의미한다. 다시 말해 비논리적이고 부도덕하며 한 가지 생각, 즉 쾌락원칙에 따라 본능욕구를 만족시키려는 생각에 의해서만 움직이려고 하는 것이다. 자아(ego)는 의식을 통제하고 검열하는 것으로 현실원리에 의해 지배된다. 즉, 현실적이고 논리적인 사고를 하며 욕구를 충족시키기 위한 계획을 세운다. 초자아(superego)는 사람의 도덕규범이며, 주관하는 내용은 개인의 행동이 옳은가, 그른가, 좋은가, 나쁜가 등을 판단하는 것이다. 초자아는 현실보다는 이상을 대표하며 쾌락보다는 완성을 추구한다. 초자아는 본능의 충동을 억제하고 자아가 현실적인 목표 대신에 이상적인 목표를 갖고 완전성을 추구하도록 설득하는 기능을 갖고 있다.

Freud는 건강한 사람의 성격은 이 세 가지의 성격구성요소가 균형을 유지하고 있는 상태라고 가정하였다. 왜냐하면 건강하게 생활하려면 원초아의 충동에 대해 초자아가 이를 제지하려는 힘을 발휘하는 가운데서 자아가 현실적인 조건을 고려하여 이들을 모두 만족시킬 수 있어야 하기 때문이다. 그러나 이러한 과정은 필연적으로 세 요소 간의 갈등상황을 만들게 되는데, 어느 한 요소의 충동이 너무 강하게 되면 자아가 그 충동에 대해 위협을 느끼게 되며 불안을 경험한다고 보았다.

불안은 정신분석학의 필수적인 개념으로 불안은 무엇을 하기 위해 동기를 유발하게 하는 긴장 상태로 정의된다. 즉, 유용한 심적 에너지를 통제할 수 없을 때 발달하는 것으로 원초아와 자아 그리고 초자아 간의 갈등이 불안이며, 불안에는 세 가지 종류가 있다고 보았다. 첫째, 현실적 불안으로 외부세계로부터 오는 위협에 대한 두려움이다. 그 불안의 정도는 외부세계가 주는 실제 위협의 정도에 비례하며, 이 불안은 자아와 관련되어 있다. 둘째, 신경증적 불안으로 원초아가 통제되지 않아서 그로 인해 개인이 어떤 행동을 하게 됨으로써 처벌받지 않을까에 대한 두려움이다. 셋째, 도덕적 불안으로 자신의 양심에 대한 불안이다. 양심이 잘 발달된 사람은 자신의 도덕률에 위배되는 일을 할 때 죄의식을 느끼게 되는 것이다.

불안은 고통스러운 긴장상태로 유기체는 이 불안을 감소시키려고 노력하게 된다. 그러나 불안이 현실적인 방법으로 효과적으로 대처될 수 없을 때, 유기체는 비현실적인 방어를 하게 되는데 이때 사용하는 것이 방어기제(defence mechanism)이다. 방어기제들은 개인의 본능적 동기나 갈등을 숨기거나 위장하는 역할을 하게 되는 것이다.

② 성격의 발달

Freud는 생후 첫 5~6년 동안에 자신의 성격형성에 결정적인 영향을 주는 몇 개의 심리성적 단계(psychosexual stage)를 거치게 된다고 가정한다. Freud의 성격발달을 심리성적 발달이라고 하는데, 그 이유는 각 단계에서 성욕이 만족되어지는 형태에 따라 그 사람의 성격형성에 영향을 준다고 생각했기 때문이다. 그는 심리성적 발달의 어느 단계에서 욕구가 지나치게 충족되거나 좌절되는 경우, 이 경험은 그의 성격발달에 지울 수 없는 영향을 끼친다고 주장하였는데, 이를 고착(fixation)이라고 한다. 고착이란 성격발달이 어느 특정 단계에 부분적 혹은 전체적으로 머무르게 되는 것을 의미하며, 이러한 성격은 성인이 되어 나타나게 된다. 각각의 단계의 구체적인 내용은 다음과 같다.

● **구강기**(Oral stage : 생후~만 1년 6개월)

본능적 생활의 가장 초기 단계로서 리비도적 만족의 주근원이 섭식과 그 기능에 연결되는 기관(입, 혀, 입술)에 중점을 두기 때문에 구강기라 한다. 구강기 동안 정신적 장치의 기본지향은 유쾌한 것은 받아들이고 불쾌한 것은 내보내는 것이다. 구강단계에서 지나치게 좌절을 하게 되면 성인이 되어 비관론자나 의타심이 많은 사람이 되며, 반대로 지나치게 만족을 하게 되면 세상에 대한 낙관적 견해를 가지게 되며, 자신만만한 성격을 소유하게 된다. 구강기 후반에 욕구불만이 심할 때는 구순파열성격이라고 하는 우호감과 적대심이 공존하고, 공격과 복종을 공유하는 소위 양가성 감정이 강한 성격이 된다고 본다.

● **항문기**(Anal stage : 만 1년 6개월~만 3세)

변을 보유하고 배설하는 것과 관계된 활동에서 쾌와 리비도적 만족을 추구하게 된다. 기본적인 본능적 지향은 무엇이 보유되어야 하고 따라서 가치 있으며, 무엇이 파기되어야 하고 궁극적으로 가치 없이 되어버리는가에 관련된다. 훈련시키는 사람이 혐오감을 보이고 수치심을 느끼게 하면 자기존중감이 낮아지게 된다. 항문단계에 고착하게 되면, 완고한 주장성이나 자신에게 일어나는 일은 무엇이나 통제하려는 결단력으로 반응하게 되고 완전한 청결, 지나친 정확성을 추구하려는 성격을 나타내게 된다.

- **남근기**(Phalic stage : 만 3세~만 6세)

리비도적 만족의 주 영역이 성기로 옮겨가게 되는 단계이며, 이 단계에서 두드러진 것으로는 노출증적 소망과 관음증적 소망을 나타내게 된다. 이 단계에서 거세불안과 남근선망이 생긴다. 이로 인해 남자아이가 경험하는 불안을 오이디푸스 콤플렉스(Oedipus complex)라 하고, 여자아이가 경험하는 불안을 엘렉트라 콤플렉스(Electra complex)라고 한다. 성기성격은 거세불안이나 남근선망이 성격형성에 영향을 주어 이루어지는 성격유형으로 적절한 성역할을 하지 못하는 경우도 있고, 공격적이고 자신만만하며 확고한 신념을 가지고 사는 사람으로 보이기도 하지만, 이들은 허식과 과장, 예민성이 있고 도전에 선듯 응하는 소위 운동가형이라고 볼 수 있다. 이 시기에 중요한 것이 동일시이다. 동일시는 아동이 타인의 특성을 받아들여 자신의 특성으로 만드는 과정이며, 이는 초자아가 형성되는 데 영향을 준다. 아동이 동일시할 때 자기 스스로가 원하고 있는 목표달성에 도움이 되는 특질만을 습득한다.

- **잠재기**(Latency period : 만 6세~만 12세)

성적 성숙기로 모든 성적인 것들이 억제 혹은 억압되는 시기이다. 이 시기에는 원초아가 약해지고 자아와 초자아가 강력해지는 시기로서 리비도의 지향 대상은 친구 특히 동성의 친구에게 향한다. 또한 이 시기의 아동은 자신에 대한 관심보다는 주우 환경에 대해 관심을 가지고 주의를 기울이게 된다.

- **생식기**(Genital stage : 만 12세 이후)

이 단계는 다시 사춘 전기와 사춘기로 나눌 수 있다. 사춘 전기에는 리비도의 지향 대상은 유아기의 애정 대상으로 향하게 되며 쾌락추구에 몰두하거나 자아를 지나치게 표면화시키려는 경향이 두드러지는 시기이다. 이때 원초아에 몰두하여 쾌락을 추구하고, 불안, 금욕주의, 지성화의 성격이 강해져서 원초아를 억제하고 자아를 방어하려고 애쓰는 경향이 두드러지게 나타나게 된다. 사춘기는 성적 성숙이 이루어지는 시기로서 이때 세련된 성격을 나타내게 된다.

Freud의 정신분석이론은 그의 동료 및 제자들에 의해 계승, 발전되었다. 후기 Freud주의 정신분석이라고 불리는 이들의 이론은 Freud 이론과 상당 부분을 공유하면서도 동시에 그것과 구별되는 특성들을 제시하고 있다. 예를 들어, 이들은 사회적 요구, 자기존중감, 심리적 전체성 등의 중요성을 강조한다.

(2) Erikson의 사회적 정신역동이론

Erikson의 사회적 정신역동이론은 정신분석적 이론에서 발전된 것으로, 이 이론은 전 생애를 통해 발달한다는 점과 자아를 성격의 중심적 구조로 보고 있다는 점에서 Freud와 구분된다. Freud가 삶의 원동력을 원초아로 보는데 비해, Erikson은 자아의 중요성을 강조한다. 즉, 생물학적인 힘보다는 인간관계에서의 자아의 기능을 강조하고 있으며, 자아는 사회화 과정, 사회와의 관련성을 전제로 하고 있다. 따라서 인간을 제대로 파악한다는 것은 개인과 사회와 시간성의 관계를 이해하지 않고는 불가능하다고 본다.

그는 인간은 8단계의 일정한 발달시기를 거치게 되고, 각 시기마다 그 시기에 해결해야 될 사회발달 문제, 즉 발달과업이 있는 것으로 보았다 표 3-3 .

표 3-3 에서 보는 바와 같이 각 시기에 해결해야 될 과업을 만족스럽게 해결하면 앞으로 건전한 발달을 할 수 있지만 잘 해결되지 못한다면 앞으로의 발달단계에 적응하기 어렵다고 본다.

Erikson은 변화하는 욕구를 충족시키고자 환경과 접촉하는 아동의 자아양식이 주변 인물들과의 상호작용 속에서 충족 또는 좌절하는 양상을 성격발달의 주요 요인으로 간주하였다. 예로 엄마의 젖을 먹는 단계인 구강기에서 아이는 엄마 젖을 빨고자 하는 자아양식을 가지고 있는데, 아동의 주변 환경은 이런 욕구를 때로는 충족시켜 주지만 때로는 좌절을 경험하기도 한다. 이처럼 욕구가 충족되는 긍정적 경험과 좌절되는 부정적 경험이 교차하는 과정 속에서 자아양식은 일종의 위기(crisis)를 경험하게 되는데, 인간의 성격은 이들 위기의 극복 양상에 의해 결정된다. 만약 긍정적 경험이 부정적 경험보다 많은 경우 긍정적 성격으로 발달하게 되지만 그 반대의 경우는 부정적 성격으로 발달하게 된다는 것이다.

표 3-3 Erikson의 인간발달 8단계

단계	시기	발달과업
1단계	유아기 : 구강기	신뢰감 대 불신감
2단계	초기 아동기 : 항문기	자율성 대 수치심
3단계	학령 전기	주도성 대 죄책감
4단계	학령기	근면성 대 열등감
5단계	청소년기	정체감 대 정체감 혼동
6단계	성인 초기	친밀감 대 고립감
7단계	성인 중기	생산성 대 침체감
8단계	성숙노인기	자아통합 대 절망감

Erikson은 성격발달을 단순히 아동 초기의 좌절과 갈등으로부터 계속 영향을 받는 것으로 간주하지 않고 성인기 이후까지 계속되는 발달과업의 해결과 관련이 있는 것으로 보면서 성격의 점진적인 발달을 설명하고자 하였다.

(3) Jung의 집단무의식

Jung은 여러 가지 면에서 Freud와 달랐다. Jung은 리비도, 즉 정신에너지는 모든 삶의 힘을 나타내는 것이며, 꼭 성적인 힘만은 아니라고 주장하였고 또한 무의식의 영역을 확장하였다. Jung은 무의식을 크게 개인적 무의식과 집단적 무의식으로 구분하였는데, 개인적 무의식은 억압된 사고들, 잊혀진 경험들, 미개발된 관념들로 이루어진 것으로, 이 관념들은 어떤 사건이나 감정이 이들의 회상을 야기시키면 또다시 의식으로 떠오를 수 있는 것으로 보았다. 집단적 무의식은 과거 세대로부터 이어받은 기억 및 행동양식으로 이루어져 있는 것으로 인간 신체가 수억년 동안의 진화의 산물인 것과 마찬가지로 인간 정신도 수세기에 걸쳐 선사시대 이래로 공통으로 지녀왔었던 경험들의 '사고 형태들' 혹은 '집단적 기억'들을 발전시켜 왔다고 보았다. 그는 이들 사고 형태들을 원형들(archetypes)이라고 명명하였다.

원형들은 어떤 전형적인 정신적 심상들 혹은 신화적 표상들을 일으킨다. 어떤 원형들은 성격형성에 특별한 역할을 한다고 주장하였는데, 대표적인 원형으로는 우리의 공적인 자기, 우리 자신을 다른 사람에게 나타내기 위해 알리는 가면인 페르조나(persona), 남성적인 성격의 여성적인 측면인 아니마(anima), 여성적인 성격의 남성적인 측면인 아니무스(animus)이다.

또한 그는 사람들을 두 가지 일반적인 태도 유형들로 나눌 수 있다고 주장하였는데, 그것은 외향적인 사람과 내향적인 사람들로 구분하는 것이다. 그는 외향적인 사람들은 일반적으로 자신의 내면적인 경험보다는 사회적인 생활과 외부세계에 관심을 가지는 사람으로 보았고, 내향적인 사람들은 자기 자신의 내면적인 감정에 관심을 가지는 사람으로 보았다. 그러나 그는 누구에게나 이런 두 가지 태도 유형을 어느 정도씩은 소유하고 있지만 일반적으로 하나가 우세한 반면에 다른 하나는 대부분 잠겨져 있는 것으로 보았다.

더불어 그는 사람들을 합리적인 범주와 비합리적인 범주로 나누었는데, 합리적인 사람들은 사고와 감정의 심리적 기능으로 자신들의 행위를 조절하는 사람들로 보았고, 비합리적인 사람들은 지각에 근거하여 의사결정을 하는 사람들로 오감 또는 무의식적 과정을 통해 결정하는 사람들로 보았다.

Freud가 성적인 본능들을 강조한데 반하여, Jung은 합리적 및 정신적인 특성들에 초점을 두었다. 또한 Freud가 아동기에 발달이 시작된다고 생각한데 반해, Jung은 완전한 정신적 발달은 중년기 동안에만 나타난다고 생각하였다.

2) 인본주의 성격이론들

인본주의 성격이론(humanistic personality theory)은 현상학(phenomenology)으로 불리기도 한다. 현상학적 이론들의 기본 가정은 자기 자신, 타인, 세상을 어떻게 지각하고 해석하느냐에 따라 우리의 생각, 감정, 행동이 달라진다는 것이다. 그런 점에서 이들은 '인지적' 이론들이라고도 불린다. 인본주의적 이론들은 성장, 성숙, 자기실현을 강조한다. 또한 그들은 인생을 잠재력을 실현시키기 위한 노력의 과정으로 보고, 성격을 자기 자신을 개발시키고 충족시키기 위한 노력의 한 측면으로 보고 있다.

(1) Maslow의 욕구위계

Maslow는 사람들이 동기화 되는 요인과 개인을 완전하게 기능하는 삶으로 이끌어 가는 동기에 관심을 가졌으며, 완전하게 기능하는 사람만이 자아실현을 하는 것으로 보았다.

Maslow는 자아실현 동기가 그 사람의 삶을 지배하기까지에는 몇 개의 단계를 거치게 된다고 가정하였는데, 그것을 욕구위계설(hierachy of need)이라고 한다 그림 3-1 . Maslow는 인간이란 완전한 만족의 상태에는 도달하지 못하고 항상 부족함을 느끼는 동물이라고 하였으며, 인간의 욕구는 본능적이고, 또한 계층적 단계로 배열되어 있다고 주장한다. 즉, 생리적 욕구, 안전 욕구, 소속 및 사랑의 욕구, 존중의 욕구, 자아실현의 욕구로 구성되어 있는 것으로 보았다. 이러한 각각의 욕구는 우선 순위의 원리에 따라 급히 해결되어야 하는 낮은 단계의 욕구에서부터 더 높은 단계의 욕구로 진행된다. 높은 수준의 욕구를 추구한다는 것은 정신적 건강과 안녕상태의 방향으로 가고 있음을 의미한다.

인간은 욕구의 순서에 따라 그 욕구를 충족시키기 위해 행동하게 된다. 즉, 인간

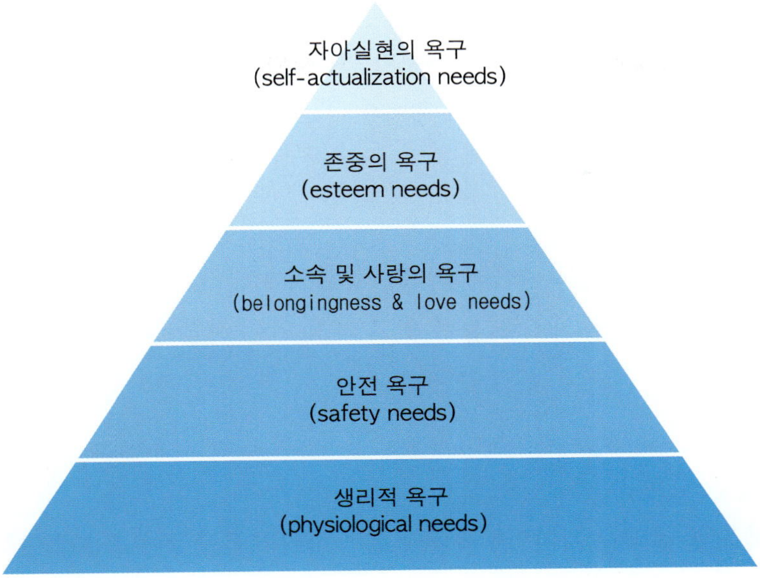

그림 3-1 Maslow의 욕구위계단계

생존의 기본적인 요소가 충족되어야 상위계층의 욕구가 생기고, 이런 인간의 욕구는 불균형 상태를 해소하는 행동을 선택하게 되고, 행동을 일으키는 원동력이 된다는 것이다.

① **생리적 욕구**

생리적 욕구는 음식, 물, 성, 수면, 배설의 욕구 등과 같이 인간이 자신의 신체적 균형을 유지하는 데 필요한 욕구를 말한다. 생리적 욕구가 어느 정도 충족되어야 다음 단계의 욕구에 관심을 가지는 것이 일반적인 인간의 특성이다.

② **안전 욕구**

신체적, 정서적 위협으로부터 자신을 보호하려는 욕구로 안전, 질서, 보호 등의 차원을 포함한다. 이러한 안전 욕구가 충족되어야 다음의 상위 단계의 욕구에 관심을 가지게 된다.

③ 소속 및 사랑의 욕구

사랑의 욕구는 생리적 욕구와 안전 욕구가 충족되었을 때 나타난다. 이 욕구는 타인과 어울리고 어떤 집단에 속하며 타인과 애정을 나누고 싶어 하는 욕구가 포함된다.

④ 존중의 욕구

사랑의 욕구가 어느 정도 충족되고 나면 존중의 욕구가 나타난다. 이 욕구는 남으로부터 존경받고 자신도 스스로 능력 있고 가치 있는 사람이라고 느끼고 싶어 하는 욕구이다.

⑤ 자아실현의 욕구

최상위에 있는 욕구는 자아실현의 욕구로서 하위의 욕구들이 충분히 만족되어야만 나타나는 욕구이다. 이 욕구는 자신의 잠재력을 실현시키고 자신의 강점과 단점을 수용하며 독립적이고 자발적이 되고자 하는 욕구이다. Maslow(1971)는 자아실현의 욕구를 충족한 사람들도 나름대로의 약점을 지니고 있기 때문에 결코 완벽한 인간이라고 할 수 없다고 하였고, 이 욕구에 도달한 사람은 극소수에 불과하다고 주장하고 있다.

Maslow는 하위 단계의 욕구가 충족되어야만 상위 단계로의 이동이 가능한 것으로 보았고, 건강한 성격이란 자아실현을 할 수 있는 사람으로 보았다. 하지만 자아실현을 달성하는 사람은 소수에 불과하다고 하였는데, 그 이유가 무엇일까? Maslow는 크게 두 가지 이유를 말하고 있는데, 먼저 하위에 있는 기본적인 욕구를 충족시키기 어렵게 만드는 사회적 조건들이라고 하였다. 즉, 기본적인 욕구가 충분히 만족되기 위해서는 이상적인 사회적 조건이 뒤따라야 하는데, 그런 사회가 실제로 존재하기가 어렵다는 것이다. 두 번째로 개인의 문제를 이야기하고 있다. 즉, 자기 스스로가 자신의 잠재력을 인식하지 못하거나 보다 상위의 욕구단계로 나아가기 위한 위험을 감당하기보다는 현재의 상태에 만족하려는 경향을 보이기 때문에 자아실현을 하기가 어렵다고 하였다.

그리고 최근 매슬로우는 욕구이론을 발표하면서 인간의 욕구를 결핍 욕구(deficiency needs)와 성장 욕구(growth needs)로 구분하고, 잘 적응된 인간을 관찰하여 이론체계를 구성하였다. 즉, 잘 적응된 인간은 무의식적인 욕구에 따라 행동하고 성장하고 행동하는 것이 아니라, 그들 스스로 성장하고 즐기며 새로운 것을 학습하고 능력을 키워나가면서 발전한다고 보았다. 또한 인간은 수동적 존재가 아니라 자신이 스스로 행동을 선택하고, 자신이 스스로 형성할 수 있는 능동적인 존재라고 보았다. 매슬로우 욕구이론에 인본주의 학자라는 이름이 붙은 이유도 이처럼 인간의 자율적이고 자발적인 의지를 강조하기 때문이다. 매슬로우는 인간은 개인적인 성장을 위해 굉장한 잠재력을 가지고 있으며, 기본적으로 선한 마음으로 자아실현(self-actualization)의 욕구를 충족하고자 노력하는 존재라고 생각했다. 그는 사람들이 행동하는 요인과 개인의 자아(ego)를 완전하게 실현하는 삶으로 이끌어가는 동기에 관심을 가졌다. 그래서 완전하게 자신의 기능을 다 하는 사람만이 자아를 완전하게 실현하는 것으로 보았다. 특히 자아실현의 동기가 그 사람의 삶에 큰 영향을 미치기까지 몇 개의 욕구 단계를 거친다고 가정하였다. 그리고 자아를 실현하는 욕구가 가장 큰 동기를 불러일으키는 것으로 보았다.

그러나 앞서 설명한 인간 욕구 5단계(생리적, 안전, 소속감 및 사랑의 욕구와 존중, 자아실현의 욕구)는 인간의 모든 욕구를 설명하기엔 부족하다고 여겼다. 왜냐하면 시대는 점점 빠르게 변하고 있고 사람들이 가지고 있는 욕구도 시대에 맞춰가고 있었기 때문이다. 따라서 매슬로우는 그림 3-2 와 같이 현대 시대에 맞는 발전된 욕구이론 8단계를 소개하였다.

5단계 중 1단계부터 4단계까지를 결핍 욕구라고 한다면 성장 욕구라고 불리던 자아실현의 욕구를 더 세분화하여 자세히 구분지었다. 인지적, 심미적, 자아실현, 자기초월의 욕구[1])를 성장 욕구로 제시하면서 높은 단계의 상위 욕구의 세분화를 다시

1) • 인지적 욕구: 교육, 문화, 지식적으로 알고자 하는 인지적 욕구(intellectual needs)는 정보와 학문에 접근하고 방법을 알며 지식적으로 모든 것의 의미를 알고자 하는 욕구이다.

• 심미적 욕구: 문화예술을 추구하며 자연, 환경을 통한 심미적 욕구(aesthetic needs)는 눈에 보이는 외적인 아름다움보다 정서적이고 감성적인 내적인 아름다움을 추구하는 욕구이다.

한번 정리하였다. 즉, 기존에 있었던 결핍 욕구가 네 가지였고 성장 욕구가 한 가지였다면, 현대 시대의 발전된 욕구 이론은 결핍 욕구 네 가지, 성장 욕구 4가지로 총 8단계의 욕구 이론을 정립하였다.

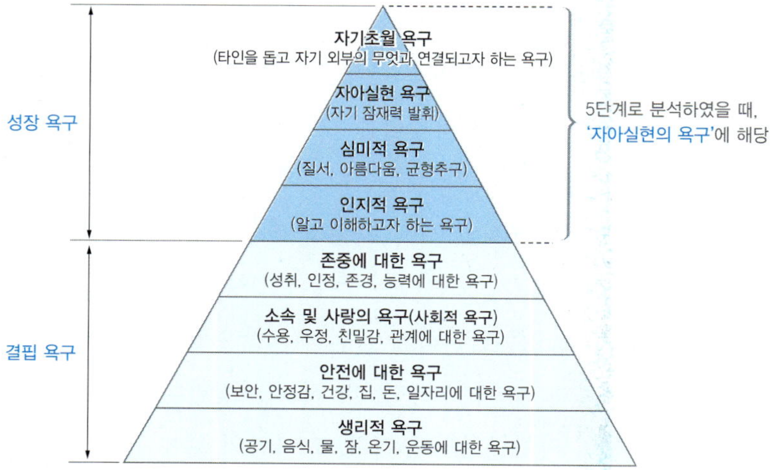

그림 3-2 매슬로우의 8단계 욕구이론

(2) Rogers의 자아실현경향성

모든 유기체는 생물학적인 능력을 가지고 태어나며, 자신의 타고난 잠재력을 충족시키려는 실현경향을 가지고 있는 것으로 보았다. 이에 더하여 인간은 자기개념

- 자아실현 욕구: 5단계의 자아실현 욕구보다 더 발전된 자아실현 욕구(self-actualizationneeds)는 그 개인의 전체적인 욕구로서 최상의 욕구라고 할 수 있다. 이 욕구는 최대한 자신의 잠재력을 실현하는 것이다.
- 자기초월의 욕구: 자기초월의 욕구란 자기 자신의 완벽한 완성을 넘어서 타인과 사회에 기여하고자 하는 욕구를 뜻한다. 자기초월의 욕구는 그 밑에 있는 낮은 욕구의 계층들이 상위계층으로 전환되기 위해 최하위계층에서 시작하여 각 상위계층을 뛰어 넘으려고 노력하는 '작은 자기초월'을 이룬다. 그리고 발현하는 '큰 자기초월'이 최종적으로 나타나는 욕구라고 볼 수 있다. 결핍 욕구 이후에 나타나는 자아실현과 자기초월의 욕구를 인간의 일반적이며 통상적인 욕구를 넘어섰다고 하는 뜻에서 '메타욕구(Meta-needs)'라고 명명하였다.

을 형성하는데, 이것은 "나는 누구이다", "나는 무엇을 할 수 있다"에 대한 인식이다. Rogers는 인간의 실현경향성(actualizing tendency)을 강조하였는데, 이 실현경향성은 개인이 긍정적이고 건강한 행동을 하도록 동기화 하는 것이다. 즉, 이 경향성은 독립심을 갖도록 유도하고, 경험을 평가하는 기준을 제공하고, 자기를 유지하고 향상시키는 방향으로 개인을 움직이는 자아실현경향성을 제공한다. 또한 자아실현경향성은 자신에 대한 상을 실천하도록 한다. 자기개념이 자신의 타고난 능력과 밀접한 대응을 이룬 사람은 자신의 잠재력을 더 잘 실현할 것이며, 완전히 기능하는 사람이 된다. 완전히 기능하는 사람이란 다른 사람들로부터 무조건적인 긍정적 존경을 받고 성장하였으며, 자기 고유의 목표와 야망에 지향되어 있다. 무조건적인 긍정적 존경을 받으며 성장한 사람은 자신의 타고난 잠재력에서 벗어나며, 다른 사람들이 자기에게 설정해 준 목표를 충족시키려 시도한다. 완전히 기능하지 못하는 사람은 위협받는다고 느끼며, 일반적으로 불안해 하고, 자신이 하는 일에 불만을 가지고 있다.

3) 행동주의 및 학습이론

행동주의적 이론들은 성격이 객관적 환경조건들에 의해 형성된다고 가정한다. 행동주의 및 학습이론적 접근에서는 체격 유형 및 특성, 자아개념, 동기, 태도 등 이론적 개념에 의해 성격이 형성된다는 데 반대하고, 또한 인간이 내적인 자율적 존재로서 자신의 행동을 결정한다는 데에도 반대한다. 오로지 주어진 상황의 자극에 대한 반응결과로써 관찰과 측정이 가능한 인간의 행동만을 중요시한다. 여기에는 Skinner와 Bandura가 대표적이다.

(1) Skinner의 조작적 조건형성

Skinner는 성격이론에 행동주의적 학습이론을 도입하기 위해 노력한 학자 가운데 한 사람이다. Skinner의 학습이론을 급진적 행동주의라고 한다. 그 이유는 인간의 자유의지, 무의식, 자아 및 다른 가상적 실체를 전면 부정하고, 인간의 행동은 오직 행동 뒤의 강화와 처벌에 의해 결정된다고 보기 때문이다. 그러나 Skinner는 유기체의 유전과 종특유의 행동들을 인정하기는 한다.

Skinner는 인간의 성격형성은 개인이 지금까지 살아오면서 경험한 강화 역사의 총체라고 본다. 비슷한 상황에서도 강화의 경험이 개인마다 다르므로 한 개인의 성격을 이해하기 위해서는 자극 상황과 강화에 대한 체계적 분석이 필요하다고 주장한다. 예로 Skinner는 적응적 행동과 부적응적 행동, 학교공포증, 동물공포증, 우울증, 불안증 등과 같은 개인의 성격특성은 원초아, 자아, 초자아 사이의 갈등에서 비롯된 것이 아니고, 개인의 성장과정에서 강화를 통해 조성된 것으로 보고 있다. 또한 그는 인간의 행동방식은 개인의 주관적인 사고, 감정, 인지, 지각, 기능 등에서 비롯되는 것이 아니라 주위 환경의 산물로 본다.

(2) Bandura의 사회학습이론

Bandura는 다른 성격이론들이 인지적 요인들의 역할을 무시한 점, 특히 학습이론은 주로 동물실험에 의존하였기 때문에 인간환경 속에서의 복잡한 경험적 연구를 등한시한 점에 반기를 들어 사회학습을 강조하는 성격이론을 제시하였다.

Bandura는 성격과 환경 간의 이러한 상호작용을 상호결정론이라고 불렀다. 성격변인, 상황변인 및 실제 행동은 끊임없이 상호작용하고 있다. 어떤 사람은 공격적인 행동을 나타내 보이기 쉬울 수 있다. 그러나 이 사람이 실제로 공격적으로 행동할 것인가는 자신의 주어진 상황 지각에 달려 있으며, 여기에는 또한 다른 사람들도 관여되어 있을 수 있다.

이것은 행동주의 학습이론과 인지적 학습이론 및 여러 심리학적 이론을 절충한 것이 아니라 과학적인 인간이해를 위한 체계적인 이론을 제시하는 것이다. 즉, 인간의 행동은 환경에 의해 영향 받는다. 그러나 인간은 환경적 힘에 의해 통제되는 무기력한 존재는 아니고 인간이 그 환경의 자극에 의미를 부여하는 인지과정을 동반할 때 행동이 결정되는 것이다. 또한 인간은 자신들의 행동을 통해 환경조건을 조형시킨다.

행동주의 학습이론에서는 바람직한 강화를 통한 행동의 훈련을 강조하나, 사회학습이론은 관찰과 모방학습, 대리강화, 자기조정 등을 중요시한다. 그는 어떤 행동을 학습하기 위해서는 대리적, 상징적인 자기통제 역할과 자기 자신에 대한 효능감 등이 필요하다고 주장한다.

그의 주장에 대한 개념들을 살펴보면, 첫째, 대리적 학습이란 자신이 직접 경험하는 것이 아니라 타인의 행동관찰을 통해 보상과 처벌방식, 새로운 사고와 행동양식 등을 배우는 것이다. 둘째, 상징적 학습이란 일정한 시기에 주의집중을 하여 본 활동을 심상과 언어적 부호화에 의한 상징체계로 기억시키는 것을 말한다. 그리하여 자신이 경험한 것을 상징적 회상능력으로 분석하고 상상하여 미래의 결과 및 강화를 예측하고 행동에 적용할 수 있도록 한다. 셋째, 자기통제 역할이란 개인이 무조건 수동적으로 외부 자극에 반응하는 것이 아니라 미래의 바람직한 목표를 수행할 수 있도록 자신에게 가해지는 자극을 선택하고, 조직하고, 전환시키는 것을 말한다. 자기통제 역할을 위해서는 자기관찰과 자기평가 그리고 자기강화의 과정들이 요구된다. 넷째, 자기 자신에 대한 효능감이란 자기 자신에 대한 신념과 기대감이다. 이것이 적절하게 형성되어 있을 때 학습이 효율적으로 일어난다. 자기효능감을 너무 높게 인지하여 학습에 실패할 때는 자아방어를 하는 성격이 형성되고, 너무 낮게 형성되어 자신감이 없으면 학습을 회피하는 등 부적응적, 소극적 성격이 된다는 것이다.

4. 성격평가

우리는 일상생활에서 타인의 성격을 평가할 기회를 자주 갖는다. 그러나 성격평가에서는 평가하는 사람의 고정관념이나 관찰의 비체계성 때문에 편파되거나 정밀하지 못한 평가가 되기 싶다. 성격평가란 개인의 특징적이며 전형적인 행동을 알아내는 방법이다. 따라서 객관적이고 편견에 좌우되지 않는 것이 중요한데, 이를 위해 개인면접, 직접 행동관찰, 객관적 검사, 투사검사 등을 사용한다.

1) 개인면접

면접은 목적을 가진 대화로서 면접자는 그 사람이 말하는 것을 듣고 그의 행동을 관찰함으로써 다른 사람을 평가하는 것이다. 면접은 크게 비구조화된 면접과 구조화된 면접으로 나눌 수 있는데, 전자는 피면접자의 경험, 감정 및 태도를 자유롭게 토의할 수 있도록 하며, 광범위한 주제를 다루는 방법이며, 후자는 질문의 순서와 내용은 사전에 미리 정해지며, 가능한 그 양식에 맞추어 면접이 진행되는 것을 의미한다.

효과적인 면접자의 태도는 온정적이고 반응자가 말하는 것에 관심을 기울이며 침착하고 이완되어 있고, 자신감이 있는 사람이다. 흔히 면접자의 태도는 그 결과에 상당히 많은 영향을 주는 경향이 있다. 따라서 구조화된 면접을 하게 되면 면접자의 행동이 응답자가 말하는 내용에 영향을 덜 주는 경향이 있다.

2) 관찰

관찰은 개인이 일정 기간에 걸쳐 일정 상황에서 어떻게 행동하는가를 밝히기 위해서, 또한 상황 및 환경이 그 사람이 나타낼 행동범위에 미치는 영향을 결정하기 위해서 행해지는 것을 의미한다. 이때 관찰자는 사전에 행동의 어떤 측면을 어떻게 평가할 것인지에 대해 미리 결정하고 훈련 받는다.

관찰의 장점은 관찰자가 피험자의 자기 행동에 관한 기술에 의존하지 않는다는 것이다. 이에 비해 단점은 관찰자가 피험자의 행동을 잘못 해석할 수 있다는 것과 경비 및 시간이 많이 든다는 것을 들 수 있다. 더하여 관찰 당한다는 사실이 피험자의 행동에 영향을 줄 수 있다.

3) 객관식 검사

표준화된 절차에 따라 실시되고 채점되는 검사이다. 객관식 검사는 보통 예 혹은 아니오 반응이나 중다 선택지 중에서 하나의 응답을 선택하도록 요구하는 질문지이다. 모든 객관식 검사가 자기보고에 의존하기 때문에 이러한 검사의 효율성은 질문에 응답할 때의 정직성에 달려 있다. 대표적인 성격검사로는 다면적 인성검사(MMPI-2), 캘리포니아 성격검사(CPI), 성격요인검사(16PF), MBTI 및 성격 5요인 검사(NEO-AC) 등이 있다.

객관식 검사의 장점은 이 검사들이 사용하기에 값싸고, 채점이 쉽고, 관찰자 혹은 면접자의 해석 기술에 의존하지 않는다는 점이다. 그러나 단점은 응답자들이 솔직하게 응답하지 않고 자신의 인상을 특정한 방향으로 꾸미는 데 취약하고, 성격의 단면들에 대해서는 정보를 주지만 전체적으로 통합된 성격의 모습을 파악하기 어렵다. 또한 자신이 잘 인식하기 어려운 성격 측면에 대해서는 알 수 없다는 등의 단점을 가지고 있다.

4) 투사검사

투사검사는 무제한의 반응을 유발할 수 있는 모호한 자극을 사용한다. 개인이 자신의 성격을 검사재료에 투사할 것이라고 가정한다. 두 가지 유명한 투사검사는 피험자들에게 판단을 요구하는 10매의 잉크반점 도안으로 구성된 Rorschach검사와 피험자들이 이야기를 구성하도록 요구받은 20매의 그림으로 구성된 주제통각검사(TAT)이다.

투사검사는 응답자들의 의도적인 반응 왜곡을 줄일 수 있고, 성격의 심층적이고 무의식적인 측면에 접근할 수 있으며, 성격의 전체적 모습을 파악하기 좋다는 장점을 가지고 있는 반면, 검사가 신뢰롭고 타당한가에 대한 지지 증거가 부족하고 검사를 잘 사용하기 위해서는 임상적 경험과 전문성이 요구된다는 등의 단점이 있다.

글상자
3-1

❖ 로샤 잉크반점 검사

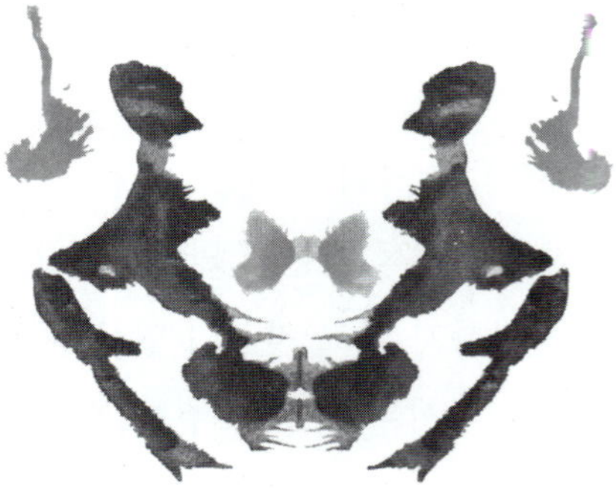

이 검사는 스위스 정신의학자 Herman Rorschach가 1921년 출판한 '심리진단'에서 소개되었다. 그는 잉크를 종이에 떨어뜨리고 접었다 폈을 때, 나타나는 좌우대칭의 형태들을 수천 장 제작하여 정신과에 입원한 환자들에게 보여 주었다. 증상 내지 진단범주에 따라 다른 반응들을 보이는 카드들을 채택하고 그러한 판별을 해주지 못하는 카드들은 버리는 과정을 통하여 10장의 카드를 선정하였다. 카드들에는 흑백도 있고 여러 색이 들어간 것도 있다. Freud의 이론을 잘 알고 있었던 그는 잉크반점 검사에서 나온 자료가 무의식을 이해하는 데 도움을 준다고 보았다.

글상자
3-2

❖ 주제통각검사(TAT)

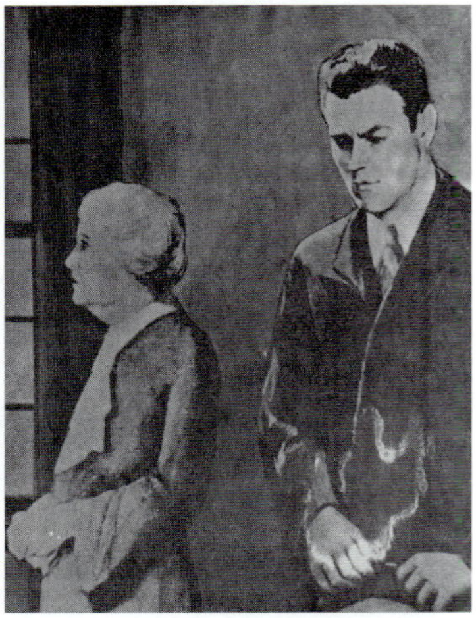

TAT는 욕구와 압력의 결합인 주제를 측정하기 위해 Henry Murray와 Christiana Morgan이 개발한 투사검사이다. TAT의 재료는 사람이 나오는 장면들의 그림들이다. 인물들은 성별, 나이가 분명치 않으며, 표정도 보는 사람에 따라 여러 의미로 해석될 수 있다. 배경도 모호하여 매우 다양하게 지각, 해석된다. 피험자는 각 카드에 그려진 장면에 대해 이야기를 만든다. 그림에서 무슨 일이 일어나고 있으며, 인물들은 무슨 생각을 하며, 어떻게 해서 이 장면에 오게 되었고, 앞으로 어떻게 될지를 이야기하는 것이다. 어떤 카드들은 여자에게만 제시되고, 어떤 카드들은 남자에게만 제시되며, 남녀 공용의 카드들도 있다. 검사에서 표현된 내용은 무의식적 동기를 드러내 주며, 나아가 피험자들의 행동과도 관계된다고 가정한다.

연습문제

1. 성격을 결정하는 유전적 요인과 환경적 요인은 무엇이며, 본인은 어떤 요인에 의해 성격이 결정된다고 생각하는가?

2. Freud가 주장한 성격의 구성요소는 무엇이고, 어떤 발달 단계를 통해 성격이 형성되는가?

3. Erikson이 주장한 인간발달 8단계는 무엇이고, 각 단계에서 달성해야 할 과업은 무엇인가?

4. Maslow의 욕구위계단계는 무엇인가?

5. Bandura의 사회학습이론에서 주장하고 있는 것은 무엇인가?

chapter 4

대인관계 요인

사람은 누구나 다른 사람들로부터 사랑과 관심을 받고 싶은 욕구를 가지고 있으며, 원만한 인간관계를 형성하기를 원한다. 인간은 지극히 무력한 존재로 태어나서 부모와의 관계, 형제관계를 통해 성장을 하게 되고 더 나아가 교우관계, 직장에서의 상하관계, 결혼을 통해 부부관계를 맺으면서 살아가게 된다. 인간은 타인의 도움 없이 혼자서는 살아가기 힘들다. 따라서 서로 이해할 수 있고 사랑을 나눌 수 있는 대인접촉을 갈망하고, 그렇지 못할 경우 고독에 빠지고 그 고독에서 벗어나려고 노력한다. 그래서 사람은 각종 집단을 형성하고 그 관계 속에서 살아가는 것이다. 사람과 사람이 만나 이루는 관계는 그들에게 기쁨과 즐거움을 줄 수도 있고 고통과 괴로움을 줄 수도 있다. 원만하고 건전한 대인관계는 삶을 풍요롭게 하고 생의 의미를 부여한다. 그러나 계속되어야 할 관계가 원만하지 못하면 많은 갈등과 스트레스를 받게 된다. 즉, 건전한 성격을 갖고 있을 때 정신적으로 건강하듯이 건전한 관계가 형성될 때 정신건강을 유지할 수 있는 것이다.

따라서 본 장에서는 건전한 관계형성을 위해 필요한 대인지각, 대인사고 및 대인기술에 대해 살펴보고자 한다.

1. 대인지각

지각은 크게 대물지각(physical perception)과 사회지각(social perception)으로 나눌 수 있다. 사회지각 현상은 여러 가지가 있을 수 있으나 가장 중요한 것이 대인지각(person perception)인데, 이것은 몇 가지 특징 때문에 대물지각과 구분된다.

첫째, 인상형성(impression formation)에 있어 일관성을 유지하려는 현상이 강하게 나타난다. 즉, 불변 항구성의 측면을 갖고 있다. 예로 사람들이 어떤 하나의 집을 지각할 때는 그 집이 넓다, 쓸만하다, 정원이 좋다, 하지만 어쩐지 춥고 싸늘해 보인다 등의 평가를 함으로써 집 전체가 따스해 보인다든가 매력적이라든가 하는 결론을 꼭 내릴 필요가 없다. 그러나 인간이란 인상이 좋고 또 나쁘고, 온화하고, 차다 등의 속성을 동시에 가진다고 보지는 않는다. 이와 같은 현상이 항상 나타나는 것은 아니지만 대인지각에서는 대물지각보다 정도가 강하고 또 타인의 성격에 대해 보통 항구성 있는 인상형성을 하게 된다. 둘째, 내적인 상황에 대한 추측을 요구한다. 즉, 상대방의 내적 상태에 대해 직접적으로 물어보기보다는 상대방의 내적 상황에 대해 추측을 통해 판단하려고 한다. 셋째, 지각되는 대상(사람)이 관찰된다는 사실에 영향을 받는다. 즉, 누군가가 자기를 바라보고 있다고 지각되는 순간 그 대상에게 호감을 얻기 위해 평상시와 다른 행동을 나타낼 수 있다. 넷째, 사람이란 자기의 행동을 마음대로 조작하여 거짓 정보를 줄 수 있다. 다섯째, 대인지각에는 어떤 기준점이 없다는 점이다.

이상과 같은 몇 가지 특징 가운데 우리가 한 개인을 자주 만나도 그 사람을 파악하기 어려운 이유는 주로 둘째와 셋째 때문이라고 할 수 있다.

1) 인상형성

우리는 일상생활 속에서 어떤 사람을 만나거나 보게 되면 그 사람의 모습이나 언어 또는 행동을 보고 거의 즉각적으로 그 사람의 내적 상태, 즉 기분 · 감정(정서) 성격(기질) 등에 대해 전반적인 인상을 형성하게 된다. 사람들은 보통 매우 제한되고 단편적인 정보에 근거해 타인에 대한 인상을 형성함에도 불구하고, 그 사람이 갖고 있는 내부적 특성에 대해 이제는 거의 모든 것을 다 파악했다는 식의 결론을 내리는 것이 보통이다.

우리가 한 사람을 평가하기 위해서는 그 개인이 가지는 생김새, 표정, 옷차림, 동작 등의 단서(cue)를 이용한다. 그런 단서들을 통해 그 사람이 화가 났다, 행복하다, 슬프다, 또는 놀라고 있다 등으로 지각하며, 온화하다, 정직하다 등으로 판단하고 타인에 대한 인상을 형성하게 되는 것이다. 그렇다면 인상형성에 대한 단서와 인상형성에 영향을 주는 요인들은 무엇일까?

(1) 단서(cue)

어떤 사람을 직접 대면함으로써 얻을 수 있는 단서로는 그 사람의 생김새, 신체의 크기, 체형, 자세, 행동(결과), 얼굴표정, 옷차림, 걸음걸이, 말소리, 동작 등이 있다. 이 단서들은 대상 인물이 자신의 인상을 좋게 하기 위해 혹은 자신의 감정이나 의도를 드러내 보이지 않도록 하기 위해 조작을 할 수도 있다. 이런 이유로 오류를 범할 수 있는데, 특히 이러한 단서들로부터 비교적 영속적인 성격특성을 추리하는 경우 오류를 범할 가능성이 더 높아진다.

(2) 판단(inference)

우리는 인상형성 시 어떤 사람에 대해 판단을 하게 되는데, 그 판단에는 그 사람의 성격과 관련되는 것이 많다. 판단되는 인간의 속성에는 변하지 않는 속성과 변하는 속성, 외형적인 것이 있는데, 그 내용은 다음과 같다.

- 변하지 않는 속성 능력, 신뢰성, 태도, 성격, 기질
- 변하는 속성 기분, 감정, 노력, 의도
- 외형적인 것 신분, 출신학교, 나이, 역할, 교육수준

(3) 중심특질이론(central trait theory)

Asch(1946)는 대상의 속성에 관한 언어의 역할을 연구하였는데, 그는 한 피험자 집단에게 7개의 특성, 즉 영리하다(intelligent), 능숙하다(skillful), 근면하다(industrious), 온화하다(warm), 단호하다(determined), 실천적이다(practical), 주의 깊다(cautious)를 들려준 후 이 특성을 가지고 있는 개인의 인상을 상징적으로 서술하게 하고, 또 다른 피험자 집단에게는 온화하다는 단어 대신 차갑다(cold)라는 말로 대치시킨 후 인상에 대해 기술하도록 하였다. 결과 그 사람 전체에 대한 인상이 크게 달라졌다는 사실이 밝혀졌다. 이처럼 사람의 특성을 나타내는 말 중에는 다른 것들에 비해 인상형성에 더 큰 영향을 갖는 것이 있는데, 이것을 중심특질이라고 한다.

Osgood(1957)는 인상형성에 영향을 미치는 중심특질에 관한 형용사를 줄이기 위해 요인분석을 실시한 결과 대상을 판단하는 3가지 차원으로 나타난다고 주장하였는데 그 내용은 다음과 같다.

- **평가(evaluation) 차원** 좋다-나쁘다, 따뜻하다-차갑다.
- **권력(potency) 차원** 세다-약하다.
- **활동(activity) 차원** 빠르다-느리다.

이 중에서 대인지각의 인상형성에 가장 강하게 작용하는 것이 좋다-나쁘다, 따뜻하다-차갑다의 개념을 가진 평가(evaluation) 차원이라는 것이 실험으로 밝혀졌다.

(4) 판단에 영향을 주는 요인들

성격, 감정들을 판단하는 많은 연구가 있지만 그 자체가 타인에 대한 정확한 판단을 하게 해줄 수 있는가에 대한 명확한 답은 없다. 다음에 설명되는 내용은 사람들을 판단하는 데 영향을 주는 요인들이다.

① 보는 사람의 마음가짐(the state of the judges)

사람들은 자신의 느낌을 타인에게 투사하기도 하고, 자신의 정서 상태 때문에 특별한 사건에 더 민감한 반응을 보이기도 한다. 예로 징병 소집된 성인 남자들에게 군장교들의 사진을 평정시킨 결과, 징병과 관계없는 사람들보다 장교들을 더 위협적이고 큰 지휘력을 가지고 있는 것으로 평가한다는 사실을 발견하였다.

② 지각의 왜곡(perceptual biases)

대인지각에 있어 상대방을 객관적이고 정확하게 평가하지 않는 것을 지각의 왜곡이라고 한다. 지각의 왜곡에는 후광효과와 논리적 오차, 긍정적 왜곡, 가정된 유사성에 의해 영향을 받게 되는데 구체적인 내용은 다음과 같다.

- **후광효과**(halo effect) 후광효과는 개인의 탁월한 특질 때문에 그 인물 전체의 가치를 과대평가하게 되는 것을 의미한다. 여러 실험을 통해 얼굴이나 몸매가 잘생긴 사람이 타인으로부터 더 호감을 받을 것이라는 생각을 가지게 된다는 것이 입증되었다. 여기서 더 나아가 잘생긴 사람에 대해 사람들은 다른 면에서도 좋은 점을 갖고 있다고 보는 경향이 강하다. 예로 잘생긴 사람은 친절하고, 예의도 바르고, 사교적이며, 지능도 높고, 여러 면에서 유능하리라고 본다는 것이다. 이 것을 후광효과라고 부른다. 후광효과는 평정요소 간의 상관관계가 낮다는 점이다. 예로 생김새와 지능 간의 상관이 낮음에도 불구하고 잘생긴 사람이 지능이 높을 것으로 판단하는 경우이다.
- **논리적 오차**(logical error) 사람들은 소박한 성격관을 가지고 비과학적인 상태에서 추리하고 판단하는 경우가 많다. 그러므로 개인이 가지고 있는 한 특성으로부터 그가 가지고 있는 다른 여러 특성들을 추리하는 경향이 있다. 가령 어떤 사람이 지능이 높다고 생각하면 마찬가지로 상상력이 풍부하고, 영리하며, 활동적이고, 사려가 깊고, 신중한 사람으로 판단하게 된다. 논리적 오차는 후광효과와 달리 평정요소 간의 상관이 다소 높은 경우에 해당이 된다. 예로 지능이 높다고

해서 모두 영리할 수 없지만 보편적으로 지능이 높으면 영리하다는 것은 어느 정도 논리적으로 상관이 있기 때문이다.

- **긍정적 왜곡**(positivity bias) 사람들에게는 일반적으로 타인을 보다 긍정적으로 평가하려는 경향을 가지고 있다. 이것을 관대의 효과(leniency effect)라고도 한다.
- **가정된 유사성**(assumed similarity) 사람들은 상대방이 나와 동일할 것이라는 관련 의식을 가지고 타인을 판단하는 경향이 있다. 극단적으로 대인지각에서 관찰자로서 상대방을 보는 것이 아니라 상대방 지각에 자신을 투영시켜 생각한다. 이러한 현상은 상대방의 연령, 종족, 혈통, 사회 · 경제적 지위가 유사할 때 일어나지만, 이러한 것에 무관하게도 발생한다. 예로 자기가 어떤 정당을 좋아한다면 남들도 좋아할 것으로 생각하고, 자신이 공격적이면 남들도 공격적이라고 생각한다. 이것은 타인을 더 잘 지각해서가 아니라 항상 사람들을 자신과 유사하게 평가하기 때문이다.

③ 타인에 대한 지식(knowledge of the others)

타인에 대한 지식이 그 사람의 성격이나 행동을 판단하는 데 유용하지만 그런 지식이 타인에 대해 정확하게 판단하는 데 방해가 되기도 한다. 더하여 그 사람이 속해 있는 집단이나 문화권에 대한 지식 또한 타인을 판단하는 데 영향을 미치게 된다. Gage(1952)는 피험자로 하여금 한 번도 보지도 못했지만 대학생으로 생각되는 사람들을 평가시키고, 다시 실제 그 사람들을 피험자에게 보게 한 후 평가시킨 결과 전자가 훨씬 정확하게 평가했다는 것을 밝혔다.

④ 지식의 편견과 정확성(prejudice and accuracy of perception)

편견적인 사람들은 그들의 판단에 대해 그렇지 않은 사람들보다 더 확신을 가지고 있는 것으로 나타났다. 예로 반유태인들은 유태인을 구별하는 데 실수가 없다고 주장한다. 따라서 편견의 정확성에 따라 지각에 도움이 될 수도 있고 방해가 될 수도 있다.

⑤ 상호작용에 대한 기대(anticipated interaction)

미래에 자신에게 어떤 영향을 줄 수 있을 것으로 판단되는 상황에서는 그 사람에 대한 지각에 영향을 받는다. 이러한 경우 보통 긍정적인 지각을 하게 되는데 좀 더 바람직한 방향으로 인상을 형성하게 된다. 그러나 일부 학자들은 이러한 효과는 처음부터 지각하는 사람이 어떤 일치감 내지 호의감을 갖고 시작되는 관계에서만 성립된다고 주장하기도 한다.

2) 인상형성 과정

지금까지 인상형성에 영향을 주는 여러 가지 단서 및 타인을 평가하는 데 미치는 영향들에 대해 살펴보았다. 그렇다면 여러 가지의 인상형성 단서가 동시적으로 들어올 때 어떻게 단일한 인상으로 통합되는 것일까? 이러한 과정을 인상형성 과정이라고 하는데, 이에 대한 이론들을 살펴보면 다음과 같다.

(1) 평균원리(averaging principle)

평균원리란 한 사람에 대한 긍정적인 성격특성과 부정적인 성격특성을 동시에 접했을 때, 사람들은 이 특성들의 평가치를 평균하여 인상을 형성한다는 것이다(Anderson, 1965). 예로 '착하다'는 것은 매우 긍정적인 성격특성으로 +3점이고, '인내심이 있다'는 것은 비교적 긍정적인 특성으로 +2점, 무뚝뚝하다는 부정적인 특성으로 −2점으로 평가된다고 한다면, 이 세 가지 점수를 평균낸 값 +1이 그 사람에 대한 인상형성 값이 되는 것이다.

(2) 초두효과(primacy effect)

대상 인물에 대해 상반되는 정보가 순서적으로 제시되는 경우 먼저 제시된 정보가 나중에 제시된 정보보다 인상형성에 더 큰 영향을 주게 된다. 이처럼 먼저 주어진 정보가 나중에 주어진 정보보다 인상형성에 더 큰 비중을 차지하는 현상을 초두효과라고 한다. 초두효과가 왜 일어나는지에 대한 한 가지 설명은 먼저 주어진 정보에 의해 일단 인상이 형성되고 나면 나중에 제시되는 정보는 이 인상과 일치하는 방향으로 의미가 바뀌어져 해석되기 때문이라는 것이다. 다른 설명은 먼저 주어지는 정보에 대해서는 주의를 많이 기울이지만 나중에 주어지는 정보에 대해서는 그만큼 많은 주의를 기울이지 않기 때문이라는 주장도 있다.

2. 대인사고

인간은 정보를 수동적으로만 받아들이는 존재가 아니라 능동적으로 받아들이는 존재이다. 다시 말해 인간은 세상에 의미를 부여함으로써 세상을 능동적으로 구성하는 존재이다. 특히 대인관계에서 일어나는 사건에 대해서는 인간의 의미부여 기능이 더욱 활발해진다. 이처럼 인간은 대인관계 상황에서 항상 마음속으로 이러한 의미추론을 하고 있다. 대인관계 상황에서 행동을 위해서는 순간순간 대인상황과 타인의 행동에 대한 의미를 생각해야만 한다. 이렇게 대인관계에서 일어나는 사건의 의미를

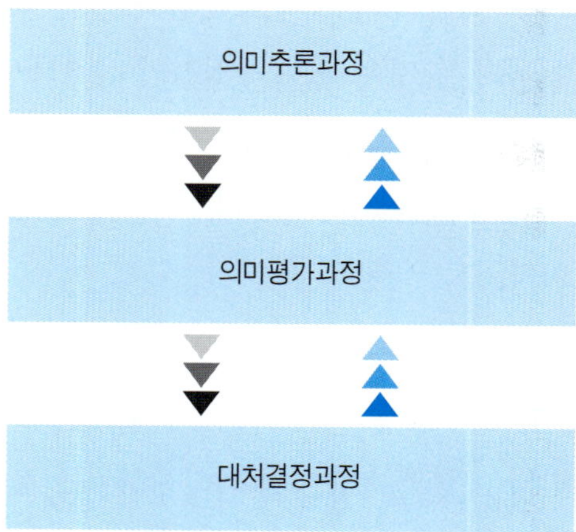

그림 4-1 대인사고의 과정

추론하는 과정과 추론된 사고내용을 통칭하여 대인사고라고 부른다. 대인관계에서 발생하는 사건의 의미를 추론하는 대인사고과정은 매우 복잡한 과정이지만 일반적으로 세 가지 과정을 통해 이루어진다 그림 4-1 .

그림 4-1 에서 보는 바와 같이 대인사고과정은 의미추론과정과 의미평가과정 그리고 대처결정과정으로 이루어진다. 이러한 과정들은 반드시 순차적이며 단계적으로 일어나는 것이 아니라 서로 서로 영향을 주고받을 수 있다.

대인사고과정을 자세하게 살펴보면, 첫째 과정은 의미추론과정이다. 의미추론과정은 대인관계에서 일어나는 사건의 의미를 추론하는 일차적인 심리적 과정이다. 특정한 사건이 발생하게 된 원인에 대해 추론하거나 특정한 행동을 한 사람의 내면적 의도를 파악하는 일이 의미추론과정에서 이루어진다. 이렇게 의미를 추론하는 과정에서 여러 가지 인지적 오류를 범하게 되면 오해가 생겨나게 된다. 이 과정에 귀인(attribution)과 인지적 왜곡이 영향을 미칠 수 있다. 둘째 과정은 의미평가과정이다. 의미평가과정은 전 단계인 의미추론과정에서 파악된 의미의 긍정성과 부정성을 평가하는 과정이다. 즉, 특정한 의미로 해석된 타인의 행동이 자신에게 어떤 영향을 미치는지에 대해서 평가하는 과정을 뜻한다. 이러한 의미평가과정에서는 개인이 지니고 있는 기준 및 기대와의 비교가 일어나게 된다. 이러한 과정에서 대인신념의 내용들이 평가기준으로 작용하게 된다. 의미평가과정을 통해서 우리는 사건이나 타인에 대한 대인감정을 느끼게 된다. 셋째 과정은 대처결정과정이다. 대처결정과정은 대인상황에서 자신이 어떻게 행동하여 대처할 것인가를 판단하고 결정하는 심리적 과정이다. 이러한 결정과정에서 자신이 동원할 수 있는 대처자원을 평가하고 가능한 대처방법을 고려하여 선택하는 판단이 이루어지게 된다. 이러한 판단내용에 따라서 대인행동이 결정되는 것이다.

글상자
4-1

❖ 귀인이론(attribution theory)

우리가 대인지각을 할 때 사용하는 단서는 주로 한정된 정보에 의한 것이다. 왜냐하면 표정, 몸짓과 같은 외부적인 단서나 사람들이 말하는 내부적 상태 등의 단서에 의해서만 접근을 하기 때문이다. 다시 말해 우리는 외부적 단서에 의해 주어진 간접적인 정보를 가지고 그의 내적인 상태를 파악하고 추리해야만 하는 경우가 많다. 그러나 귀인이론에서는 관찰자가 행동이라는 결과를 바탕으로 그 자신이나 행동자의 내적인 상황에 대한 추리를 한다는 것을 주장한다. 즉, 어떤 행동이나 행동의 결과에 대한 원인을 추리하는 것을 귀인이라고 한다.

귀인에는 두 가지 방향이 있는데, 하나는 행위를 한 당사자에게 돌리는 것이다. 나머지 하나는 행위자 이외의 요소, 즉 환경에 원인을 돌리는 것이다. 전자를 내부귀인이라고 하는데, 여기에는 행위자의 성격, 능력, 동기, 노력 등으로 세분화할 수 있다. 원인을 환경의 탓으로 돌리는 경우는 외부귀인이라고 하며, 역시 여기에도 상황, 타인, 운 등으로 세분화 할 수 있다.

글상자
4-2

❖ 인지적 왜곡

Ellis(1994)는 비합리적 생각으로부터 인지적 왜곡이 파생될 수 있다고 주장한다. 즉, 우리의 어떤 사고들은 사실이지만 많은 사고들이 사실이 아니거나 아주 일부분만 사실이라는 것이다. 전형적인 부정적인 사고의 예를 보면 다음과 같다(자세한 내용은 6장 참조).

- 이분법적 사고
- 긍정적인 면의 평가절하
- 명명하기
- 정신적 여과(선택적 추상)
- 지나친 일반화
- 당위진술(명령문)
- 재앙화
- 감정적 추론
- 극대화와 극소화
- 독심술
- 과도한 책임감

3. 대인기술

우리는 대인기술이 부족하면 다른 사람들과 사회적 관계를 맺거나 사회적 역할을 수행하는 데 어려움을 경험하게 된다. 특히 대인관계 문제를 잘 해결하지 못함으로써 스트레스를 받게 된다.

인간관계를 성공적으로 이끌어 갈 수 있는 사교적 능력을 대인기술(interpersonal skill)이라고 한다. 즉, 대인기술은 자신의 대인목표를 달성하기 위해 언어적 또는 비언어적 행동을 통해 구사할 수 있는 대인능력을 의미하며 사회기술(social skill)이라고 부르기도 한다. 넓은 의미의 사회기술은 의사소통기술과 문제상황해결기술을 함께 포함하는 개념이나, 일반적으로는 의사소통기술을 사회기술과 같은 개념으로 사용하고 있다. 다시 말해 '사회기술이란 대인관계에서 상황에 맞게 의사소통하는 기술'로 정의되고 있다.

대인기술은 크게 비언어적 대인기술과 언어적 대인기술로 나누어 볼 수 있다. 우리는 일상생활에서 말에 의한 언어적 대인기술보다는 비언어적 대인기술을 더 많이 사용함에도 불구하고 그 중요성에 대해서 크게 생각하지 않는 경향이 있다. 연구결과에 의하면 의사소통에서 언어적 대인기술은 35% 정도를, 비언어적 대인기술은 65%를 차지한다는 보고가 있다(김은영 외, 2016). 이 결과는 의사소통에서 비언어적 의사소통이 상당히 중요하다는 것을 말해 준다.

1) 비언어적 대인기술

의사소통을 할 때 말과 더불어 나타나는 행동들이 비언어적 대화기술이다. 동양문화권에 속하는 한국사회는 서구사회에 비해 언어적 행동보다는 비언어적 행동을 통해 의사소통을 하는 비언어적 문화를 지니고 있다. 따라서 비언어적 행동을 잘 구사하여 자신의 의사를 표현하는 기술이 중요할 뿐만 아니라 비언어적 행동에 의해서 표현되는 타인의 의도와 감정을 잘 파악하는 것이 매우 중요하다. 이러한 능력을 '눈치'라고 하는데, 특히 한국사회에서는 비언어적 행동과 눈치를 통해 의사소통이 이루어지는 경우가 많으므로 비언어적 대인기술을 잘 이해할 필요가 있다.

비언어적 대화기술에는 시선접촉, 얼굴표정, 자세, 제스처, 목소리 크기, 거리, 태도, 자신감 등이 포함되는데, 요약하면 표 4-1 과 같다.

표 4-1 비언어적 대인기술

종류	적절한 사용
시선접촉	• 상대방의 눈언저리를 본다. • 가끔 눈을 마주친다.
얼굴표정	• 감정 상태에 따라 미소를 짓거나, 찡그리거나, 심각한 표정을 짓는다. • 상황에 맞는 적절한 표정을 짓는다.
자 세	• 상대방을 향하여 편안하고 바른 자세를 유지한다. • 상대방과 적절한 거리를 유지한다.
제 스 처	• 상황에 맞게 고개를 끄덕이거나 적절하게 손을 사용한다.
목 소 리 크 기 높낮이 빠르기	• 상대방이 알아들을 수 있는 크기로 분명하게 말한다. • 자연스러운 억양을 사용하여 적절한 빠르기로 이야기한다.

2) 언어적 대인기술

인간의 의사소통에 있어, 비언어적 대인기술도 중요하지만 주된 의사소통의 통로는 언어이다. 언어는 인간의 내면적인 상태와 의도를 전달하는 가장 효과적이고 강력한 의사소통수단이다. 언어적 대인기술은 언어적 내용을 말로써 전달하는 것으로, 언어적 내용에는 말의 내용, 말의 양, 말의 이해성, 말의 적절성 등이 있다. 구체적으로 경청하기, 물어보기, 거절하기, 도움 구하기, 화난 감정 표현하기, 칭찬과 고마움 표현하기 등으로 나눌 수 있는데, 그 내용은 다음과 같다.

(1) 경청하기

상대방의 이야기를 경청하는 것은 모든 대화에서 가장 중요한 태도이다. 왜냐하면 상대방의 이야기를 듣고 그 의도와 의미를 파악하여 적절하게 반응하기 위해서는 경청을 잘해야 하기 때문이다. 그러므로 상대방의 이야기를 진심으로 이해하려고 노력하는 태도를 가지고 있어야 한다.

(2) 물어보기

상대방의 이야기를 들으면서 잘 이해되지 않는 부분에 대해 묻거나, 필요한 정보를 구할 때 사용할 수 있는 방법으로 대화에서 빈번하게 사용된다. 질문을 어떻게 하느냐가 대화의 성패를 좌우할 수도 있다.

(3) 거절하기

상대방의 요구가 부당하거나 자신의 의도와 다를 때 거부 의사를 밝히는 것이다. 거절을 할 때 먼저 거절하는 이유를 설명해야 한다. 만약 상대방에게 타당한 요구를 했음에도 불구하고 요구를 계속하게 된다면 단호하게 말하는 것이 필요하다. 이럴 경우에도 상대방을 바라보면서 단호한 표정과 자세를 갖추는 것이 중요하다.

(4) 도움 구하기

다른 사람에게 도움을 구할 때는 상대방을 바라보면서 얼굴표정을 부드럽게 하고, 목소리를 명확하게 하여 자신감 있는 태도를 보여야 한다. 도움을 구해야 할 경우 "만약 당신이 ~를 해준다면, 정말 고맙겠다"와 같은 구절을 사용하는 것이 도움이 된다. 도움을 구할 때도 비언어적 대인기술이 매우 중요하다.

(5) 화난 감정 표현하기

기분이 나쁘거나 화가 날 경우에 화난 감정을 상대방에게 표현하기는 어렵다. 그러나 화난 감정을 표현하는 것이 대인관계에 부정적인 것만은 아니다. 오히려 화난 감정을 적절하게 표현하는 것이 말다툼이나 더 나쁜 감정이 일어나는 것을 예방해 주기도 한다. 화난 감정을 표현할 때도 상대방에게 시선을 맞추고 단호한 태도로 말해야 한다. 더불어 목소리, 얼굴표정과 같은 것도 상황에 맞게 적절하게 나타내야 한다.

(6) 칭찬과 고마움 표현하기

다른 사람들로부터 인정받고, 칭찬 받고 싶어 하는 것은 모든 사람들의 기본적인 욕구 중의 하나이다. 그러나 사람들은 다른 사람을 칭찬하는 것에 익숙하지 않고, 칭찬하는 것에 인색하다. 또한 남의 칭찬을 받아들이는 것에도 익숙하지 않아서 적절한 반응을 하지 못한다. 칭찬하고 고마움을 표현하는 경우에는 사실에 근거해서 구체적으로 해야 한다. 이때에도 비언어적 요소를 적절히 사용하는 것이 매우 중요하다.

3) 부적응적 대인기술

앞에서 우리는 인간관계를 성공적으로 이끌어 갈 수 있는 사교적 능력인 대인기술(interpersonal skill)에 대해 살펴보았다. 이처럼 대인관계에서 대인기술이 필요함에도 불구하고 대인기술의 문제로 부적응을 경험하는 사람들이 많은데, 여기에는 크게 대인기술 미숙형과 대인기술 억제형으로 구분할 수 있다. 먼저 대인관계 미숙형은 개인의 성장과정에서 적절한 대인기술을 습득하지 못한 경우에 나타날 수 있는 유형이다. 이런 사람들은 언어적 또는 비언어적 기술이 부족하여 대상과 상황에 적절하게 행동하지 못한다. 따라서 다른 사람과 친밀한 관계를 맺고 싶은 대인동기는 강해도 대인기술의 미숙으로 원만한 대인관계를 맺지 못한다. 대인기술 미숙형은 타인이 호감을 느끼도록 자신을 나타내지 못하고 타인의 행동에 적절하게 반응하지 못한다. 예로 사람을 만나면 무슨 말을 해야 할지 적절한 화제를 찾지 못하고 자신의 의사를 명료하고 정확하게 표현하지 못하는 사람이 있다. 상대방의 이야기를 진지하게 경청하지 못하고 화제를 자기 멋대로 돌리거나 부적절한 화제를 내놓는 사람도 있다. 때로는 만나는 상대나 상황에 부적절한 옷차림새로 인해 상대방에게 거부감이나 불쾌감을 주는 사람도 있다. 이렇듯이 대인기술이 미숙한 사람은 다른 사람에게 호감을 주지 못하게 되므로 관심을 받지 못하거나 거부당하게 된다. 일반적으로 조현병 환자의 경우 대인관계 미숙형을 자주 경험할 수 있는데, 이들은 대인관계를 하고 싶은 욕구는 강하나 대화를 어떻게 시작하고 유지하고 마무리해야 할지를 몰라 대인관계를 기피하게 되는 경우가 많다.

둘째는 대인기술 억제형으로 이 유형은 적절한 대인기술을 갖추고 있으나 특정한 상황에서 이러한 기술이 억제되어 적절한 대인행동을 하지 못하는 사람들이다. 흔히 대인기술이 억제되는 주된 이유는 심한 긴장, 불안, 두려움 등의 심리적 요인 때문이다. 대인기술 억제형에 속하는 사람은 가족이나 친한 친구와 같이 익숙하고 편안한 대상에게는 자기표현도 잘하고 상대방에 대해서 적절한 대인행동을 나타낸다. 그러나 익숙하지 않고 위협적인 상황, 예를 들어 낯선 사람을 만나 부탁을 해야 하는 상황, 낯선 이성을 만나는 미팅 상황, 자신이 평가되는 면접 상황, 여러 사람 앞에서 발표를 해야 하는 상황 등에서는 긴장되고 불안하여 적절한 행동을 하지 못한다. 말을 더듬고 할 말을 찾지 못하거나 당황하여 횡설수설하는 등 자기표현을 제대로 하지 못할 뿐만 아니라 손발이 떨리고 땀이 나고 몸이 굳는 등 심한 긴장과 불안을 경험하게 된다. 따라서 이러한 상황을 두려워하여 회피하게 된다.

지금까지 살펴본 대인기술은 인간이 태어나서 가족과 친구들과의 상호작용을 통해 자연스럽게 학습되기도 하지만 의식적인 노력을 통해 개선되고 향상될 수 있는 것이다. 그러므로 대인기술에 필요한 기술들을 찾고, 그것을 자기의 것으로 소화시키는 노력이 필요하다고 할 수 있다.

글상자 4-3

정신장애인들은 대부분 대인기술의 부족으로 타인과의 관계를 회피하는 경향을 강하다. 따라서 최근 정신장애를 가진 사람들을 위해 사회기술훈련 프로그램을 실시하여 대인관계기술을 높이려는 시도들이 많이 이루어지고 있는데, 정신장애인을 위한 사회기술프로그램을 살펴보면 다음과 같다.

1. 정신장애인의 사회기술이 부족한 이유

정신장애를 가진 사람들의 사회기술이 부족한 이유는, 우선 정신장애를 가진 사람들은 인지적 결함으로 인하여 사회적 학습에 어려움을 가지고 있다. 더하여 잦은 입원과 사회적 격리로 인해 그들이 사회기술을 배울 기회를 놓쳐버렸거나, 배웠던 것마저 잃어버리는 것, 또는 심리적 위축 때문에 사회적 관계를 회피하는 것, 혹은 증상의 영향으로 이전의 능력을 발휘하는 데 어려움을 겪고 있기 때문이다. 이에 더하여 사회적 편견이 그들을 사회로부터 소외시켜서 그들에게 사회기술을 익히고 연습할 기회를 주지 않는 것도 사회기술 부족의 후속적 원인이 된다.

2. 정신장애인을 위한 사회기술훈련 프로그램의 모형

사회기술훈련은 음성, 시선접촉, 얼굴표정, 제스처와 같은 단순한 행동에서부터 긍정적 감정 표현하기, 정보 요청하기, 주장하기, 대화하기, 대인관계에서의 문제해결하기와 같은 복잡한 대인관계기술에 이르기까지 다양한 기술을 가르친다. 사회기술훈련 프로그램에서 주로 사용된 절차는 지시와 교육, 모델링, 역할연습, 예행연습, 피드백, 사회적 강화, 과제 할당, 일반화 훈련 등이며, 이러한 행동적 절차를 단독적으로 또는 복합적으로 사용되고 있다.

사회기술훈련 모형에는 사회학습행동 모형, 문제해결훈련 모형, 주의집중훈련 모형, 자기조절 기술을 위주로 한 사회기술훈련 모형 등이 있는데, 이 중 가장 보편적으로 사용되고 있는 것은 사회학습행동 모형이다. 하지만 최근에는 인지적 요소를 포함한 문제해결 모형과 그리고 심하게 철수되어 산만한 만성 환자들을 대상으로 주의집중에 초점을 둔 사회기술훈련 프로그램이 많이 사용되고 있다.

연습문제

1. 대인지각은 대물지각과 몇 가지 특성으로 구분된다. 대인지각의 어떤 특성 때문에 구분이 되는가?

2. 타인에 대한 인상형성을 할 때, 본인이 가장 중요하게 생각하는 요인들은 무엇인가? 그런 판단이 오류를 범한 적이 있는가?

3. 후광효과와 논리적 오차와의 차이점은 무엇인가?

4. 인상형성은 어떤 원리에 의해 이루어지는가?

5. 비언어적 대인기술에는 어떤 요소들이 있으며, 본인은 대인관계에서 어떤 요인들을 주로 사용하는가?

chapter 5

스트레스 요인

우리는 생활 속에서 "스트레스 쌓인다", "스트레스 받는다"라는 말을 자주 사용한다. 예를 들어, 학생들은 시험기간이 다가오거나, 시험 성적이 나쁜 경우 그리고 보고서를 제출해야 할 시간이 다가올 때, 스트레스를 경험한다고 이야기할 것이고, 직장인의 경우는 과중한 업무에 시달리거나, 승진에서 탈락하거나 혹은 경제적 어려움을 경험할 때 스트레스를 경험한다고 할 것이다. 이처럼 우리는 일상생활 속에서 스트레스라는 단어를 많이 사용하지만 스트레스가 무엇인지에 대해 물어보면 대답하기가 어렵다. 그 이유는 개인마다 사용하는 스트레스에 대한 정의가 너무나 다양하기 때문이다.

스트레스라는 용어는 압력(pressure) 혹은 긴장(strain)이라는 용어로 사용되기도 한다. 이와 같은 스트레스는 정신건강과 매우 밀접한 관련성이 있다.

따라서 본 장에서는 스트레스에 대한 정의, 스트레스의 반응, 스트레스 측정, 성격과 스트레스 및 발달단계에 따라 경험하게 되는 스트레스를 살펴보고자 한다.

1. 스트레스의 정의

스트레스의 사전적인 정의는 "적응하기 어려운 환경에 직면할 때 느끼는 심리적, 신체적 긴장상태로써, 이런 상태가 장기적으로 지속되면 심장병, 위궤양, 고혈압 등의 신체적 질환을 일으키기도 하고 분열증, 노이로제, 우울증의 심리적 부적응을 나타내기도 하는 것"이다.

그동안 많은 학자들이 스트레스에 대한 정의를 시도해 왔는데, Selye(1956, 1985)에 의하면 "스트레스란 신체가 어떤 외부 자극에 대하여 보이는 비특정적 반응(nonspecific response)이다"라고 정의하고 있다. 그리고 스트레스란 "지금 자기에게 부과된 요구 수준과 이 요구에 부응할 수 있는 자신의 능력 간에 어떤 불균형감을 지각할 때 일어나는 생리적 · 심리적 반응"으로도 정의될 수도 있다.

스트레스라는 용어는 15세기에는 압력 또는 물리적 압박이라는 의미로 사용되다가 17세기에는 공학이나 건축 분야에서 역경 또는 곤란의 의미로 사용되었으며, 20세기에 들어와서는 질병이나 정신질환의 원인으로 그 개념이 사용되고 있다.

많은 연구자들에 의해 정의된 스트레스를 분석해 보면, 스트레스를 경험한다고 이야기하려면, 두 가지 요소가 있어야 하는데, 첫째, 자극이 있어야 하고 둘째, 그 자극에 대한 반응이 있어야 한다는 것이다. 즉, 자극으로서의 스트레스와 반응으로서의 스트레스가 존재한다. 전자는 스트레스를 하나의 자극으로 보며, 여기서는 스트레스가 비통상적 반응을 요구하는 어떤 사건이나 상황으로 본다. Selye(1956)는 이를 반응으로서의 스트레스와 구분하기 위해 스트레스원(stressor)으로 정의하고 있다. 후자는 생물학이나 의학에서 사용되는 것으로 Cannon(1932)는 추위나 산소의 결핍 등의 조건에서 항상성(homeostasis) 유지에 장애가 왔을 때 경험되는 상태로 보았고, Selye(1956)는 새로운 자극 형태가 나타났을 때 이에 대처하려는 신체적인 방어의 틀, 즉 비특정반응(일반적응증후군)으로 보았다.

2. 스트레스의 양면성

우리는 일반적으로 스트레스라고 하면 부정적인 의미만 생각하게 된다. 그러나 스트레스는 부정적인 면과 긍정적인 면을 동시에 가지고 있다 그림 5-1 . 예로 능력을 최대한으로 발휘하여 성취감을 느끼려면 적당한 스트레스가 필요하다. 우리에게 유용한 스트레스와 해로운 스트레스를 살펴보면 다음과 같다.

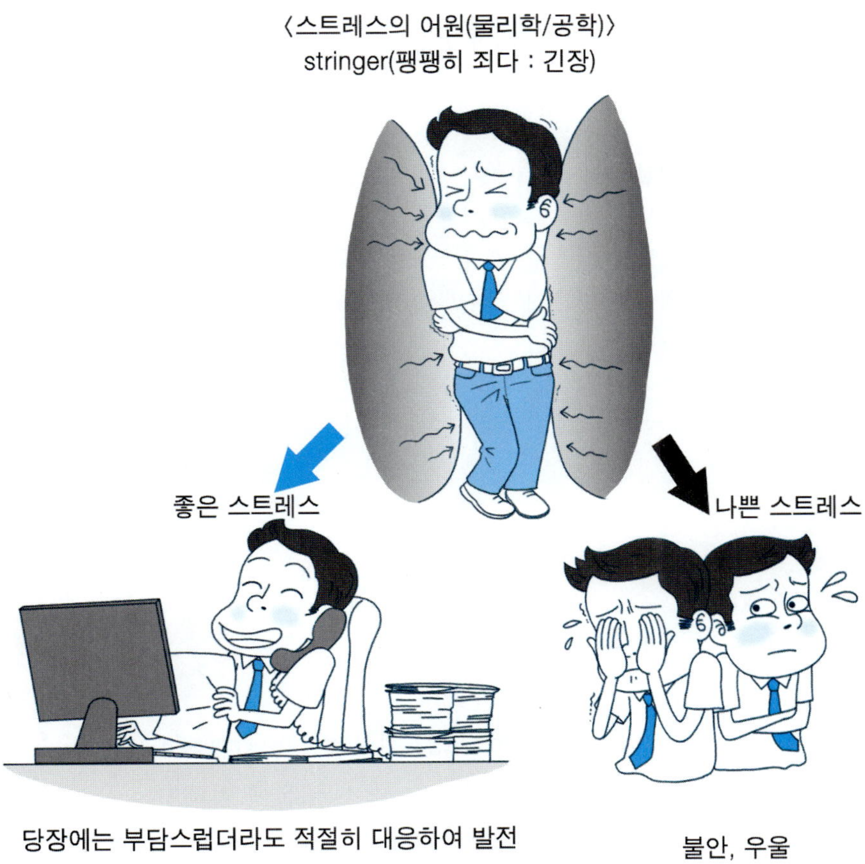

그림 5-1 스트레스의 양면성

출처: 보건복지부 대한의학회

1) 유용한 스트레스

유용한 스트레스란 우리가 불쾌하거나 고통스러운 환경에 처했을 때, 그 상황을 극복할 수 있도록 도와주는 것을 말한다. 유용한 스트레스는 인생을 보람 있게 하며, 이것이 없다면 우리는 제대로 자신의 역할을 다할 수 없다. 즉, 유용한 스트레스는 우리의 생활 속에서 긍정적인 힘으로 작용하게 된다. 다음의 표 5-1 은 유용한 스트레스가 우리에게 미치는 긍정적인 영향들의 보기들이다.

표 5-1 유용한 스트레스

- 자신의 능력을 최대한으로 발휘하도록 만드는 경쟁적 스트레스로써 다양한 작업환경이나 운동경기에서 볼 수 있다.
- 자명종 소리는 시끄럽지만 우리에게 직장으로 출근하게 하는 동기 역할을 한다.
- 몸무게가 약간 줄었을 때 체험하는 가벼운 배고픔은 자신에게 몸에 자신감을 주는 역할을 한다.
- 대학에서의 시험은 스트레스로 작용하는 요인이지만 졸업 후 좋은 직장에 취업하거나 사회생활에 도움이 되는 요인으로 작용하게 된다.

2) 해로운 스트레스

해로운 스트레스란 질병, 예를 들어 궤양, 긴장항진(hypertension), 우울증을 유발하게 되는 스트레스를 말한다. 즉, 해로운 스트레스는 몸에 가해지는 육체적, 정신적 문제의 원인이 되는 과도한 긴장(strain)을 말한다. 이런 해로운 스트레스가 신체에게 미치는 영향은 표 5-2 와 같다.

표 5-2 해로운 스트레스의 영향

- 심혈관계 : 빈맥, 부정맥, 고혈압, 협심증, 심근경색증
- 소화기계 : 식욕부진, 신경성 구토, 위경련, 가슴앓이, 딸국질, 위궤양, 십이지장궤양, 변비, 설사, 과민성 대장증후군, 궤양성 대장염
- 호흡기계 : 신경성 기침, 기관지 천식, 과호흡 증후군
- 내분비계 : 당뇨병, 비만증, 갑상선 질환
- 비뇨생식기계 : 빈뇨, 발기부전, 불감증, 조루증, 월경불순, 불임증
- 신경계 : 긴장성 두통, 편두통, 수전증, 뇌졸중
- 근육계 : 근육통, 만성적 요통, 관절염
- 면역계 : 저항력 감소, 자가면역성 질환
- 피부계 : 여드름, 두드러기, 습진, 원형탈모증, 가려움증, 신경성 피부염, 다한증
- 정신계 : 불면증, 우울증, 불안증, 약물남용, 알코올중독, 신경증, 조현병, 자살
- 기타 : 피로 및 무기력, 각종 암, 손상, 돌발적인 사망

이처럼 스트레스는 우리에게 필요하면서도 지나치면 다양한 신체적, 심리적 질병을 유도하게 된다. 다시 말해 지나친 스트레스는 해로우며, 적절한 스트레스는 우리에게 성취감과 성공을 제공해 준다.

글상자 5-1

❖ 자극이 없는 환경에서는 스트레스를 경험하지 않을까?

Heron, Doan과 Scott(1956)의 감각박탈실험에서 피험자들은 많은 돈을 받고 실험에 참가하였다. 그들은 광선을 보기는 하지만 특수한 형태는 볼 수 없는 반투명 안경을 쓰고, 접촉자극을 느끼지 못하도록 장갑을 낀 상태에서 침대에 누워 있으면 고액의 돈을 받았다 그림 5-2 . 식사시간과 화장실을 가는 시간에만 이런 상황에서 벗어날 수 있었다. 결과 많은 돈을 벌 수 있는데도 불구하고 2~3일 후에는 대부분 실험을 거부하였다. 이런 상황을 참아내기 어려웠던 것이다. 48시간 이상 실험에 참가하였던 피험자에게서 환각 같은 증상들이 나타났고, 어떤 피험자는 불빛의 섬광과 같은 기하학적인 형태서부터 꿈과 같은 시각적 환각까지도 경험했다고 보고하였다.

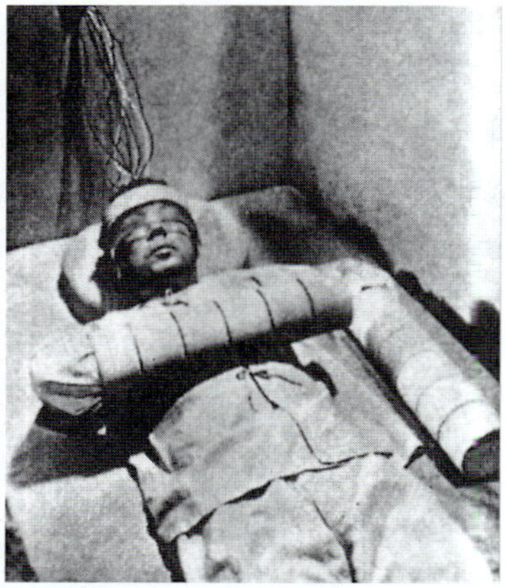

그림 5-2 감각박탈 실험의 예

감각박탈 실험이 우리에게 주는 시사점은 우리는 일정한 수준의 외부 자극을 필요로 하고 이것이 결핍되면 부정적인 심리 상태를 드러내게 된다는 것이다. 즉, 우리 생활에서 스트레스가 너무 없어도 그것으로 인해 스트레스를 경험한다는 것이다. 이는 아주 오래전부터 중죄인을 독방에 감금하고 외부 자극을 철저하게 차단하는 형벌제도가 존재해 왔다는 사실들이 이것을 증명하는 것이다. 우리에게는 적절한 양의 스트레스를 경험하고 있을 때 효율적인 행동을 하게 되는 최적의 상태라고 할 수 있다. 그림 5-3 에서 보는 바와 같이 적절한 스트레스 상황에서의 기능은 최상이지만, 과도한 스트레스와 스트레스가 없는 상황은 기능을 더욱 떨어뜨리게 한다. 그러므로 우리에게는 적절한 양의 스트레스가 필요하다.

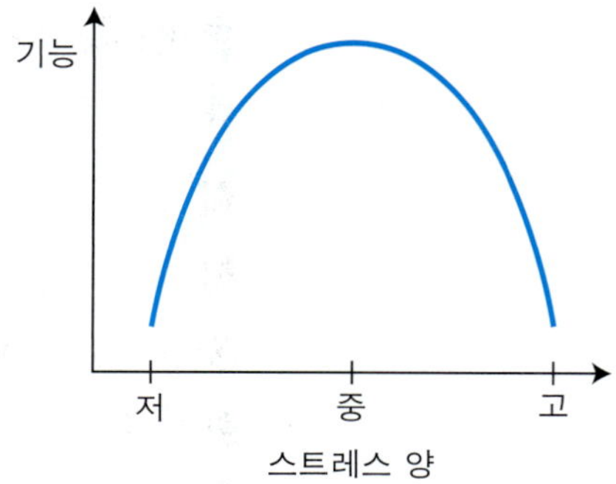

그림 5-3 스트레스 양과 기능과의 관계

3. 스트레스 반응

스트레스에 대한 정의에서 개개인이 스트레스 상황 아래서 다양한 반응을 일으킬 수 있다는 것을 알 수 있었다. 우리는 스트레스를 경험하게 될 때, 심리적 · 신체적 · 정서적 · 행동적 증상이 수반됨을 경험한다. 즉, 스트레스는 우리에게 내적 혹은 외적으로 어떤 영향을 미치게 된다. 스트레스가 자신에게 어떤 증상을 주는지를 파악하는 것은 중요하다. 왜냐하면 스트레스는 우리들이 인식하지 못하는 사이에 영향을 줄 수도 있기 때문이다. 따라서 스트레스의 반응을 잘 알고 있으면, 현재 자신이 스트레스를 경험하고 있는지 아닌지를 파악할 수 있게 되고, 이에 잘 대응할 수 있게 된다. 스트레스를 경험할 때 일반적으로 느끼게 되는 증상은 크게 Selye의 일반적응 증후군, 신체적 반응, 심리적 반응으로 구분할 수 있다. 각각에 대해 구체적으로 살펴보면 다음과 같다.

1) 일반적응 증후군

Seyle는 여러 가지 유해한 스트레스원에 대한 동물의 반응을 폭넓게 연구하였다. 이때 그가 가정한 스트레스원은 극도의 더위, 추위, 전기쇼크, 외과적 외상, 출혈, 움직일 수 없는 것 등이 포함된다. 이와 같은 스트레스원은 각각 특유의 반응을 보이는 것으로 나타났지만 중요한 것은 대부분의 스트레스원에 대해 광범위한 변화의 증후군이 반복해서 나타난다는 사실이다. Seyle는 여러 가지 스트레스원에 대한 일정한 신체적 반응을 '스트레스 상태'라고 불렀다.

스트레스 반응에 따른 생리적 변화는 시상하부라는 뇌의 신경중추에 의해 일어난다. 스트레스원이 시상하부를 흥분시키면 복잡한 신경적, 생화학적 반응이 연쇄적으로 일어나 온몸의 기능을 변화시킨다. 시상하부는 신체를 스트레스에 대항시키는 자율신경계를 직접 활성화시킨다. 또한 시상하부는 뇌하수체도 자극한다. 그러면 뇌하수체는 '항부신피질 호르몬(ACTH)'을 혈관에 방출한다. ACTH의 자극으로 부신은 아드레날린 등 몸의 활동을 촉진시키는 생화학물질을 분비한다. 이 '시상하부, 하수체. 부신피질계'가 스트레스원의 자극을 받아 체내를 변화시켜, 동물이나 인간은 "싸울 것인가, 아니면 도피할 것인가"의 반응 준비를 하게 된다.

Seyle는 위와 같이 스트레스를 받아 발생하는 모든 신체적 반응을 '일반적응 증후군(General Adaptation Syndrome: GAS)'으로 명명하였다. Seyle는 일반적응 증후군을 3단계, 즉 경고기, 저항기, 소모기로 구분하고 있다.

(1) 경고기(alarm reaction)

스트레스가 많은 상황에 갑자기 직면했을 때 일어나는 반응으로 시험을 앞둔 수험생의 경우, 이러한 경고반응을 경험한다.

경고기에는 적응 호르몬이 자극을 받아서 생화학적 작용이 일어나며, 이러한 생화학적 작용은 부신피질과 임파절을 증대시키고 호르몬 수준을 증가시킨다. 그러므로 이 단계에 처한 사람들은 수면장애, 심계항진, 복통, 설사 등을 나타낼 수 있고 작은 자극에도 예민해지고 신체적, 심리적 통합을 유지하지 못하는 반응을 나타나게 된다.

(2) 저항기(stage of resistance)

경고기에서 가해진 스트레스가 계속 가해지면 '경고반응'에 이어 '저항기'가 온다. 항상성에 의해 스트레스에 적응함에 따라 '경고반응'의 증상은 감소된다. 그러나 이 '저항'은 생명유지에 필요한 다른 작용에 사용되어야 할 에너지도 써버리게 된다.

저항기에는 호르몬 수준, 부신피질과 임파절의 생물학적 변화가 역전되어 부신피질의 크기와 활동이 줄어든다.

(3) 소모기(stage of exhaustion)

스트레스가 사라지지 않고 계속 작용을 하면 제3단계인 소모기가 오게 되는데, 여기서 다시 '경고반응'의 증상이 나타날 수 있다. 그러나 스트레스에 대항하던 힘을

글상자 5-2

❖ 학습된 무기력(learned helplessness)

학습된 무기력은 Seligman(1975)과 동료 연구자들이 동물을 대상으로 회피학습을 통하여 공포의 조건형성을 연구하던 중 발견한 현상으로 Seligman은 24마리의 개를 세 집단으로 나누어 상자에 넣고 전기충격을 주었다.

- 제1집단의 개에게는 코로 조작기를 누르면 전기충격을 스스로 멈출 수 있는 환경을 제공하였다.
- 제2집단은 코로 조작기를 눌러도 전기충격을 피할 수 없고, 몸이 묶여 있어 어떠한 대처도 할 수 없는 환경을 제공하였다.
- 제3집단은 비교 집단으로 상자 안에 있었으나 전기충격을 주지 않았다.

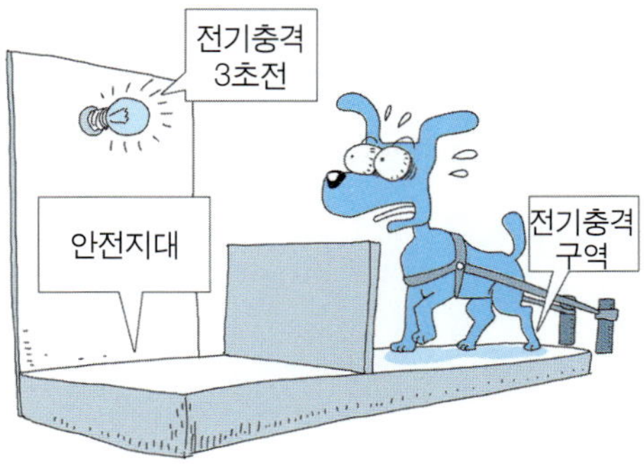

24시간 후에 이들 세 집단 모두를 다른 상자에 옮겨 놓고 전기충격을 주었다. 세 집단 모두 상자 중앙에 있는 담을 넘으면 전기충격을 피할 수 있게 되어 있었지만 제1집단과 제3집단은 중앙의 담을 넘어 전기충격을 피했고 제2집단은 전기충격이 주어지자 피하려 하지 않고 구석에 웅크리고 앉아 전기충격을 받아들이고 있었다.

결국 Seligman과 그의 동료들은 무기력한 상태에 빠진 개들의 목줄을 잡아당기는 식으로, 피할 수 있는 길이 있다는 것을 보여 줌으로써 개들을 재학습시켰다. 무기력에서 벗어날 수 있도록 하기 위해 어떤 개들의 경우에는 목줄을 50번 이상 당겨야 했다. 그는 협오 자극으로 회피 불가능한 전기 충격을 경험한 개들은 회피 가능한 전기충격이 주어진 경우에도 회피 반응을 하지 못하는 사실을 보고 이를 학습된 무기력이라고 명명하였다.

Seligman은 학습된 무기력은 인간행동에서 어떤 형태의 우울증 발달의 원인이 된다고 제안하였다. 학습된 무기력에 빠진 개와 환자는 행동을 시작하는 데 실패하고, 체중이 감소하고, 타인 또는 다른 동물에 거의 관심이 없다. 이것은 인간이나 동물이 학습된 무기력에 대한 반응이 유사하다는 점을 시사한다. 우울증 환자는 무기력에 빠진 개처럼 자신의 행동이 소용없다고 생각하고, 자신이 무기력하였던 상황에서 병적으로 우울 상태에 빠진다. 이런 경우의 환자는 배우자의 사별, 사업실패, 혹은 심한 질병에 직면했을 때 무기력하게 된다.

모두 써버린 후에도 스트레스가 계속되면 죽음에 이르게 된다. 이때 학습된 무기력(learned helplessness)이 나타날 수 있고, 또한 자포자기를 하게 된다.

요약하면 경고기는 신체적 위협에 대항할 수 있도록 생리적인 변화를 나타내는 시기로 정서적 흥분, 긴장과 같은 변화를 가져오고, 저항기는 지속되는 스트레스로 인해 정상 수준 이상의 반응을 나타내는 시기이며, 소모기는 신체적 방어능력이 떨어져 그 결과로 퇴화하거나 병들게 되는 단계를 말한다. 이와 같이 계속되는 스트레스는 생리적으로 각종 질병, 특히 심인성 신체질환을 일으키며, 이는 스트레스와 질병과의 밀접한 관계를 말해준다.

2) 신체적 반응

스트레스 반응으로 나타나는 신체적 질병은 궤양, 편두통, 천식, 습진, 고혈압 등이 있다. 즉, 이들 질병은 부분적으로 스트레스가 병의 원인으로 여겨지는 것들이다.

(1) 고혈압

스트레스와 관련된 질병 중의 하나가 고혈압이다. 고혈압은 혈관의 압력이 높은 것으로 수축기 혈압이 140mmHg 이상 혹은 확장기 혈압이 90mmHg 이상일 경우 고혈압으로 진단된다. 고혈압 환자의 90% 정도가 본태성 고혈압이며, 이는 원인이 되는 질환을 알 수 없는 고혈압으로 1차성 고혈압이라고도 한다. 심장박동의 가속은 종종 스트레스 상황에서 경험을 하게 되고, 고혈압과 상당히 많은 관련이 있다. 스트레스 상황에서는 동맥벽의 수축이 일어나고, 좁아진 동맥벽 때문에 심장은 혈액을 내보기가 더욱 어려워져 고혈압을 경험하게 된다.

(2) 궤양

스트레스는 소화기 계통에도 영향을 미치는데, 특히 위궤양과 십이지장궤양에 영향을 미친다. 이 질병은 과도한 염화수소산의 분비와 관련되어 있다. 사소한 자극에도 쉽게 많은 양의 위산이 분비되는 신체적 구조를 가지고 있는 사람이 오랜 시간 동안 스트레스 상황을 경험할 경우, 궤양이 걸릴 확률이 더욱 높아지게 된다.

(3) 면역체계

면역체계는 박테리아, 바이러스, 알레르기, 암세포 등에 맞서 싸우기 위해 항체를 만들어 내는 것이다. 많은 연구들에서 스트레스가 면역체계의 기능에 손상을 줌으로써 질병에 취약하도록 한다는 증거들이 나타나고 있다. 그러나 모든 스트레스원은 면역체계 기능의 손상만을 가져오는 것은 아니다. 반대로 면역체계의 증가를 가져오는 것도 있다. 구체적으로 흉선 위축을 일으키는 스트레스의 경우는 뇌하수체, 부신피질계를 통해 코티졸을 증가시켜 면역 기능이 저하된다. 그러나 흉선의 위축을 일으키지 않는 스트레스는 시상하부에서 교감신경이 작용하고 부신수질이 자극되어 아드레날린의 방출이 생겨 면역능력이 증가된다는 것이다. 즉, 스트레스의 종류가 달라짐에 따라서 시상하부에서 자율신경계에 영향을 미치기도 하고, 뇌하수체에 영향을 미치기도 한다. 그리고 이러한 방향에 따라 면역반응도 달라지게 된다.

3) 심리적 반응

(1) 불안

스트레스에 대한 가장 흔한 반응 중의 하나가 불안이다. 불안은 근심, 염려, 긴장 및 두려움과 같은 용어로 기술되는 불쾌한 정서이다. 스트레스 상황에서 경험되는 불안의 증상으로는 이전의 활동에 전혀 관심을 보이지 않고, 대인관계를 회피하거나 세상일에 무관심해지는 것이다. 또한 기억과 꿈에 외상이 반복적으로 나타나고, 수면장애, 주의집중의 곤란 및 과잉경계 등이 나타나는 것을 예로 들 수 있다. 심한 고통을 유발하는 사건을 경험한 사람들은 외상후 스트레스 장애(posttraumatic stress disorder: PTSD)의 심각한 불안 증상을 보이기도 한다.

글상자 5-3

❖ 외상후 스트레스 장애(posttraumatic stress disorder)

외상후 스트레스 장애는 베트남전에 참가하였던 군인에게서 발견되었기 때문에, 치열한 전투를 경험한 군인들에게 나타나는 장애로 알려져 왔다. 그러나 이 장애는 화재, 자동차사고, 강간, 비행기 추락사고와 같은 심한 스트레스를 경험하는 경우에도 나타난다. 외상후 스트레스 장애는 심한 스트레스를 경험한 뒤 바로 나타날 수도 있고, 몇 주, 몇 년 뒤에 나타날 수도 있다. 처음에는 멍한 상태를 경험하게 되는데, 이때 다른 사람과 동떨어져 있음을 느끼고, 사회적으로 무반응을 보이기도 한다. 그런 다음 반복해서 악몽에 시달리고 정신적 충격을 주었던 사건들이 되살아난다. 이런 기억들은 너무 생생하기 때문에 이 순간 자신이 그 상황에 다시 처해 있는 것으로 믿는다

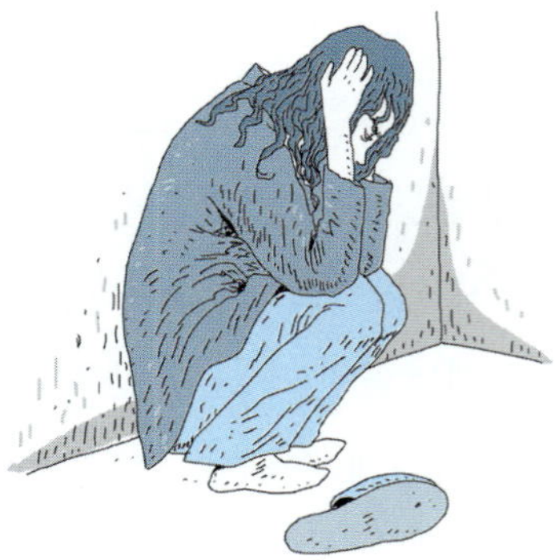

(2) 분노와 공격성

스트레스에 대한 공통적인 반응 중의 하나는 분노인데, 이것은 공격성을 유발하기도 한다. 동물실험에서 보면 전기충격이나 기대되는 음식이 제공되지 않을 때, 이에 대한 반응으로 매우 공격적인 행동을 보인다는 결과가 나타났다. 즉, 한 쌍의 동물을 피할 수 없는 우리 속에 가두고 전기충격을 가하게 되면, 이들은 전기충격이 가해지는 순간부터 싸우기 시작해서 충격이 멈추면 싸움도 중지하게 된다.

(3) 무력감

계속된 스트레스를 경험하게 되는 사람은 무기력해진다. 영화에서 보면, 포로수용소에 수용된 포로들이나, 노예들의 표정에서 무력감을 느낄 수 있다. 이와 마찬가지로 우리는 스트레스 상황에서 성공적으로 대처하는 방법을 학습하지 못해, 어떤 일을 하든지 아무런 변화가 없음을 계속하여 경험하게 될 때 무력감을 느끼게 된다. 우리 주위에서도 보면, 자신이 처한 현실 여건을 극복하기 위해 매우 다양한 노력을 했음에도 불구하고 변화가 없다면, 그 노력이 쓸모 없는 것으로 인식하게 되어 운명으로 돌리며 자포자기하거나, 무력하고, 무감동적 행동과 표정을 나타내게 된다.

(4) 우울감

사람은 누구나 스트레스를 경험하게 되면 정서적으로 우울해지거나 열등감 혹은 후회감 등을 경험하게 된다. 우울증을 유발하는 대부분의 스트레스 상황은 애정 대상의 상실과 관련되며, 그것은 대인관계의 파괴나 신체적 고립, 혹은 사별 등을 의미한다. 즉, 자신이 사랑하는 사람이 정을 주지 않거나, 말을 하지 않거나, 멀리 떠나게 되면 누구나 스트레스를 받고 우울해질 것이다. 그러나 병적인 우울증은 사랑의 대상을 잃고 난 후 그 대상에 대하여 억압되었던 적개심을 나타내기도 하며, 정서적 불안정, 죄책감, 자기경멸이 생기며, 비사회적인 행동을 나타내기도 하며, 사회적 책임을 거부하기도 하며, 때에 따라 상태가 지속되어 자살을 시도하기도 한다.

지금까지 우리는 스트레스를 경험할 때 느끼는 다양한 반응들에 대해서 살펴보았다. 개인마다 스트레스에 대한 반응은 다르므로 자신의 스트레스 반응에 대해 잘 관찰하는 것은 매우 중요하다. 왜냐하면 자신의 스트레스 반응을 알아야만 자신이 스트레스 상황에 놓여 있다는 것을 인식하게 되고, 그에 대해 적절하게 대응할 수 있기 때문이다.

4. 스트레스의 측정

우리는 수없이 많은 다양한 이유로 스트레스를 경험하게 된다. 스트레스를 보다 체계적으로 이해하기 위해서는 우리가 경험하는 스트레스를 어떻게 측정하는지를 알아볼 필요가 있다. 스트레스 측정방법은 크게 사회적 재적응 평정척도(SRRS)와 일상생활의 골칫거리에 의한 방법으로 나눌 수 있다.

1) 사회적 재적응 평정척도(SRRS)

거의 모든 스트레스는 신체적, 심리적 변화를 수반한다. 그러나 대부분의 사람들은 자신들의 생활이 질서 있고, 예언 가능하기를 바란다. 그러므로 우리는 생활에서 변화와 단절을 유발하는 어떠한 사건도 좋든 나쁘든 간에 스트레스를 주는 것으로 경험할 수 있다. 즉, 다양한 상황에서의 스트레스는 상황이 요구하는 변화의 양에 의해 결정될 수 있다. Holmes와 Rahe(1967)는 어떤 사람이 특정 기간 동안 어느 정도의 스트레스를 경험하는가를 측정하기 위해 사회적 재적응 평정척도(Social Readjustment Rating Scale: SRRS)를 고안하였다. 일상의 사건들이 더 좋거나 더 나쁘거나 간에 개인의 생활양식에 변화를 일으키고, 그로 말미암아 적응을 필요로 하기 때문에, Holmes와 Rahe(1967)는 스트레스를 주는 것으로 생각되는 수십 개의 사건들의 목록을 수집하였다.

각 사건마다 그것이 요구하는 변화의 양에 따라 특정한 값이 주어진다 표 5-3. 이 목록에서 가장 많은 스트레스를 유발하는 사건은 배우자의 죽음이고(100점), 가장 적은 스트레스를 유발하는 사건은 사소한 법의 위반(11점)이다. 주목할 것은 다음의 사건들이 주는 스트레스는 그 사건들이 바람직하든 바람직하지 않든 별로 관계가 없다는 것이다.

표 5-3 사회적 재적응 평정척도

생활사건	점수	생활사건	점수
배우자의 죽음	100	자녀가 집을 떠남	29
이혼	73	친척과의 불화	29
별거	65	괄목할 만한 개인적 성취	28
교도소 수감	63	아내가 직장에 나가거나 그만둠	26
가까운 가족구성원의 죽음	63	입학이나 졸업	26
개인적 부상이나 질병	53	생활조건의 변화	25
결혼	50	자신의 습관 교정	24
직장에서의 해고	47	상사와의 불화	23
별거 후의 재결합	45	작업시간이나 작업조건의 변화	22
은퇴	45	이사	20
가족성원의 건강상 변화	44	전학	20
임신	40	여가활동의 변화	19
성문제의 곤란	39	교회활동의 변화	19
새로운 가족이 생김	39	사회적 활동의 변화	18
사업상의 재적응	39	다소의 부채	17
재정 상태의 변화	38	수면습관의 변화	16
친한 친구의 죽음	37	동거 가족 수의 변화	15
직장 부서의 변화	36	섭식습관의 변화	15
배우자와의 언쟁 횟수의 변화	35	휴가	13
부채가 많음	31	크리스마스	12
저당물이나 채권의 권리상실	30	사소한 법률 위반	11
직장에서의 책임 변화	29		

SRRS척도를 사용하여 사람들이 경험한 스트레스의 양을 측정하려면, 지난 1년 동안 경험한 사건들을 확인해서 각 사건에 할당된 점수들을 합하면 된다. 일반적으로 총점이 150점 이하면 정상으로 간주되고, 150~199점은 경미한 스트레스에 해당되고, 200~299점은 중간 정도의 위기를 의미하며, 300점 이상은 중대한 인생의 위기를 의미한다.

2) 일상생활의 골칫거리

Lazarus가 생각하는 스트레스의 핵심은 "골칫거리"라는 개념이다. 그는 이것을 사소하게 성가신 것, 초조감, 좌절 등으로 정의하고 있다. Lazarus는 교통이 혼잡하여 차가 움직이지 못하는 것, 열쇠를 잘못 두는 것, 사소한 일에 시비를 따지는 것 등과 같은 생활상의 작은 문제들이 사회적 재적응 평정척도(SRRS)상에 있는 주요한 생활 사건들만큼이나 스트레스를 줄 수 있다고 주장한다. 이는 Lazarus가 큰 사건들을 구시한다는 것을 의미하는 것이 아니다. 오히려 그는 큰 사건들은 스트레스를 직접적으로 유발하는 것이 아니라 스트레스를 유발하는 작은 골칫거리들에 의해 촉발되기 때문에 그만큼 큰 스트레스가 될 수 있다고 본다. 예로 이혼은 남자로 하여금 그동안 하지 않았던 음식 만들기, 세탁하기, 집안 청소하기 등과 같은 일들을 하게 만들며, 여자에게는 처음으로 가정 재정에 책임을 지거나 혹은 수도를 수리하도록 만들기 때문에 이혼을 더 큰 스트레스로 느끼게 된다고 본다. Lazarus는 일상생활의 골칫거리를 다음과 같이 구분하고 있다.

- **가사일** 여기에는 식사를 준비하는 것, 집안을 청소하는 것, 빨래를 하는 것과 같은 집안을 가꾸는 것이 포함된다.
- **건강문제** 가족의 병이나 약의 복용 등에서 비롯되는 불편함 등이다.
- **시간의 압박** 가사일로 시간 압박을 받는다든가, 할 일은 많고 시간이 부족한 경우이다.

- **내적 생의 문제** 고독이나 일상생활의 무의미성 또는 사회적 교제의 부담 등이다.
- **환경문제** 소음이나 공기가 탁한 것, 먼지가 많이 나는 것, 이웃에 도둑 드는 것 등이다.
- **경제문제** 사소한 빚이나 월급날 전에 돈이 떨어지는 것 등이다.
- **일에서 생기는 문제** 일에서 만족을 못 얻거나 상급자 또는 부하직원 간의 마찰이나 일의 능률이 안 오르는 경우 등이다.
- **미래에 대한 걱정** 직장의 안정성이 없다거나 장래 보장이 안되는 것, 주부들의 경우 남편이 늦게 귀가하는 것, 자식들이 공부를 제대로 못하는 것, 하루가 단조롭고 지루한 것 등이다.

5. 성격유형과 스트레스

성격이란 시간과 상황에 걸쳐서 지속되는 개인의 독특한 사고, 감정 및 행동양식으로 정의된다. 개인의 성격에 따라서도 스트레스의 영향 정도는 달라지게 된다. 스트레스와 관련된 성격특성은 강인성(hardiness), 낙관성(optimism), 감각추구성향(sensory seeking), 자율반응(autonomic response), A-유형행동(type A behavior) 등이 있다(이민규, 2001). 그 중 A유형과 B유형의 성격이 스트레스와 어떻게 관련되어 있는지를 살펴보면 다음과 같다.

1) 자신의 성격유형 파악하기

먼저 표 5-4 의 성격유형 파악지를 통해 자신의 성격이 A유형인지, B유형인지를 파악해 보자.

표 5-4 에서 "예"라고 대답한 응답의 수가 "아니오"라고 대답한 응답의 수보다 많으면 당신의 성격은 A유형이고, 반대로 "아니오"가 많다면 B유형 성격이라고 할 수 있다.

표 5-4 성격유형 파악지

다음의 항목을 읽고 자신에게 해당되는 진술이면 "예", 그렇지 않으면 "아니오"에 체크하시오.

번호	항목	응답
1.	나는 가끔 두 가지 일을 하려고 시도한다.	예____ 아니오____
2.	나는 다른 사람에 비해 밥을 빨리 먹는 편이다.	예____ 아니오____
3.	나는 일을 하고 있을 때 다른 사람의 방해를 받으면 몹시 불쾌하다.	예____ 아니오____
4.	나는 사소한 일로 다른 사람에게 짜증을 내기도 한다 .	예____ 아니오____
5.	나는 다른 사람에 비해 말을 빨리 하는 편이다.	예____ 아니오____
6.	나는 다른 사람이 일(공부)을 잘하면 몹시 긴장된다.	예____ 아니오____
7.	나는 야망이 있고 모든 일에 정력적이다.	예____ 아니오____
8.	나는 어떤 일을 다하지 못하면 심장박동이 빨라지고 몹시 긴장하는 편이다.	예____ 아니오____
9.	나는 일을 서두르는 경향이 있다.	예____ 아니오____
10.	나는 줄을 서서 기다리는 것을 싫어한다.	예____ 아니오____
11.	나는 앞 차가 우물쭈물 거리면 짜증이 난다.	예____ 아니오____
12.	나는 게임을 하면 양보하지 않는다.	예____ 아니오____
13.	나는 일이 항상 효과적으로 처리되기를 바란다.	예____ 아니오____
14.	나는 일의 질보다는 양을 중시하는 편이다.	예____ 아니오____
15.	나는 약속 시간에 빨리 도착해서 상대방을 기다리는 편이다.	예____ 아니오____
16.	나는 일을 하지 않고 놀고 있으면 죄의식을 느낀다.	예____ 아니오____
17.	나는 하루가 너무 짧아 불만일 경우가 종종 있다.	예____ 아니오____
18.	나는 다른 사람보다 어떤 일이든지 더 잘 해야 한다고 생각한다.	예____ 아니오____
19.	나는 사회적 경제적으로 성공하는 것만이 최선이라고 생각한다.	예____ 아니오____
20.	나는 두 가지 일을 한꺼번에 처리하기 위해 고민한다.	예____ 아니오____

"예"응답의 개수__________ "아니오" 응답의 개수__________

2) A유형과 B유형의 성격

A유형과 B유형 성격은 미국의 심장병 전문의 Friedman과 Rosenman(1959)에 의해 처음으로 명명된 성격유형이다. Friedman과 Rosenman(1959)는 A유형의 남자들이 B유형의 남자들에 비해 10년 이내에 심장질환에 걸릴 확률이 3배나 높다는 것을 발견하였고, 그 이유로 Glass(1977)는 A유형의 사람들은 환경에 대한 그들의 통제를 위협하는 해로운 스트레스에 민감하므로 반응성이 심장질환에 걸릴 가능성을 증가시킨다고 주장한다. 또한 A유형의 성격을 가진 관리자들에게서 대인관계 갈등이 더 많이 나타난다. 그리고 A유형의 운전사들이 B유형의 운전사보다 사고율이 더 높다는 것을 발견하고 이러한 성격유형이 교통사고와도 관련이 있다는 것이 밝혀졌다. A유형의 성격특징은 다음과 같다. B유형은 아래에서 제시된 A유형의 성격과는 반대되는 성향을 가진다.

- **시간개념이 강하다.**

제 시간에 일을 마쳐야 하고, 단기간에 많은 일을 해야 하기 때문에 늘 초조하고 바쁘다. 이들은 시계 없이 하루를 보낸다는 것을 상상할 수 없다. 시간에 대해 융통성이 없으며, 시간 낭비를 증오한다.

- **참을성이 없고 공격적이다.**

말을 빨리 하고 대화 중에 핵심 단어를 지나치게 강조하거나 감정이 폭발하면 욕설을 퍼붓기도 한다. 다른 사람이 하고 있는 일이 자기의 마음에 들지 않으면 참지 못하고 직접 나서서 스스로 일을 한다.

- **경쟁적이며 승부욕이 강하다.**

어떤 상황이든지 무조건 이기려고 한다. 친선 게임이나 경쟁적 속성을 지니지 않은 놀이에서도 경쟁적으로 경기를 이끌어 간다. 자신이나 타인의 성패 정도를 양적으로 평가하기를 좋아한다.

- **성취지향적이고 정력적이다.**

자신을 극한 상황까지 몰아붙이며, 동시에 여러 개의 과제를 동시에 수행하고 자신의 일정을 지나치게 많이 잡는다. 또한 한 과제를 수행하고 나면 휴식시간 없이 곧이어 다른 과제를 수행한다. 이들은 야망 수준이 높고 투쟁적으로 일을 한다. 이들은 일을 하지 않고 가만히 있으면 죄책감과 불안감이 들기 때문에 밤 늦게까지 일을 하거나 토요일, 일요일에도 일을 한다.

- **심미안과 감정이 결여되어 있다.**

그림이나 음악, 시 등 예술과 세상의 아름다움에 대한 진정한 관심이 부족하다. 대화도 개인적인 감정을 표현하거나 다른 사람의 감정에 공감하는 내용보다는 시간, 일, 성취 등에 집중되어 있다.

3) A유형의 성격과 스트레스

A유형 성격의 소유자들이 스트레스를 받으면 스트레스와 관련하여 호르몬의 분비, 혈압의 상승 및 심장박동의 증가 등 교감신경계가 민감하게 흥분된다. 하지만 A유형 성격의 사람들은 스트레스로 인한 질병으로 고통받을 가능성이 더 높음에도 불구하고 스스로는 스트레스를 별로 느끼지 못한다. 자신은 불안감을 표현할 기회가 없으며, 감기와 같은 사소한 병에도 시간이 없기 때문에 걸리지 않는다고 본다. 또한 놀라운 것은 이들이 노력을 기울이고 경쟁적 성격임에도 불구하고 회사의 최고 경영층이 되는 경우는 거의 없다는 것이다.

이에 반해 B유형의 성격은 좌절을 쉽게 하지 않고, 좌절하더라도 느긋한 태도를 보인다. 또한 온화한 표정, 침착하고 조용한 사려 깊은 태도, 가벼운 악수, 적당한 걸음 속도, 부드럽고 나직한 목소리가 그들의 일반적인 특징이며, B유형의 성격은 융통성이 있고 현실적이기 때문에 스트레스를 덜 받는 경향이 있다.

6. 발달에 따른 스트레스

인간의 발달은 수정(fertilization)의 순간부터 죽음에 이르기까지 전 생애를 통해 나타나는 모든 변화의 양상과 그 과정을 의미한다. 이전의 인간발달에 대한 연구는 주로 아동기와 청소년기에 집중되어 있었다. 그러나 최근에는 성인기와 노년기를 포함하여 전 생애를 다룬다. 이처럼 인간이 태어나서 죽음을 맞이할 때까지 발달단계에 따라 경험하는 스트레스도 다르다. 우리는 일반적으로 스트레스라고 하면 입시나 공부에 심리적 부담감을 가지고 있는 청소년기 이상의 연령층에서나 나타나는 것으로 생각하기 쉽다. 그러나 인간은 모든 발달단계에서 스트레스를 경험하게 된다는 사실을 기억해야 한다. 유아기부터 노년기까지 각 발단단계에서 경험하는 스트레스를 살펴보면 다음과 같다.

1) 유아기 스트레스

인간의 스트레스는 아이가 어머니 뱃속에 있을 때부터 시작된다. 출산 전의 스트레스가 산모와 태아에게 모두 부정적인 영향을 주어 장애아가 태어나기도 한다. 출생이라는 그 자체가 엄청난 충격이다. 그 이후 아이는 여러 가지의 스트레스를 경험하게 된다.

(1) 분리불안

아이는 태어나서 자신을 돌보는 사람과 애착(attachment)관계를 형성한다. 애착이란 출생 후 2년여 동안 자신을 돌보는 사람 사이의 밀접한 심리적 유대관계를 의미한다. 이때 아이는 자신을 돌보는 사람을 잃을까 하는 두려움을 가지게 된다. 이 불안을 분리불안이라고 한다. 분리불안을 느끼는 유아는 어머니와 분리되었을 때, 두려움과 저항, 그리고 불안감을 강하게 나타내고, 지적 호기심이나 탐색활동이 감소하고, 그 후의 유아의 인지발달에도 부정적인 영향을 미친다.

(2) 배변훈련

아이가 태어난 후 1년 정도가 지나면 배변훈련을 받는다. 물론 부모에 따라서 배변훈련 양상도 다르게 나타난다. Freud의 성격발달이론에 의하면 부모의 배변훈련이 엄격하면 아이가 자라 지나치게 청결하고, 정돈 등에 강박적인 성격이 되며, 반대로 배변훈련이 너무 자유로우면 낭비를 하거나 낭만적인 성격을 지닌다고 한다. 그러나 중요한 것은 아이가 부모의 배변훈련에 적응하기가 어렵다는 것이며, 이것으로 유아가 스트레스를 경험하게 된다는 것이다.

(3) 동일시

생후 4년 정도 지나면 아이는 최초로 자신의 성에 대해서 관심을 가지고, 더불어 어머니나 아버지에게 관심을 가지게 된다. Freud는 이 시기를 남근기(phallic stage)라고 명명하고 있다. 이 시기는 동일시(identification) 시기로서 남자아이는 아버지를 경쟁자로 생각하게 되고, 여자아이는 어머니를 경쟁자로 생각하게 된다. 전자를 오이디푸스 콤플렉스(Oedipus complex)라고 하고, 후자를 엘렉트라 콤플렉스(Electra complex)라고 한다. 동일시를 통해 아동은 초자아를 형성하게 되는 등 성격발달에 중요한 시기이지만 동시에 부모의 사랑과 수용이 좌절되는 경우에는 아동은 스트레스를 경험하게 된다.

2) 학령기 스트레스

학령기는 보통 만 6세에서 12세를 말한다. 이 시기를 다른 말로 잠재기(latency)라고도 한다. 잠재기는 남근기 때 현저하게 나타났던 아동의 성적인 관심이 누그러지고, 그 대신 성적 에너지를 지적 흥미로 돌리게 되는 시기이다. 이 시기의 아동의 관심은 가정을 벗어나 동성의 친구나 또래집단에서 안전감을 추구하려고 한다. 그리고 학업에 관심을 쏟고 동성의 친구들이나 교사, 그 밖의 직계가족 이외의 다른 사람들에게 깊은 인간적 관심을 갖기 시작하며 인생에 필요한 기술을 익히고 적응력을 기르게 된다. 이 시기에 아동들이 극복해야 할 과제는 긍정적인 또래관계 형성과 학교 성적이며, 이러한 과제들을 극복하지 못할 때 스트레스를 경험하게 된다.

(1) 정상적인 동성애 시기

남자는 남자아이들끼리, 여자는 여자아이들끼리 모여 놀기를 좋아한다. 가끔 어떤 아이가 이성에 대한 적극적인 공상을 즐긴다 해도 실제 학교생활에서는 이성을 무시한다. 이전까지는 아동의 사랑이 자기도취적이었으나 이 시기부터는 처음으로 자신을 벗어나 그 누군가의 필요성을 느끼고, 그의 사랑의 일부를 나눌 수 있는 동성의 친구를 찾는다. 이 시기를 정상적인 동성애 시기(normal homosexual period)라고 한다.

이 시기에 있어 교우관계의 실패는 아동의 정신건강을 해치며, 동성의 친구와 어울리지 못하게 되는 것에 스트레스를 경험하게 된다.

(2) 학교 성적

학교에서의 계속적인 성공이나 실패 경험은 아동의 정신건강에 중요하다. 학업성적이 저조한 아동은 학급집단에서 소외되고 성격발달에 있어서도 거부, 고립, 열등감 등 바람직하지 못한 영향을 받게 된다. 또한 학업성적의 저하로 인해 부적응적인 태도와 흥미 그리고 부정적 자아개념을 형성하게 된다. 이런 부작용은 성인시기까지도 영향을 미치게 된다. 이처럼 학령기 아동의 학업성적은 하나의 스트레스로 작용하게 된다.

3) 청소년기 스트레스

청소년기야말로 가장 변화가 심한 시기라고 할 수 있다. 아주 짧은 기간 동안에 일어나는 변화는 심리적으로 부담을 주게 되고, 그 결과 청소년들은 갈등과 저항감에 사로잡히게 된다. 아동에서 성인으로 넘어가는 과도기인 청소년기는 신경성 질병이나 각종 정신병이 시작되는 시기이기도 하다. 대부분의 우울증이나 신경증, 대인공포증을 포함한 정신장애가 대체로 이 시기에 시작된다.

청소년기의 성장에 가장 영향을 미치는 곳은 학교이다. 학교는 청소년 발달에 가장 중요한 시기인 아동기와 청소년기의 대부분을 보내는 장소이다. 따라서 여기서는 학교에서 경험하게 되는 스트레스를 중심으로 살펴보고자 한다.

(1) 학교 스트레스

우리나라의 중학교, 고등학교 학생들은 보통 아침 7시에서 저녁 10시까지 학교에서 정규수업과 보충수업, 야간자율학습을 하는 등 하루 14시간 이상을 학교에서 보내게 된다. 중 · 고등학교 학생들이 학교에서 느끼는 스트레스는 다음과 같다. 첫째, 학교생활에 보람을 느끼지 못하는 것이 스트레스 원인으로 작용하고 있다. 한 조사에 의하면 중학생 중 63.4%, 고등학생 중 73.1%가 학교 생활에서 보람을 느끼지 않는다고 보고하고 있다. 그 이유로는 공부하는 것 그 자체에 재미를 느끼지 못하고(24.4%), 학교에 취미나 특기활동 시설이 부족하며(21.5%), 마음에 맞는 친구가 없기 때문(16.7%)으로 나타났다. 둘째, 입시위주의 교육이 학생들의 정신건강을 위협하고 있다. 입시위주의 교육은 암기교육이 되며, 외우기식 공부만을 강요하게 되고, 또한 그런 공부와 성적에 의해서만 평가를 받게 된다. 이런 상황의 학교 교육은 학생들이 자신의 소질이나 능력을 개발해서 인정받을 수 있는 여건을 만들어 주지 못하고 있다. 따라서 많은 학생들이 공부에 대한 흥미를 잃게 된다. 이와 같은 강요는 정신건강에 부정적인 영향을 끼치는 요인으로 작용한다. 이들이 경험하는 증상으로는 두통, 신경과민, 우울증, 현기증, 타인비난, 좌절감, 피해사고, 불면증 등이 있으며,

그 외 싸우고 싶은 충동, 열등감 등의 증상을 호소한다. 특히 입시와 공부에 대한 지나친 압력은 정신장애의 원인이 될 뿐 아니라 자살의 원인이 되기도 한다. 셋째, 학교의 교육환경이 나쁘다. 우리의 학교 교육환경이 매우 비인간적이고 비교육적이다. 특히 학교의 물리적 환경 그 자체가 탈교육적이다. 학교시설의 노후화 그리고 학교 주변의 유해환경은 현 교육 실정을 알려주는 것이다.

(2) 시험 스트레스

남녀 노소에 관계없이 시험이라는 단어는 스트레스를 유발시킨다. 시험이라는 자체도 스트레스이지만 시험을 준비하는 과정 또한 스트레스이다. 고등학교 학생을 대상으로 학교 생활에서 불안을 유발하는 요인을 조사해 본 결과, 성적 · 시험 · 진학이 스트레스를 주는 것으로 나타났다.

학생들이 시험에 대해 불안을 느끼게 되는 요소로는 인지적 요소와 신체적 요소에 의해서이다. 인지적 요소란 타인과의 비교, 결과에 대한 예측 및 걱정 등으로 인해 발생하는 것이고, 신체적 요소는 땀이 난다든지, 가슴이 두근거린다든지 하는 것을 말한다. 시험불안은 효과적인 과제 수행과 양립될 수 없다. 즉, 시험불안이 높은 학생은 시험불안이 낮은 학생들에 비해 자기 실력을 발휘할 수 없다. 그 이유로는 시험문제를 풀기 위해서는 많은 주의력이 필요한데, 시험불안이 높은 학생들은 주의를 과제와 자신의 내적인 단서로 분리시키면서 동시에 적절하게 문제를 해결하기가 어렵기 때문이다. 또한 시험불안이 높은 학생들은 시험불안이 낮은 학생들에 비해 더 자기집착적이고 과제 수행에 필요한 가용 단서를 적게 사용하며, 자율신경계의 반응보다 인지적 요소가 수행의 장애가 되기 때문이다.

4) 어머니 스트레스

(1) 여성 스트레스

여성으로서 경험하게 되는 스트레스는 광범위하다. 다시 말해 우리나라와 같이 가부장적 사회에서는 여자라는 성(性)을 가지고 태어났다는 이유만으로 많은 스트레스를 경험하게 된다. 예로 미혼 여성이 겪게 되는 스트레스, 주부 스트레스, 며느리로서의 스트레스, 맞벌이 주부로서의 스트레스 등 다양하다. 이런 스트레스들은 다양한 질병을 유발하는 원인이 된다. 즉, 일반적인 질병(두통, 생리통, 머리카락이 빠짐, 불면증 등)과 순환기계 질환, 신경계 질환, 부인과계 질환, 비뇨생식기계 질환, 소화기계 질환, 피부과계 질환, 내분비대사계 질환, 근 · 골격계 질환 등이다.

(2) 어머니 스트레스

아이를 임신하는 순간부터 엄마들은 긴장하기 시작한다. 한 아이를 임신했다는 사실은 큰 행복이 될 수 있으나 미래에 엄마로서의 역할에 대해 고민을 하기도 한다. 그러므로 어머니로서 경험할 수 있는 스트레스는 자녀를 임신하는 순간부터 자녀가 자신의 가정을 이룬 후까지 계속된다. 자녀는 연령이 증가하면서 신체적 · 정신적인 변화를 거듭하면서 발달한다. 어머니 역시 개인적으로 많은 변화를 겪으면서 나이를 먹게 된다. 어머니들이 크게 스트레스를 받게 되는 상황으로는 첫째는 자녀의 발달에 따른 특수한 자녀 행동이나 자녀 문제가 발생했을 때이다. 둘째는 어머니 스스로 자신의 역할에 대해 느끼고 있는 감정이나 생각이 스트레스가 될 수 있다. 셋째는 어머니 자신의 개인적인 질병이나 정서적인 문제 또는 남편 등 도움을 줄 수 있는 사람들의 지원 부족, 그리고 특별한 생활사건의 발생(이혼, 배우자의 사망, 이사) 등이 스트레스와 관련될 때이다.

따라서 어머니로서 겪게 되는 스트레스를 줄이기 위해서는 첫째, 자녀의 발달에 대한 이해가 필요하다. 이것은 자녀 행동에 대한 올바른 판단과 자녀에 대한 이해를 가능하게 하므로, 아동의 발달단계에 대해 알아야 한다. 둘째, 사회적 지지망(social support network)을 가지는 것이다. 사회적 지지망이란 자신이 다른 사람들로부터 필요할 때 정서적으로든 물질적으로든 도움과 지지를 제공해 줄 수 있는 집단을 의미한다. 여기에는 배우자, 시부모, 친정부모, 형제자매, 이웃, 친구, 직장 동료 및 상사, 상담자, 교사 등이 포함된다. 이런 사회적 지지를 잘 활용할 수 있다면 스트레스를 줄일 수 있다. 셋째, 자신의 역할이나 행동에 대해 만족과 자부심을 갖는 것이다. 자부심을 가지면 스트레스를 줄일 수 있다. 끊임없이 변화하고자 노력하는 어머니의 자세야말로 만족감을 안겨 주는 현명한 생활의 태도이다.

5) 아버지 스트레스

자녀를 키우는 일은 어머니 혼자 할 수 있는 것이 아니며, 아버지의 역할도 매우 중요하다. 우리 사회는 전통적인 유교적 가치관과 현대의 가치관이 공존하는 중간적인 성격을 보인다고 할 수 있다. 지극히 전통적인 아버지의 상(像)과 현대적인 아버지 상(像)이 공존하는 우리 사회에서, 아버지들은 남다른 스트레스를 경험하고 있는데, 아버지가 경험하는 대표적인 스트레스로는 자녀문제로 인한 스트레스, 직장생활에 따른 스트레스, 가정에서 아버지로서의 권위가 서지 않는 것에 대한 스트레스, 개인적 소외감 및 고독으로 인한 스트레스, 자녀 양육으로 인해 오는 피로로 인한 스트레스 등이 있다. 즉, 아버지들은 부모로서 자녀의 학교성적, 품행, 행동문제 등으로 가장 많은 스트레스를 경험하고 있으며, 또한 직장인으로서 느끼는 스트레스가 사회생활뿐 아니라 가정생활에 연속되고 있다. 그리고 무엇보다 중요한 것은 가정에서 아버지로서 권위가 서지 않는 것에 대한 스트레스인데, 이것은 많은 아버지들이 전통적인 권위가 있는 아버지에 대한 동경을 나타내고 있다는 것이다. 이와는 반대로 현대의 아버지는 자녀 양육에 직접 참여함으로써 스트레스를 경험한다고 보고하고 있는데, 이는 많은 아버지들이 자녀의 양육활동에 참여하고 있다는 증거를 보여 주는 결과이다.

6) 직장인 스트레스

우리는 인생에 주어진 수많은 시간 중 1/3은 잠을 자는 것으로 소모한다. 나머지 2/3 중에서 대부분을 차지하고 있는 것이 노동시간이다. 20세에서 60세까지 직업을 가진다고 하더라도 우리는 40년간 일을 해야 한다. 예전에는 한 직장에 취업하면 평생직장이라는 말을 사용하였지만 현대는 평생직장이라는 용어를 사용하기가 어려운 실정이다. 즉, 경제적인 상황에 따라 조기퇴직이나 기업의 구조조정에서 오는 해직 또는 명예퇴직 등 평생직업의 개념이 깨지고 말았기 때문이다. 따라서 직업을 갖게 됨으로써 경험하게 되는 스트레스 사건은 다양하다.

직장인이 경험하는 스트레스를 일반적으로 직무스트레스라고 한다. 직무스트레스라는 용어는 제2차 세계대전 이후 급속한 산업의 발전으로 등장한 개념으로 산업현장에서 '소외(alienation)'라는 문제의 부정적인 현상이 나타났으며, 이러한 현상이 생산성 하락 등으로 연결되면서 이를 해결하기 위해 직무스트레스가 직무행동에 미치는 영향에 대한 연구가 시작되었다. 따라서 '조직스트레스(organizational stress)', '직무스트레스(job stress)'라는 용어가 등장하게 되었다(김점순, 2008).

미국 국립산업안전보건연구원(National Institute for Occupational Safety and Health: NIOSH, 1999)에서는 "직무스트레스란 업무 상 요구사항이나 근로자의 능력이나 자원, 요구와 일치하지 않을 때 생기는 유해한 신체, 정서적 반응"이라고 하였으며, 유럽위원회가 작성한 업무관련 스트레스 안내서에서는 "직무스트레스란 업무내용, 업무조직 및 작업환경에서 이롭지 못한 불건전한 측면에 대한 정서적, 인지적, 행동적 및 생리적 반응패턴"으로, 그것은 고도의 각성 및 걱정 그리고 때로는 극복이 되지 않는 느낌으로 특정 지을 수 있는 상태로 정의하고 있다. 그리고 Parker와 Decotiis(1983)는 "심리적, 신체적인 면에서 역기능적 결과를 유발하는 자극에 대한 감정적 반응"으로, Marshall(1976)은 "직무와 관련 있는 부정적인 환경요소"로 정의하고 있다. 이러한 개념들은 직무스트레스라는 용어에 직무과부화(job overload), 역할모호성(role ambiguity), 역할갈등(role conflict) 및 작업조건(job condition) 등의 요소를 포함하고 있는 개념이라고 할 수 있다.

조직 혹은 직장에서 직속 상사 및 부하 직원으로부터의 배려적인 행동은 상사와 부하 간에 동료애, 상호신뢰, 존경 및 친밀성을 느끼게 되지만 부하 혹은 상사로부터 자신이 존중받고 있다는 느낌을 받지 못한다면 직무압력을 보다 크게 느낄 뿐 아니라 상사가 자신에게 호의적인 방법으로 도와주거나 평가하지 않는다고 느낀다. 이때 부하는 자신에게 보이는 관심이 부족하다고 느끼게 되면서 직무스트레스를 경험하게 된다(탁계관, 2009). 따라서 직무스트레스(job stress)란 직무 자체 혹은 직무와 관련된 환경에서 경험하게 되는 불쾌함과 자아존중감(self-esteem)이나 안녕(well-being)에 대한 위협으로 느끼게 되는 긴장, 욕구좌절, 불안, 분노 및 우울 등과 같은 불쾌한 정서를 감소시키기 위한 심리적 방어기제에 개인이 지각하는 심리적 혹은 신체적 긴장 상태를 의미한다(도명애, 2009).

이러한 직무스트레스는 직장에서 업무를 수행하는 구성원들의 일관성 없는 업무수행 등으로 인한 역할갈등, 불명확한 책임에 대한 한계나 정보의 불명확성 등을 의미하는 역할 모호성, 직무상 필요한 기술, 직무특성, 차별의식, 승진, 보상 등의 여러 원인으로 일어나는 심리적인 갈등 등이 그 원인이 된다(김혜영, 2007). 직무스트레스는 주로 환경적 요인에 의해 주로 발생하지만 스트레스를 받는 개인이 욕구를 해결할 수 있는 요구, 자원, 지원 등이 불충분하고 직무 담당자와 직무 환경의 관계가 부적합 할수록 발생할 가능성이 크며 개인차와 과업의 불확실성, 지속성, 중요성 등에 따라 느끼는 스트레스의 정도는 다를 수 있다.

Beehr와 Newman(1978)는 직무스트레스에 대한 연구는 세 가지 관점으로 구분될 수 있다고 주장한다. 즉, 개인에 중점을 두는 개인 특성적 관점(personal characteristic perspective), 환경에 중점을 두는 환경 요소적 관점(environmental perspective), 그리고 개인-환경 상호작용적 관점(person-environment perspective)으로 연구되어 왔다는 것이다. 또한 Newell(1995)은 기존의 직무스트레스에 관한 연구 경향을 세 가지 범주로 나누고 있다. 첫째, 직무스트레스 원인에 관한 연구, 둘째, 직무스트레스로 인해 나타나는 결과(반응)에 관한 연구, 셋째, 직무스트레스를 줄이고 이에 대처하는 방법으로 구분하고 있다. 이것은 직무스트레스를 무엇으로 보느냐에 따라 다르게 개념화할 수 있다는 것을 의미한다. 즉, 직무스트레스는 환경의 자극으로 볼 수 있고, 환경에 대한 개인의 반응으로도 볼 수 있으며, 환경의 자극과 개인의 반응사이의 상호작용으로도 파악할 수 있다는 것이다 표 5-5 .

표 5-5 관점에 따른 직무스트레스

관점	내용
자극으로서 직무스트레스	직무스트레스를 개인으로 하여금 긴장(strain)에 빠지게 하는 힘으로 정의하여 물리학에서 압력-변형(deformation)을 초래하는 것과 같은 이치로 설명한다. 그러나 이 개념은 개인의 심리적 중간 과정을 무시하고 상황 특성으로만 직무스트레스를 규정하고 있다는 단점을 지닌다. 그리고 전혀 스트레스가 없는 상태를 이상적으로 보아 긍정적 스트레스(good stress)를 간과하고 있다는 비판과 스트레스의 개인적 차이를 고려하지 않는다는 한계를 갖고 있다.
반응으로서의 직무스트레스	외부적 자극이나 요구, 즉 환경적 요인에 의해 나타나는 개인의 생리적 · 심리적 반응으로 보는 것이다. 즉, 개인이 스트레스 상황에 놓여있다고 하는 것은 그 개인의 환경이 불편하여 환경으로부터 부정적인 영향을 받는다는 것이다. 환경자극에 대한 반응에만 초점을 두고 있어 조직현상을 이해하는데 어렵다는 지적이 있다.
자극-반응개념으로서의 직무스트레스	직무스트레스는 자극개념, 반응개념의 정의를 절충한 역동적 상호작용의 개념으로 보는 것이다. 이 개념은 직무스트레스를 환경적 자극요인과 개인의 특이한 반응 간의 상호작용의 결과라고 보는 입장이다.

이러한 관점에서 미국의 국립산업안전보건연구원(National Institute for Occupational Safety and Health: NIOSH)의 Murphy와 Schoenborn(1987)는 그림 5-4 와 같은 직무스트레스 모델을 개발하였다.

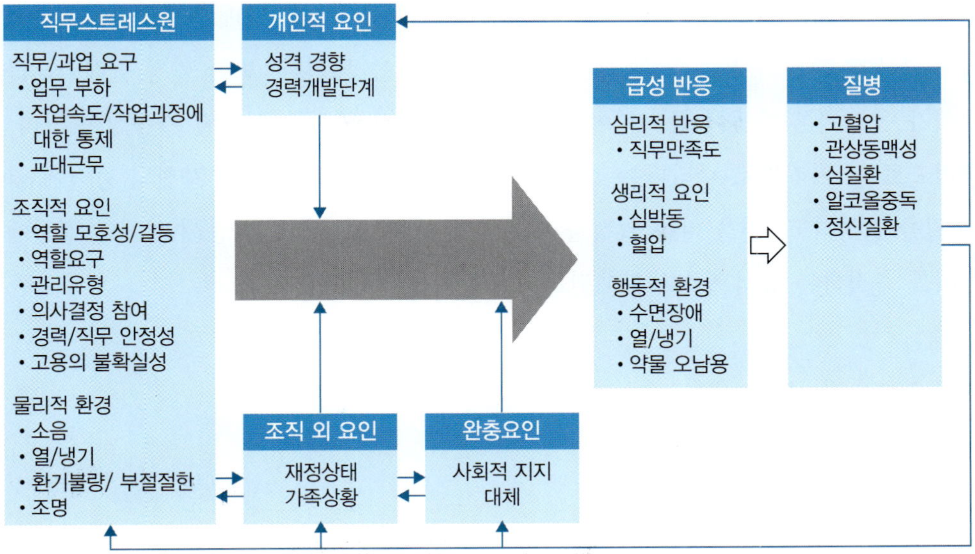

그림 5-4 직무스트레스 모델

그림 5-4 에서 보는 것과 같이 직무스트레스란 스트레스를 유발하는 외적 작업조건, 즉 직무스트레스 요인과 근로자 개인의 상호작용으로 심리적 · 생리적 · 행동적 반응이 나타나게 된다는 것이다. 그 결과 급성 심리적 파괴 혹은 행동적 반응이 일어나게 되는데, 이런 급성반응들이 지속되고 장기화 될 경우 결국 다양한 질병들이 나타나게 된다. 이 모델의 중요한 개념은 직무스트레스 요인과 급성반응 사이에는 개인적 요인(성격 경향, 경력 개발 단계 등)과 조직 외 요인(가족문제, 재정상태 등), 그리고 완충요인(사회적지지, 대처 등) 등이 중재요인으로 작용하게 되어 직무스트레스로 인한 부정적 효과를 감소시키거나 증가시킬 수 있다는 것이다. 즉, 직무스트레스를 경험할 때, 개인적 요인과 조직 외 요인 및 완충요인에 따라 스트레스를 경험할 수도 있고, 스트레스로 지각하지 않을 수도 있다는 것이다.

우리는 노동을 통해 삶의 의미를 찾으려고 한다. 그러나 현대에는 '일 중독증'으로 정신과에서 진단을 받는 경우가 많다. 일 중독증은 업무 때문에 생기는 스트레스를 잘 관리하지 못할 때 발생하는 병리 현상으로 현대사회가 만들어 낸 사회적 성인병이다. 일 중독증에 걸리는 사람들은 대개 운동을 게을리하고 담배와 술을 많이 하고 일이 제대로 진행되지 않을 때 강한 분노와 증오감을 느낀다. 또한 혈청 콜레스테롤 수치가 높고 심장박동이 증가되어 고혈압 등 심혈관계 질환에 걸릴 가능성이 크다. 그러므로 각 시기별로 나타나는 스트레스에 대해 잘 알고, 그리고 자신의 능력에 맞는 일을 결정하고, 일을 하는 일정을 적절하게 잡고, 여가활동을 통해 신체와 정신에너지를 축적하는 방식으로 생활패턴을 바꾸는 것이 필요하다.

7) 노년기 스트레스

(1) 갱년기 스트레스

갱년기는 일반적으로 50세에서 65세 사이를 지칭하는 것으로 이 시기에 접어들면 자신의 인생은 이제 끝나간다는 생각을 가지기 쉽다. 이런 사고의 변화와 함께 신체의 기능이 약해진다는 사실이 가장 큰 변화라고 할 수 있다. 이 시기는 인생의 전 기간 중 가장 인간적이고 자연적인 본질적인 스트레스에 직면하게 되는 시기이다. 왜냐하면 인생의 한계와 죽음이라는 것을 한 번쯤 생각하게 되는 시기이기 때문이다. 갱년기는 심리적인 현상과 동시에 생리적인 현상이다. 갱년기에 갖게 되는 스트레스는 다음과 같다. 첫째, 여자의 경우 갱년기는 곧 폐경기와 같은 의미를 갖는다. 폐경기는 45세에서 55세 전후에 일어난다. 폐경과 함께 성 호르몬을 비롯한 내분비계가 일시적으로 불균형 상태에 빠지게 되며, 자율신경계에 영향을 준다. 그리고 얼굴이 달아오르거나, 맥박이 빨라지거나, 땀이 많아지고, 피로감, 두통 등을 호소하게 된다. 둘째, 남성은 여성보다 변화가 느린데, 보통 55세에서 65세에 찾아오는 것이 보통이다. 1차적으로 신체적 변화인 내분비계의 변화가 찾아온다. 신체 내부의 조절기관이 평형을 잃게 되므로 당뇨병, 고혈압과 같은 질병이 나타나기 쉽다. 또한 지나치게 건강에 집착한 나머지 무리한 운동이나 등산 같은 활동에 집착하게 됨으로써 신체에 무리를 초래하기 쉽다. 셋째, 갱년기에는 남자나 여자나 생식선의 퇴화와 함께 뼈와 근육의 지지 조직도 약해진다. 피하조직도 변성을 일으켜 주름살이 늘어나고 모발의 색소 침착이 감퇴되어 흰머리가 생겨나게 된다. 넷째, 사회적인 활동 능력과 전반적인 건강 상태는 물론, 눈과 귀가 어두워지고 성적 능력과 외모 상의 능력이 감퇴되고 있음을 느낀다. 다섯째, 건강에 대한 집착과 걱정이 병적으로 커지면 동료, 친지들의 우환이 남의 일 같지 않고, 자신의 신체적 증상을 확대 해석하여 쉽게 우울증에 빠지게 된다. 마지막으로 언제까지나 지속될 것 같았던 가정 내 구조의 변화, 피부에 와 닿는 체력의 한계와 질병, 죽음에 대한 공포, 자신의 역할 상실에 대한 불안과 소외감 등의 심리적인 변화가 일어난다.

이처럼 갱년기는 신체적인 변화와 더불어 심리적인 변화가 명확하게 일어나는 시기이다. 이때 생활의 단조로움은 심리적인 부담을 증가시키므로 일상생활을 즐겁고 활기차게 보내려고 노력해야 한다. 이를 위해서는 자신의 내외적인 환경을 잘 살펴보고 조화를 이루어야 한다. 즉, 외부의 환경에 관심을 갖고 사회적인 일에 흥미를 잃지 않아야 되고, 생리적인 호르몬의 변화에 대응하기 위해서는 호르몬 보충 요법을 쓰고, 성생활을 통하여 내부의 자연스러운 호르몬 분비를 원활하게 만드는 것이 중요하다.

(2) 노인 스트레스

인간의 노화는 특정 부분보다 전신에서 서서히 진행되고, 세포의 미세한 구조 변화가 곧 노화의 원인이다. 건강한 세포가 신체 내에서 점차 감소해 가는 과정을 노화라고 한다. 일반적으로 사람의 노화는 성장기간이 완료되는 25세부터 시작하는 것으로 알려져 있다. 노화는 사람에 따라 개인차이가 있으며, 장기나 기관에 따라서도 노화도에 차이가 있다. 즉, 노화는 단순히 생물학적인 현상이 아니고 체질과 그 사람의 여러 가지 생활 체험이 반영된 결과라고 할 수 있다. 노화에 의한 스트레스는 다음과 같다. 첫째, 노인의 생리 기능이 약화되어 내외의 자극에 대한 저항력이 약해지고 적응력이 떨어진다. 그러므로 노인은 스트레스에 더 약하며 신체의 내외의 정보를 정확하고 신속하게 알지 못해 반응이 늦어지거나 적절히 대응하지 못한다. 둘째, 배우자나 친구들의 죽음, 실업이나 해고, 퇴직으로 인한 경제력의 상실, 또한 신체 기능의 저하와 자녀의 독립 등으로 상실이라는 것을 경험하게 된다. 셋째, 모든 것을 잃었기 때문에 불안하고 억울하며 고독감이 들고 무력하게 되고 과거에 집착하게 된다. 넷째, 노화로 인해 자신의 정신과 신체에 원만하게 대응하지 못한다. 이로 인해 정신적으로 유아가 되고 육체적으로는 내구력이 저하되어 작은 스트레스를 받아도 생리적인 균형이 깨지기 쉬워 기질적인 장애를 일으킨다. 다섯째, 노인성 치매를 경험하게 된다. 치매는 기억력의 상실 증상으로 시작하는데 중요한 일을 잊고, 잊어버렸다는 사실조차 기억하지 못한다. 특별한 증상이 없다가 신체적 질병, 가족의 재난, 배우자의 사망 등으로 증상이 심하게 나타나기도 한다.

노인 스트레스 극복을 위해서는 자신의 존재가치를 소중히 여기고 한 가정의 정신적 지주로서 자신 있게 삶을 영위하려는 자세가 필요하다. 노인을 가정에 모시고 있는 각 가족 구성원은 사랑과 관심을 가지고, 노인의 소외감과 외로움을 이해해 주려는 자세가 필요하다.

연습문제

1. 본인이 스트레스를 지각하는 상황은 주로 어떤 상황이며, 그런 상황에서 주로 사용하는 대처법은 무엇인가?

2. 학습된 무기력은 Seligman의 실험에 의해 밝혀진 것이다. 실험절차는 무엇이고, 실험 결과가 시사하고 점은 무엇인가?

3. 성격 유형과 스트레스는 밀접한 관련성이 있다고 한다. 특히 A유형과 스트레스의 관련성에서 A유형은 어떤 성격을 지니고 있으며, 스트레스와의 관련성은 무엇인가?

4. 청소년기에 나타나는 스트레스에는 어떤 것들이 있으며, 해결방안은 무엇인가?

5. 결혼 후 자녀가 출산하면서 엄마와 아빠가 가지게 되는 스트레스에는 어떤 것들이 있으며, 해결방안은 무엇인가?

PART 3

정신건강과 대처방법

chapter 6 스트레스 대응행동

chapter 7 영양관리와 운동

학습목표

1. 스트레스 대응행동에 대해 이해한다.
2. 정신건강과 영양관리와의 관련성을 이해한다.
3. 정신건강과 운동과의 관련성을 이해한다.
4. 자신의 정신건강을 위해 스트레스 관리, 영양관리 및 운동을 어떻게 적용할 수 있을지에 대해 생각해 본다.

개인의 정신건강은 다양한 요인들에 의해 영향을 받게 된다. 그렇다면 예방 차원에서 정신적으로 건강하게 살아가는 방법은 없을까? 물론 정신적 건강을 위해 할 수 있는 매우 다양한 방법들이 활용되고 있다. 최근 만병의 근원은 스트레스라고 한다. 우리는 출생부터 죽음에 이르기까지 전 생애에 걸쳐 스트레스를 경험하면서 살아가고 있다. 스트레스를 경험하였을 때 대처방법은 개인마다 다르다. 어떤 사람은 술로 스트레스를 극복하려고 하고, 어떤 사람은 운동으로, 어떤 사람은 건전한 사고를 통해 극복하려고 한다. 스트레스에 대한 부적절한 대처방법은 오히려 정신건강을 위협하는 요인이 된다. 즉, 올바른 스트레스 대처가 건강한 삶을 살아가도록 하는 데 매우 중요한 요인이다.

따라서 3부에서는 스트레스에 대처하는 다양한 방법을 모색해 볼 것이다. 또한 최근에 많은 관심을 가지고 있는 영양관리 및 운동이 정신건강과 어떤 관련성을 지니고 있는지를 파악해 볼 것이다. 이를 바탕으로 정신건강에 필요한 다양한 대처방법을 습득하는 것도 중요하지만 다양한 대처방법 중 자신에게 맞는 것을 습득하고, 실생활에 적용하는 것이 더욱더 중요하다는 것을 인식시키고자 하는 데 목적이 있다.

chapter 6

스트레스 대응행동

우리가 스트레스 자극을 얼마나 위협적인 것으로 지각하는지, 그것을 자신의 힘으로 다룰 수 있다고 느끼는지, 그것에 관한 정확한 지식을 가지고 있는지, 문제상황을 정확하게 파악하고 있는지, 문제의 원인을 제대로 짚었는지, 자신의 스트레스 반응을 제대로 인식하고 있는지, 현재 스트레스 상황이 초래된 것에 대한 자신의 책임을 인식하고 있는지, 스트레스를 극복하기 위하여 노력할 각오가 되어 있는지, 문제에 대처할 수 있는 적절한 기술을 보유하고 있는지 등 수많은 개인적인 요소들이 그의 '스트레스 대응행동'을 결정한다. 따라서 개인이 스트레스 자극에 직면하여 효과적인 대응을 하지 못했다면, 거기에는 단지 스트레스가 과도하였기 때문만이 아니라, 본인의 대응행동이 적절하지 못했기 때문이다.

스트레스는 여러 가지 대응전략을 통해 극복할 수 있는 문제들이다. 따라서 본 장에서는 스트레스에 대응할 수 있는 다양한 대응전략들에 대해 살펴보고자 한다.

1. 스트레스 대응전략

스트레스 대응행동은 어떤 전략을 사용하는가에 따라 세 가지 방법으로 분류될 수 있다. 첫째는 문제중심의 대응(problem focused coping)과 정서중심의 대응(emotion focused coping)이며, 둘째는 적응적 대응(adaptive coping)과 부적응적 대응(maladaptive coping)으로 구분될 수 있고, 마지막으로는 인지적 대응(cognitive coping)과 행동적 대응(behavior coping)으로 구분할 수 있다. 이러한 대응방식 중 어떤 것을 주로 사용하는지, 그것이 결과적으로 효과적인 대응행동이 되었는지, 비효과적인 대응행동이 되었는지는 수많은 개인적인 변인과 관련된다. 예를 들어, 성격이 조급하고 경쟁적이며 공격적인지, 또는 세상과 일정한 거리를 두고 지내는 냉담한 성격인지, 또는 세상을 낙관적으로 보는지, 비관적으로 보는지, 자신에 대하여 좋은 자기개념을 갖고 있는지, 나쁜 자기개념을 갖고 있는지 등이 영향을 미친다.

1) 문제중심의 대응과 정서중심의 대응

문제중심의 대응을 '인지적 대응행동', 정서중심의 대응을 '감정적 대응행동'이라고도 한다. 문제중심의 대응은 스트레스를 일으키는 상황을 정확히 평가하고 스트레스 자극을 변화시키는 것이다. 즉, 스트레스를 유발하는 환경자극 자체를 변화시키려고 노력하는 것이다. 문제중심의 대응에는 직면적인 대응이나 계획적인 문제해결, 책임감 수용 등이 포함된다. 반면에 정서중심의 대응은 스트레스를 일으키는 상황을 직접 다루기보다는 스트레스로 경험하는 정서적인 고통을 조정하여, 삶과 환경의 관계에 변화를 가져오도록 하는 것이다. 즉, 스트레스 자극으로 인해 유발된 부정적인 정서반응을 조절하려고 노력하는 것이다. 정서중심의 대응에는 자기통제나 거리두기, 사회적 지지추구 등이 포함된다. 이 두 가지는 일률적으로 한 가지 방법이 다른 것보다 더 좋은 것이 아니라, 스트레스 자극의 성격에 따라 보다 적절한 방식이 결정되며, 두 가지 모두를 적절히 활용하는 것이 바람직하다.

2) 적응적 대응과 부적응적 대응

적응적 대응이란 스트레스에 효과적으로 대응하는 것으로 스트레스로 나타날 수 있는 부작용을 최소화할 수 있는 것을 의미한다. 예로 스트레스를 운동으로 해소하는 것이다. 반대로 부적응적이란 스트레스에 대해 비효과적이고 부적절하게 대응해서 부작용을 야기하는 것을 의미한다. 예로 직장상사로부터 질책을 받을 때마다 술로 스트레스에 대응하여 결국 지나치게 술에 의존하게 되었다면 그것은 부적응적 대응이라고 할 수 있다.

3) 인지적 대응과 행동적 대응

인지적 대응이란 스트레스와 관련된 부정적 효과를 강화시키거나 제거하고 스트레스 유발사건 자체를 자신에게 유리하게 만들기 위해 사고방식을 사용하는 것이다. 예로 사고를 피하거나, 멈추고, 사고를 바꾸는 것이 여기에 해당된다. 행동적 대응은 스트레스의 부정적 효과를 제거하기 위해 행동을 사용하는 과정을 말한다. 예로 스트레스 해소를 산책이나 운동을 통해서 해소하는 것이다.

2. 방어기제

방어기제(defence mechanism)는 자기기만이 무의식적으로 이루어지는 과정이다. 자아를 성공적으로 방어하기 위해서는 자기 스스로 자신을 속이고 있다는 것을 모르고 있어야 한다. 따라서 성공적인 방어는 현실 왜곡을 포함하고 있기 때문에 당장의 불안을 감소시키는 데 도움이 되지만 결과적으로는 도움이 되지 않을 수도 있다.

우리는 모두 때때로 방어기제들을 사용한다. 그리고 이것은 스트레스 상황을 직접적으로 처리할 수 없을 때, 우리에게 심리적인 안정을 가져다 준다. 방어기제에 지나치게 의존하지 않고 적절하게 사용한다면 훌륭한 대응방법이 된다. 특정 방어기제의 사용은 개인 및 상황에 따라 달라질 수 있지만 어떤 형태든 일반적인 경향이 있는 것으로 보고된다. 일반적으로 사람들이 사용하는 방어기제를 유형에 따라 기만형의 방어기제, 대체형의 방어기제, 도피형의 방어기제 등 3가지 범주로 구분하고 있다.

기만형의 방어기제는 자신의 불안이나 위협이 되는 스트레스를 자기의 감정이나 태도를 변경시킴으로써 그것에 대한 인식을 변화시키는 무의식적 방어기제이다. 대체형의 방어기제는 욕구충족과정에서 장애가 나타날 때 스트레스를 경험하게 되며, 아울러 달성할 수 있는 다른 목표를 설정하여, 그것을 달성함으로써 스트레스를 해소시키고 자기를 방어해 나가려는 것이다. 마지막으로 도피형의 방어기제는 현실적인 것이 아니라 현실에서 탈출하여 비현실적인 세계로의 도피를 통해 만족을 추구하거나 혹은 스트레스를 해결하려는 기제들로 각각에 대한 방어기제는 표 6-1 과 같다.

표 6-1 방어기제의 유형

- 기만형의 방어기제 : 합리화, 억압, 억제, 투사, 취소
- 대체형의 방어기제 : 보상, 치환, 반동형성, 승화, 주지화
- 도피형의 방어기제 : 공상, 퇴행, 동일시, 부정, 운동성 히스테리

우리는 스트레스에 대한 대응으로써 의식적이든 무의식적으로든 방어기제를 사용하고 있다. 그러나 방어기제에는 자기기만이나 왜곡 혹은 비현실적인 것이 있으며, 지나친 방어기제의 사용은 자기 자신에 대한 파경과 성장을 방해하는 것이 되기도 한다는 것을 명심해야 한다.

1) 기만형의 방어기제

(1) 합리화(rationalization)

어떤 사람들은 상처입은 자아를 설명하기 위해 타당한 이유를 조작한다. 합리화는 실패 또는 상실을 설명하는 방법이다. 그것은 특정 행동을 정당화하는 데 도움을 주며, 실망과 연관된 충격을 경감시키는 데 도움을 준다. 사람들은 자신이 지원한 일자리를 얻지 못하면 왜 성공하지 못했는지에 대한 논리적인 이유를 설명하고, 때로 어떤 방식으로든 실제로는 그 자리를 원하지 않았다고 스스로를 확신시키려고 한다. 예로 이솝우화에서 여우가 탐스럽고 먹음직스러운 포도를 따 먹고 싶어 하나 그것이 능력 부족으로 따먹지 못해 스트레스가 쌓이자 여우가 그것을 정당화하기 위해 그 포도를 신포도로 인식을 달리하여 자존심을 보존하려고 노력하는 것과 같은 것이다.

(2) 억압(repression)

억압은 고통스런 경험, 수용할 수 없는 사고나 충동, 인정할 수 없는 기억들을 의식세계에서 추방하여 잊혀지는 상태를 말한다. 이 기제는 히스테리적 현상의 발달에 중요하게 작용하며, 일상생활에서 억압은 꼭 알아야 할 것을 잊어버리는 것으로 증명될 수 있다. 한편 억압은 본능적, 반사회적 욕구가 억제됨으로써 억압이 도덕적, 사회적으로 잘 적응된 행동을 하도록 하는 기능도 가지고 있다.

(3) 억제(suppression)

억압이 무의식적으로 이루어지는 과정이라면 억제는 의식적인 노력의 과정이 포함된 것으로서 위협적이고 불안을 야기하는 스트레스를 의식적으로 무의식의 영역으로 배제하는 것을 말한다. 예로 불쾌했던 경험이나 고통, 혹은 스트레스 상황에서 벗어나기 위해 머리를 흔든다든가 다른 생각을 의도적으로 하게 됨으로써 무의식의 세계로 밀어내는 것이다.

(4) 투사(projection)

인정할 수 없는 자신의 욕망이나 충동들을 다른 사람들에게 귀인하는 것이다. 즉, 어떤 행동이나 생각의 책임을 자신으로부터 외부 대상이나 다른 사람에게 돌리는 것이다. 예로 음탕하거나 공격적이거나 하는 등의 충동을 내가 아니라 다른 사람들이 가지고 있다고 보는 것이다.

(5) 취소(undoing)

취소란 무의식에서 어떤 대상을 향해 가지고 있는 자기의 성적 또는 적대적인 욕구로 인해 그 상대가 입었다고 상상하는 피해를 취소, 불인정하는 행위를 말하는 것이다. 예로 전날 밤 부부싸움에서 부인을 구타한 남편이 다음날 장미꽃 한 다발을 부인에게 선물하는 것이다.

2) 대체형의 방어기제

(1) 보상(compensation)

보상은 부족한 점을 감추기 위해 약점을 지각하지 않거나 어떤 정적 특성을 발전시키는 것이다. 즉, 한 분야에서 인정받음으로써 다른 분야에서의 실패나 결핍을 극복하여 자부심을 고양시키는 방법이다. 예로 긍정적 관점이나 인정을 받지 못하는 아동들은 부정적 관심이라도 받기 위한 행동을 하기도 한다. 지적으로 열등하다고 느끼는 사람들은 신체를 강화하는 데 과도할 정도로 에너지를 쓰기도 한다. 사회적으로 무능력하다고 느끼는 사람들은 독불장군이 되기도 하고 그들의 지적 능력을 계발하기도 한다.

(2) 치환(substitution)

불안에 대처하는 또 다른 방법은 충동들을 위협적 대상에서 보다 안전한 상대에게로 이동시켜서 발산하는 것이다. 치환은 원래의 대상 또는 사람에게 에너지를 향하기 어려울 때 다른 대상 혹은 다른 사람에게로 향하게 하는 것이다. 예로 세발 자전거를 갖고 싶어 하던 욕구가 좌절되면 장난감 자전거를 갖고 만족해하는 것과 같은 것이다.

(3) 반동형성(reaction formation)

반동형성은 대개 개인이 무의식적으로 고통스럽고 받아들일 수 없는 감정과 충동을 정반대되는 태도나 행동으로 표현하는 것으로서 그의 진정한 감정이나 욕구를 부정하는 것이다. 즉, 불안을 야기하는 욕망에 정반대되는 의식적 태도나 행동들을 함으로써 자신의 그러한 욕망들을 인식했을 때 야기될 불안에 직면할 필요가 없어지게 만드는 것이다. 예로 직장상사에 대해 불평을 늘어놓다가도 상사가 나타나면 지나치게 공손한 태도를 보이는 경우이다.

(4) 승화(sublimation)

승화는 성적 에너지를 다른 경로, 즉 사회적으로 허용되는, 때로는 칭찬까지도 받는 다른 경로로 전환하는 것이다. 예로 공격적 충동은 체육활동이나 경찰로 전환될 수 있으며, 따라서 사람들은 공격적인 느낌들을 표현할 수 있게 되고 부수적으로 칭찬도 받게 된다. 성적 충동이 강한 청소년들이 운동을 통해 그것을 해소하려는 것이다.

(5) 주지화(intellectualization)

주지화란 인지적 과정을 통하여 자기의 불안이나 스트레스를 해소시키려는 노력으로 이를 통해 인간은 너무 위협적이거나 고통스러운 정서적인 문제를 피하거나 둔화시키기 위하여 사고와 추론, 분석 등과 같은 지적 능력들을 사용하는 것이다. 예로 어떤 사람이 자기 자신을 괴롭힐 때, 그로 인해 속상하다는 것을 인정하지 않으려고, 그 상대가 자신을 괴롭히는 원인이 무엇인가를 분석하여 불편한 감정을 제거하려고 하는 것이다.

3) 도피형의 방어기제

(1) 공상(fantasy)

좌절된 욕구의 충족을 비현실, 즉 상상의 세계에서 충족시킨다거나 불안이나 스트레스의 해소를 비현실 세계에서 해소하려는 것이다. 이것은 백일몽(day dreaming)으로 표현되며, 예로 공상을 통해 백만장자가 되어 가난에서 벗어난다거나, 권력을 가진 영웅으로 공상하는 것은 현실에서의 불만을 상상속에서 만족하는 것이다.

(2) 퇴행(regression)

어떤 사람들은 어렸을 때의 행동양식으로 되돌아간다. 퇴행이란 현재와 같은 갈등이 없었던 시기인 이전의 초기 발달단계로 되돌아가는 것을 말한다. 심각한 스트레스나 극단적인 곤경에 직면하면 개인은 미성숙하고 부적절한 행동으로 그들이 느끼는 불안에 대처하려고 시도한다. 예로 스트레스를 받은 성인이 안정적이지 못하거나 흐느껴 울고 아프게 됨으로써 책임을 회피하고 다른 사람들이 그의 욕구를 충족시켜 주기를 원하는 것과 같다.

(3) 동일시(identification)

동일시는 아동들이 성역할 행동을 학습하는 발달과정의 한 부분이기도 하지만 방어적 반응일 수도 있다. 그것은 자기가치감을 고양시키고 자기실패감으로부터 자신을 보호하기도 한다. 그래서 기본적으로 열등하다고 느끼는 사람들은 자신을 성공적 주장, 조직, 사람들과 동일시함으로써 자신이 가치롭다고 지각되어지기를 바라기도 한다. 동일시는 Freud의 성적 발달단계인 남근기에 남자는 오이디푸스 콤플렉스(여자는 엘렉트라 콤플렉스)를 해결하기 위해 아버지(어머니)를 닮으려 하는 것이다. 동일시를 사용하는 사람은 다른 사람들이 그것을 알고 있을 때조차도 자신은 그것에 대해 인식하지 못하며, 동일시를 지나치게 사용하면 자존감이 저하되고 다른 사람의 충고나 도움에 의존하게 되어 개별성이 낮아지게 된다.

(4) 부정(denial)

현실의 부정은 자아방어기제 중 가장 단순한 것이며, 개인이 외상적 상황에서 생각하고 느끼고 자각하는 것을 왜곡하는 방법이다. 그것은 위협적 현실에 대해 눈을 감음으로써 불안에 방어한다. 즉, 부정이란 의식화된 상태에서 도저히 감당하지 못할 어떤 생각, 욕구, 현실적 존재를 무의식적으로 인정하지 않으려고 하는 것이며, 일반적으로 부정은 건강한 기제로 작용하고 현실의 즉각적인 충격으로부터 개인을 보호하는 기능을 한다. 예로 전쟁이나 여타의 재난과 같은 비극적 상황에서 사람들은 때로 받아들이기에는 너무 고통스러운 현실에 대해 스스로 눈을 감는 것이다.

(5) 운동성 히스테리(hysteria)

불안, 위협, 스트레스를 신체적인 증상을 통해 해소하려는 것이다. 즉, 신체적으로는 아무 이상이 없지만 하나의 증상으로 나타남으로써 그것을 해소시켜 보려는 도피기제이다. 수험생이 시험으로 인한 스트레스 때문에 두통을 나타낸다거나, 전쟁의 공포가 마비나 실신을 유발하는 것이 그 예이다.

3. 근육이완법

인간은 원시시대부터 이완을 유도하기 위해 약리적 및 비약리적 방식을 사용해 온 것처럼 보인다. 이완유도에 효과적인 훈련은 요가, 명상과 같은 동양의 종교철학으로부터 확립되었고, 오래전부터 최면술도 이완방법으로 사용되고 있다.

근육이완법은 생리학자인 Jacobson(1936)에 의해 개발되었으며, 주로 여러 가지 신체근육을 긴장, 이완시킴으로써 발전되어 왔다. 일반적으로 신체적 또는 정신적 긴장 상태에서 그와 반대되는 상태로 이행하는 과정을 이완(relaxation)이라 한다. 긴장감을 해소하고 심신의 안정과 평온을 회복하는 일종의 심리적 체제 변화를 이완 또는 긴장이완이라 정의하고 있다. Jacobson(1936)에 의하면 긴장은 생리적 긴장과 심리적 긴장으로 구분되고 모든 종류의 심리적 긴장은 반드시 어떤 형태의 생리적 또는 신체적 긴장을 수반한다고 주장한다. 또한 심리적 긴장이 해소되면 그것으로 야기된 신체적 긴장도 저절로 소멸된다고 주장한다. 이는 심리적 긴장과 신체적 긴장 간에는 인과관계가 있음을 시사하고 있다. 즉, 신체적 또는 생리적 긴장을 경험하게 되면 심리적 긴장이 일어나게 되고 신체적 긴장이 사라지면 그로 인하여 발생된 심리적 긴장도 없어진다는 것이다. 이 사실에 근거를 두고 Jacobson(1936)은 주요 신체 부위의 근육을 의도적으로 그리고 점진적으로 수축시켰다가 서서히 풀어 주는 동작을 반복하는 과정에서 다른 여러 가지 원인으로 축적된 심리적 긴장을 자유자재로 통제할 수 있는 기술을 터득하게 되리라고 가정하였다. 그가 세운 가설의 타당성은 이 분야의 전문가들에 의한 다각적인 실험을 통해 입증되었고 훈련방법과 절차의 실용성도 입증되었다.

한편 Schultz(1959)는 Jacobson(1936)의 이완요법을 다소 변형시킨 자율적 이완훈련법을 개발하였는데, 이 방법은 '팔이 느슨하고 따뜻해진다'와 같은 자생적 암시어를 사용하여 팔, 근육 등을 이완시키고 동시에 자율신경계통의 긴장을 이완시키는 방법이다. 바꾸어 말하면 자동중재 반응을 일으킬 수 있는 능력을 길러 손과 팔 등의 근육에서 따뜻함을 느끼게 함으로써 말초신경계통의 활동을 촉진시키고 반면에 교감신경계통의 활동을 억제시켜 자율신경계통을 이완시키게 하는 방법이다.

근육이완법은 개인적으로나 소집단 혹은 대집단으로 실시할 수 있으며, 특별한 기구가 필요하지 않고, 또한 전문가의 감독이 필요하지 않고 여러 상황에서 적용할 수 있다는 장점을 가지고 있다. 근육이완법은 여러 번의 연습을 통해 숙달이 된다. 그러므로 매일 2~3회씩 연습하여 신체적, 심리적으로 안정이 되도록 하는 것이 중요하다. 이렇게 숙달이 되면 스트레스 반응을 적게 일으키고, 이로 인해 스트레스와 관련된 고혈압, 위궤양, 편두통 등의 질병을 감소시킬 수 있다.

● 이완훈련의 전제

이완훈련의 기본적인 전제는 근육긴장은 불안과 관계가 있으며, 긴장된 근육이 이완될 수 있다면 개인이 느끼고 있는 불안은 감소될 수 있다는 것이다. 이러한 근육이완의 효율적인 방법은 신체의 중요한 근육들이 이완될 때까지 정해진 순서에 따라 수의근을 연속적으로 긴장하고 이완하는 것이다.

● 이완훈련의 절차

Jacobson(1936)의 점진적 이완훈련 절차는 세 가지 단계로 구성되어 있다. 첫째, 내담자에게 의자에 가장 편안한 자세로 앉도록 지시한 다음, 두 눈을 감게 한다. 그리고 치료자는 내담자에게 근육이완의 합리성에 관해서 설명한다. 둘째, 손과 팔의 근육에서 이완감을 느낄 수 있을 때까지 눈을 감은 채 훈련자의 지시에 따라 숨을 복부 깊숙이 들이마시면서 손과 팔의 근육에 일어난 긴장(10초간)을 이완(10~15초간)시키는 동작을 되풀이한다. 만약 내담자가 이완반응을 계속 억제하려고 하면, 치료자는 적절한 행동을 시범 보임으로써 저항적이거나 다루기 어려운 피험자들도 적절하게 반응할 수 있도록 한다. 치료자는 차분하고 조용한 음성으로 "당신의 손에 긴장과 불편이 어떻게 느껴지고, 안락과 쾌감이 어떻게 일어나는가에 유의하도록 하세요. 당신이 긴장해 있다고 느낄 때와 비교해서, 당신의 손에 어떤 느낌이 일어나는가에 유의하십시오. 반대로 이완되어 있을 때가 얼마나 편안한가를 느끼도록 하세요"라고 말한다. 이와 같은 요령으로 신체의 한 부분씩 차례로, 즉 머리, 얼굴, 어깨, 허리, 다리 등의 근육에 대해서도 실시한다. 한 근육을 긴장하라고 했을 때 흔히 초보자는 자동적으로 다른 근육집단도 긴장하는 경우가 있다. 이것은 이완유도를 방해하므로 긴장하라고 하는 근육만 긴장하고 다른 근육은 긴장하지 않도록 의식적으로 노력할 것을 내담자에게 지시하는 것이 좋다. 셋째, 심리적 이완이 필요하면 근육을 긴장-이완시키는 동작을 반복하지 않고 몸과 마음이 편안하고 느긋해진다는 생각과 동시에 심신의 이완을 얻을 수 있는 순간까지, 마음속으로 온몸과 마음이 편안하고 느긋해진다는 생각(말)을 하면서 근육의 수축-이완훈련을 계속한다.

● 이완훈련의 순서

① 손
② 이두박근과 삼두박근
③ 어깨
④ 목
⑤ 입
⑥ 혀
⑦ 입천장과 입바닥
⑧ 눈과 이마
⑨ 호흡
⑩ 등
⑪ 엉덩이
⑫ 허벅지
⑬ 복부
⑭ 장단지와 발
⑮ 발가락

● 이완훈련 시 주의할 점

① 이완훈련의 목적을 알아야 한다.

② 목뼈의 골절이나 등에 상처가 있는지 확인해야 한다. 만약 신체적으로 상처를 가지고 있다면 이완훈련 절차를 제한하거나 그 부위에 대한 이완유도를 생략하여 장애가 있는 근육을 다루는 데 특별히 신경을 써야 한다.

③ 한 근육을 긴장하라고 했을 때, 긴장하라고 하는 근육만 긴장하고 다른 근육은 긴장하지 않도록 의식적으로 노력해야 한다.

④ 초보자는 이완훈련을 급히 서두르지 말아야 한다. 일반적으로 5초 동안의 긴장과 10초 동안의 이완을 실시하는 것을 권장하고 있다.

글상자 6-1

❖ 명상법

스트레스 상황하에서 경험하게 되는 심리적인 불편감, 즉 문제 상황에 집착하여 객관적인 입장을 취하기 어렵고 긴장을 느끼며 생각이 복잡하여 고통스러울 때 여기에서 해방될 수 있는 한 방법으로 명상이 있다. 명상의 출발은 전통적으로 요가나 불교 명상에서 비롯되었으며 현대적으로는 여기에서 파생된 초월 명상법(Transcendence Meditation: TM)과 이완반응법(Relaxation Response) 등이 있다.

초월 명상법은 목적을 띤 종교적인 형식과는 다르다. 우선 명상자는 조용히 수동적인 자세와 편안한 자세를 취한다. 이때 눕는 자세는 피하고 눈을 감고 실시한다. 잡념이 떠오를 때는 잡념을 강제적으로 없애려 들지 말고 명상자의 주의가 산만할 때는 그저 특정 낱말, 예를 들어 옴(ohm)과 같은 만트라를 계속 반복하여 암송하도록 한다. 초월 명상은 하루에 자신이 편안함을 유지할 수 있는 시간을 정해 하루에 두 번 정도, 한 번에 20분 정도씩 수련하면 된다. 이와 같은 의도적인 시도로 복잡하고 혼란스런 생각으로부터 자유로워지고 자신의 생각이나 감정으로부터 평온을 찾을 수 있고 더 나아가서는 진정한 자신을 만나는 체험까지도 할 수 있게 된다.

4. 사고 바꾸기

스트레스를 유발시키는 생각들이 상한 음식이라면, 생산적이고 유쾌한 생각은 건강식이다. 우리들이 먹는 음식에 관심을 기울이는 것 못지않게 사고방식에 대해서도 관심을 기울여야 한다. 그러므로 자신의 사고방식에 대해 아는 것이 중요하다. 왜냐하면 자신의 사고방식을 알게 되면 이익이 되는 사고와 해가 되는 사고들을 구분할 수 있기 때문이다. 그런 다음 자신의 사고를 적합하고 긍정적인 방향으로 할 수 있도록 여러 가지 기술들을 익히는 것이 중요하다. 사고를 바꾸는 기술에는 크게 사고를 멈추는 기술과 부정적 사고를 긍정적 사고로 전환하는 기술로 나눌 수 있다.

1) 사고 멈추기

사고 멈추기란 자신이 원하지 않는 생각이 날 때, '그만'이라고 속으로 말하거나 다른 방법들을 사용하여 원하지 않는 생각을 지워버리고 원하는 생각으로 대치시키는 기법 중의 하나이다. 즉, 부정적인 사고가 떠오르자마자 그 부정적인 사고를 명확히 인식하고 그때부터 그 사고를 과감히 의식적으로 중단한다. 이 방법은 간단하면서도 상당한 효과가 있는 것으로 알려져 있다. 사고 멈추기의 방법을 꾸준히 사용할 경우 부정적인 사고를 멈출 수 있다.

● 구체적인 기법

① 원하지 않는 생각이나 부정적인 생각이 날 때, '그만'이라고 말하고, 다른 생각을 떠올린다.

② '그만'이라는 말이 효과가 없을 경우에는 아래의 다른 방법을 사용할 수 있다.

- 손목에 고무줄 튕기기
- 꼬집기
- 손톱으로 누르기

2) 긍정적으로 사고하기

Ellis(1962, 1976, 1984)는 인간은 선천적으로 비합리적으로 생각하려는 경향이 있음을 지적하면서, 더불어 비합리적 사고를 바꾸기 위해 노력하는 생득적 경향성도 있다고 주장하였다. Ellis가 주장하는 비합리적 사고의 내용은 표 6-2 와 같다.

표 6-2 비합리적 사고와 합리적 사고

	비합리적 사고	합리적 사고
1	알고 있는 모든 중요한 사람으로부터 사랑받고, 인정받고, 이해받아야만 가치있는 사람이다. 만약 그렇지 않으면 이는 끔찍하다.	자기를 존중하고, 실제적인 일에 대해 인정을 받고, 사랑받기보다는 사랑하는 것에 신경을 쓰는 것이 보다 바람직하고 생산적이다
2	어떤 사람들은 나쁘고 사악하며 반드시 비난받고 처벌받아야 한다.	사람들은 비윤리적으로 행동하는 경우가 흔하며, 이들을 비난하고 처벌하기보다는 그들의 행동을 변화시킬 수 있도록 도와주는 것이 더 좋을 것이다.
3	일이 뜻대로 진행되지 않는다면 이는 무시무시하고 끔찍한 일이다.	일이 내 뜻대로 된다면 좋겠지만 내가 원하는 대로 되지 않는다고 해서 끔찍할 이유는 없다.
4	위험하거나 두려운 일이 일어날 가능성을 늘 생각하고 있어야 한다.	걱정한다고 해서 어떤 일이 저절로 사라지는 것은 아니다. 나는 일어날 가능성이 있는 괴로운 일을 처리하기 위해 최선을 다할 것이다. 만약 다루기가 불가능하다면 그 일이 어쩔 수 없다는 것을 받아들이겠다.
5	완벽한 능력이 있고 성공을 해야만 가치 있는 인간이다.	자신이 인간적인 제한점이 있고, 실수를 범하기도 하는 불완전한 존재라는 것을 받아들이는 것이 좋을 것이다.
6	인간의 문제는 완전한 해결책이 있고 만약 그 해결책을 발견할 수 없다면 이는 끔찍한 일이다.	세상은 불확실한 세계이다. 나의 삶을 즐기기 위해 나는 아무런 보장이 없더라도 결정을 내리고 위험을 무릅쓰겠다.
7	세상은 반드시 공평해야 하며 정의는 반드시 승리해야 한다.	세상에는 불공평한 경우가 자주 있다. 불공평한 경우에 불만을 갖는 것보다는 이를 시정하도록 노력하는 편이 낫다.
8	나는 항상 고통 없이 편안해야 한다.	고통 없이 얻을 수 있는 것은 아무것도 없다. 그러므로 내가 비록 이것을 좋아하지 않아도 나는 이런 불편을 참아내고 견딜 수 있다.

	비합리적 사고	합리적 사고
9	나는 아마 미쳐가고 있는지도 모른다. 그러나 나는 미쳐서는 안 된다. 왜냐하면 그것을 견딜 수 없기 때문이다.	정서적 어려움은 확실히 즐거운 것은 아니지만 이것을 참을 수 있다.
10	인생에서의 어려움은 부딪치기보다 피해가는 것이 편하다.	피하는 방법은 궁극적으로 쉬운 방법이 아니라 더욱 어려운 방법이다.
11	우리는 다른 사람에게 의지해야만 하고 의지할 강한 누군가가 있어야만 한다.	다른 사람들과 친밀하게 지내는 것을 즐기지만 내 생활을 도와줄 사람을 원하지는 않는다. 나는 내 자신을 믿고 의지할 수 있다.
12	행복이란 외부 사건들에 의해 결정되며 우리는 통제할 수 없다.	현재 내가 겪고 있는 정서적인 괴로움은 주로 나의 책임이며, 내가 사건들을 보고 평가하는 방식을 변화시킴으로써 나의 감정을 조절할 수 있다.
13	나의 과거의 사건들이 현재의 행동을 결정한다.	나의 과거의 일들에 대한 나의 지각과 과거의 영향에 대한 나의 해석을 재평가함으로써 과거의 영향을 극복할 수 있다.

Ellis(1994)는 비합리적 생각으로부터 인지적 왜곡이 파생될 수 있다고 주장한다. 즉, 우리의 어떤 사고들은 사실이지만 많은 사고들이 사실이 아니거나 아주 일부분만 사실이라는 것이다. 전형적인 부정적인 사고의 예를 보면 다음과 같다.

● 이분법적 사고

연속적 개념보다는 오직 두 가지의 범주로 나누어 상황을 본다. 즉, 모든 일을 '흑 아니면 백', '선 아니면 악'으로 가정하여 생각하는 것이다. 예: 완벽하게 성공하지 못하면 실패한 것이다.

● 재앙화

점쟁이 오류라고도 한다. 미래에 대하여 보다 현실적인 어떤 다른 고려도 없이 부정적으로 예상한다. 예: 나는 매우 화가 날 것이고, 전혀 기능하지 못할 것이다.

● 긍정적인 면의 평가절하

자신의 긍정적 경험, 행한 일이나 자질 등을 고려하지 않고 스스로에게 비이성적으로 말한다. 예: 계획이 성공했지만 내가 유능한 것이 아니라 단지 운이 있었을 뿐이다.

● 감정적 추론

그것을 너무 강하게 느끼기 때문에 그 반대되는 증거를 무시하거나 고려하지 않고, 어떤 일이 틀림없는 사실이라고 생각한다. 예: 일에 있어 많은 것을 잘 한 줄은 알지만 여전히 나는 실패자이다.

● 명명하기

덜 위험한 결론으로 이끄는 좀 더 합리적인 증거를 고려하지 않고, 자신이나 다른 사람에게 고정적이며 전반적인 이름을 붙인다. 예: 나는 실패자야! 그는 전혀 좋지 않아!

● 극대화와 극소화

자신이나 다른 사람 혹은 어떤 상황을 평가할 때, 비이성적으로 부정적인 측면을 강조하고 긍정적인 면을 최소화한다. 예: 평범하다는 평가를 받는다는 것은 내가 얼마나 부적합한지 증명하는 것이다. 높은 평가를 받는 것이 내가 똑똑하다는 것을 의미하지는 않는다.

● 정신적 여과(선택적 추상)

전체 그림을 보는 대신에 한 가지 작은 세세한 것에 지나친 관심을 가진다. 예: 나의 평가에서 받은 한 가지 낮은 점수는(비록 몇 가지 높은 점수가 있음에도 불구하고) 내가 일을 엉망으로 한다는 것을 의미한다.

● 독심술

좀 더 현실적인 가능성을 고려하지 않고, 다른 이들이 생각하는 것을 알 수 있다고 믿는다. 예: 그는 내가 이 계획의 기초적인 것도 모른다고 생각하고 있다.

● 지나친 일반화

한 가지 사건이나 작은 일만 보고 모든 일에 일반화한다. 만약 나쁜 일이 한 가지 일어나면, 그런 사건이 반복해서 계속 일어날 것으로 생각하게 된다. 즉, 현재의 상황을 넘어서는 싹쓸이식 부정적 결론을 내린다. 예: (그 모임에서 불편하다고 느꼈으므로) 나는 친구를 사귀기에 필요한 요소를 가지고 있지 않다.

● 과도한 책임감

다른 사람의 행동에 대해 좀 더 타당한 설명을 고려하지 않고, 자신 때문에 다른 사람들이 부정적으로 행동한다고 믿는다. 다시 말해 다른 사람들이 행동하고 말하는 모든 것이 자신의 행동과 어떤 관련이 있다고 생각하는 것이다. 이런 사고에서는 다른 사람의 행동이나 감정이 전적으로 자신 때문이라고 믿는다. 예: 그 수리공이 나에게 퉁명스럽게 대했던 것은 내가 무엇인가 잘못했기 때문이다.

● 당위진술(명령문)

자신이나 다른 사람들의 행동에 대해 확실하고 고정된 사고를 가지고 있으며, 이런 기대를 충족하지 못하게 되면 얼마나 나쁜지를 과대평가한다. 예: 내가 실수를 한다는 것은 끔찍한 일이다. 나는 항상 최선을 다해야 한다.

● 터널시야

어떤 상황의 긍정적인 부분을 보지 않고 부정적인 면만을 보는 것이다. 예: 우리 아들의 담임 선생님은 올바르게 하는 것이 없어! 그는 비판적이며 무감각하고 형편없이 가르치는 선생이야!

지금까지 인간이 가질 수 있는 비합리적 사고와 그런 사고에서 파생된 인지적 왜곡의 부정적 사고들에 대해 살펴보았다. 중요한 것은 자신이 그런 부정적 사고를 하고 있다는 것을 잘 알아차리지 못한다는 것이다. 자신의 부정적 사고를 인식할 수 있는 한 가지 방법은 각각의 생각들이 떠오를 때마다 기록을 한 다음 일주일이나 혹은 한 달 단위로 자신의 사고내용들을 분석해 보는 것이다. 이것을 토대로 스스로의 감정과 스트레스에 영향을 주는 사고가 어떤 것인지, 자꾸만 머릿속을 혼란시키거나 맑게 해주는 생각들이 어떤 것인지를 스스로 찾아낼 수 있다. 또한 문제를 안다면 해결책도 찾을 수 있을 것이다. 특히 주간이나 월간으로 사고내용을 통계적으로 관찰하는 것이 필요하다. 중복되거나 중요하다고 생각되는 사고들을 발견하라.

이런 절차로 자신의 부정적 사고 패턴을 발견했다면 떠오르는 부정적 사고들을 조절, 통제하는 것이 중요하다. 먼저 부정적 사고들을 하지 않으려고 노력하기보다는 줄여 나가는 노력을 해야 한다. 이때 사고 멈추기 기법이 도움이 된다.

한 가지 기억해야 할 것은 긍정적 사고가 모든 스트레스를 해결해 주는 것은 아니라는 것이다. 생각이 행동을 바꾸기도 하지만 행동이 사고를 바꾸기도 한다는 것을 기억해야 한다.

글상자 6-2

❖ 긍정적인 사고

우리는 흔히 생각이 많은 사람을 보고 "오만 가지 생각을 다한다"고 말한다. 그런데 미국의 유명한 심리학자이며 동기부여가인 쉐드 헴스테더의 주장에 따르면 실제로 인간은 하루에 5~6만 가지 생각을 한다고 한다. 중요한 사실은 이러한 생각 가운데 75%인 3~4만 가지 생각은 자신의 의도와 상관없이 저절로 부정적 방향으로 흐른다는 것이다. 그런 까닭에 우리는 행복보다는 불행을 더 많이 생각하고, 긍정적이고 적극적인 사고보다는 부정적이고 소극적인 시각으로 자신을 바라보며 세상을 평가한다.

문제는 우리가 부정적이고 소극적인 생각이 깊어지면 깊어질수록 심한 스트레스와 우울증에 빠지게 되는 까닭에 어떻게 해서든지 부정적으로 흐르기 쉬운 3~4만 가지 생각을 긍정적으로 바꾸어서 기쁜 마음이 들도록 만들어 주어야 하는데, 일상생활에서 손쉽게 할 있는 방법이 웃음이라는 것이다. 심리학자인 톰킨스의 '안면 피드백 가설(facial feedback theory)'에 따르면 "얼굴표정의 모습이 감정을 일으킨다"라고 한다. 즉, 웃는 얼굴은 즐거운 기분을 만들고 화난 얼굴은 불쾌한 기분을 일으키며, 그에 따라 억지로라도 웃는 게 좋다는 것이다.

출처: 박선환 외(2017). 정신건강론. 양서원. p.31.

5. 시간관리

하루는 24시간뿐이며 그 시간을 어떻게 보내느냐에 따라 그 사람의 인생은 달라진다. 무심코 버리는 조각시간을 잘 활용한다면 효율적인 시간관리로 평소에 하고 싶었던 일을 할 수도 있다. 조각시간이란 의미 없이 그냥 버리는 시간들로 그 조각시간을 잘 활용하는 방법은 크게 두 가지이다. 하나는 해야 할 일에 직접 투자를 하는 것이고, 다른 하나는 다른 시간을 효율적으로 사용하기 위해 휴식을 취하는 것이다.

효율적으로 시간을 관리하기 위해서는 "가장 중요한 것이 무엇인가?"라는 질문을 통해 우선순위를 매기는 것이 첫 번째 단계이다. 이후 일을 시행하면서 효율성을 증대시키고 자투리 시간을 활용하는 등의 방법을 같이 사용하면 도움이 된다. 효율적인 시간을 관리하기 위한 구체적인 단계는 표 6-3 과 같다(김은영 외, 2016).

표 6-3 효율적인 시간관리를 위한 단계

단계	내용
가치 평가하기	건강, 행복, 가족, 여가, 경력, 돈 등에서 우선순위를 정한다.
목표 세우기	우선순위를 정한 가치에 부합하는 구체적이고 현실적인 목표를 설정한다.
활동계획 정하기	목표를 이루기 위한 단계적인 작업 수행 계획을 세우고 그 계획에 따른 진행상황을 확인한다.
시간 투입량 결정하기	작업 수행에 소요되는 시간 목록을 작성한다.
일의 지연/지체 막기	작업 수행을 방해하는 요소와 자신의 가치에 부합되지 않는 활동을 찾아 수정한다.
체계적인 시간 운영하기	작업 중 반드시 해야 하는 것, 하면 좋은 것, 하지 않아도 되는 것에 대한 목록을 만들고 시행한다.

6. 여가활동

현대사회의 여가생활은 다양한 기능을 하고 있다. 인간에게 여가활동은 삶을 윤택하게 영위해 나가는 데 중요한 의미와 가치를 가진다. 여가활동을 어떻게 하느냐에 따라서 삶의 질과 만족도가 달라질 수 있다. 인간의 생활에 밀접하게 관계를 맺고 있는 여가의 긍정적 기능을 구분하여 설명하면 표 6-4 와 같다(송숙정, 2006).

하지만 여가생활의 다양한 장애 요인으로 인해 현대인들은 여가생활을 제대로 즐길 수 없는 환경에 놓여 있다. 이것을 여가제약(leisure constraints)이라고 하는데, 여가제약은 개인이 여가를 즐기고 참여하는데 방해가 되는 요인이며, 여가활동의 선호와

표 6-4 여가의 기능

구분	내용
신체적 기능	급속한 근대화와 관료화 속에서 인간성은 매몰되고 있으며 이와 같은 조직의 합리성에서 비인간화되는 현대인들은 여가를 통하여 생체의 리듬을 다시 찾기를 원하고 피로회복과 생리의 원활한 작용을 추구하고 있다.
심리적 기능	여가는 사회적 책임에서 오는 일상의 압력을 기분전환을 통하여 해방시켜주고 개인에게 상상의 세계를 열어주며 반복적인 노동에서 오는 권태감이나 지루함을 해소시키는 기능이 있다.
교육적 기능	여가와 교육은 인간의 삶을 풍요롭게 만들기 위한 수단이라는 점에서 그 목표의 공통점을 가진다. 즉, 여가는 노동, 학습과 상반된 것이 아니라 오히려 그것이 자연스럽게 이루어지도록 하는 윤활제의 기능을 가지고 있다.
사회적 기능	여가는 자연스러운 사회관계 속에서 각자의 위치를 자각하고 역할을 배우게 하며 인간관계의 조화적 태도와 기술을 익히게 하는 사회적 기능을 갖는다.
문화적 기능	현대사회에 있어서 여가는 개인이 시간적, 정신적으로 자유로운 상태에서 재창조와 자아발견을 하기 위한 것이라고 전제할 때 여가시간에 이루어지는 음악, 미술, 연극, 영화 등과 같은 예술 활동은 문화를 건전하게 발전시키는 수단이다.
자기실현적 기능	현대인들은 경제수준의 향상에 따른 자유시간의 증대, 소득수준의 향상, 교통통신의 발달과 고속화로 인한 행동반경의 확대, 기계문명의 발달과 도시의 과밀화에 따른 자연과 인간성의 회복 추구 등을 배경으로 인간의 정신적 가치를 중시하게 이르렀고 전보다 새로운 것을 찾고 만들어가며 자신에게 잠재되어 있는 어떤 가능성을 발휘하고 개발하여 나가고 있다.

참여, 혹은 개인적 만족을 방해하는 요인을 말한다(김문희 외, 2007). 여가활동이 현대인들의 신체적, 정신적 스트레스를 해소하고 생활만족도에 중요한 역할을 하기 때문에 성공적인 삶을 위한 중요한 변인으로 작용할 수 있음을 시사하고 있다.

연습문제

1. 스트레스 대응전략은 크게 3가지로 구분된다. 아래의 각각의 대응행동에 대한 정의는 무엇이고, 본인은 주로 어떤 전략을 사용하는가?

   ① 문제중심의 대응과 정서중심의 대응

   ② 적응적 대응과 부적응적 대응

   ③ 인지적 대응과 행동적 대응

2. 방어기제가 나타나게 되는 이유는 무엇인가?

3. 사람은 누구나 일상생활에서 방어기제를 활용하여 스트레스에 대처하고 있다. 본인이 주로 사용하는 방어기제는 무엇인가?

4. 근육이완법의 기본적인 가정은 무엇인가?

chapter 7

영양관리와 운동

영양에 대한 세계보건기구(WHO)의 정의를 살펴보면 "영양이란 생명체(인간 또는 모든 생물)가 생명을 유지하고 성장 · 발육하기 위해서 외부로부터 여러 가지 물질을 섭취하여 건강한 체조직을 구성하고 에너지를 발생시켜 생명 현상을 유지하는 과정이다"라고 되어 있다.

우리의 몸이 스트레스 상황에서도 충분한 에너지 저장분을 유지하기 위해서는 균형 있고, 적당한 식사가 매우 중요하다. 물론 영양관리는 스트레스 관리뿐 아니라 심장병, 고혈압, 뇌졸중, 당뇨 그리고 여러 종류의 암에 영향을 미친다. 일상생활에서 영양관리를 잘 하지 않고 있을 때, 스트레스를 받으면 스트레스를 이기는 데 도움이 되는 필수 영양소를 몸에서 빼앗기게 된다. 또한 운동도 우리 신체기관에 다양한 영향을 주어 건강한 생활을 유지하는 데 기초적인 역할을 한다.

따라서 본 장에서는 건강한 생활을 유지하는 데 필요한 영양관리와 운동관리에 대해 살펴보고자 한다.

1. 영양소와 영양 권장량

영양소는 건강한 사람이 영양결핍에 걸리지 않고 건강한 생활을 유지하기 위해 섭취해야 할 종류의 영양들을 말하고, 영양 권장량은 건강한 생활을 유지하기 위해 필요한 영양소의 섭취량을 의미한다. 일반적으로 영양 권장량을 산출하는 방식은 실험적 방법을 통하여 개개인의 생리적 요구량을 구한 후 그 개인이 속한 집단의 생활환경요인, 예를 들어 작업활동량, 식사의 질 등을 고려한 다음 전체 인구의 성별, 연령별, 활동별 구성을 감안하여 책정하게 된다.

1) 영양소

(1) 당질

당질은 우리 식생활에서 가장 많은 양을 차지하는 열량식품으로 단당류, 이당류, 다당류로 분류할 수 있다. 당질은 최소한 1일 60~100mg을 규칙적으로 섭취하여야 하며, 섭취 후 단당류인 포도당으로 분해되어 간장에서 산화과정을 거쳐 인체의 근육운동에 쓰인다. 그리고 남은 열량은 글리코겐의 형태로 간, 근육에 저장되었다가 필요시 포도당으로 전환되어 사용된다.

당질이 부족하면 체내에 저장된 지방이 많이 소모되어 지방대사 시 불완전 연소되어 케톤체를 형성하고 산-염기 평형에 이상을 초래하여 산혈증을 일으킨다. 또한 단백질의 에너지 공급을 위해서 소모되므로 단백질 부족을 유발하게 된다. 열성 질환이나 갑상호르몬의 과잉분비로 열량이 부족한 경우에도 당질의 결핍이 일어난다. 당뇨병의 경우, 체세포에서의 포도당 손실은 당질의 부족을 일으킨다.

(2) 단백질

인체에 섭취된 단백질은 아미노산으로 분해되어 혈액 내에 흡수되고, 흡수된 단백질은 조직세포의 주요 구성성분으로서 새로운 조직을 형성하며, 체내의 조절작용에 필요한 효소와 호르몬의 성분이 된다. 또한 혈장단백질을 형성하는 데 필요하며, 적혈구의 산소운반 성분인 혈색소와 항체를 만들어 주는 감마글로불린을 구성한다. 단백질 섭취량이 부족하면, 발육장애뿐만 아니라 저단백혈증으로 혈장알부민의 양이 떨어져 전신부종을 일으킬 수 있다. 또한 영유아에게 흔히 카시오카를 일으킬 수 있는데, 이 질환은 성장지연과 함께 피부색이 검어지고, 설사 등의 증상을 나타낸다. 그 외 펠라그라, 영양성 간질환과 빈혈, 저항력 저하, 내장 기관의 기능 저하 등을 초래할 수 있다. 하루에 필요한 단백질은 1일 소모되는 총열량의 최저 8% 이상 되어야 한다. 그 중 동물성 단백질은 아미노산 조성이 체조직의 아미노산 조성과 유사하다. 그러므로 체내에서 필요로 하는 단백질 함량은 적어도 1/3 이상 동물성 단백질이어야 하며, 특히 성장기 영유아의 경우 2/3 이상이 바람직하다.

(3) 지방질

지방질을 구성하는 성분인 지방산은 포화지방산과 불포화지방산으로 나누어진다. 지방질은 조직활동과 성장에 필요한 영양소로서 체내에서 산화되어 가장 많은 에너지를 생성한다. 또한 체온 유지 및 상해로부터 보호하는 작용이 있으며, 지용성 비타민의 흡수를 돕고 인체 내에 존재하는 콜레스테롤의 80%는 간에 담즙 산염의 성분인 담즙산과 콜릭산의 합성에 이용된다. 지방의 과잉섭취는 콜레스테롤의 혈중 함량을 증가시켜 대동맥궁의 내벽에 Ca 침착을 촉진시키므로 동맥경화증의 원인이 된다. 그리고 간장에 지방질의 축적이 일어나 지방의 불완전 산화로 인한 케톤체가 혈액 내에 증가하여 케토시스를 일으키며 비만의 원인이 된다. 반면 지방질이 부족하면 성장장애가 오며 피부염을 일으키기도 한다.

(4) 무기질

무기질은 극소량이지만 근육조직과 체액, 골격의 주요 성분이다. 소량의 무기질은 티로신, 혈색소, 유리이온으로 또는 단백질과 결합하는 중요한 성분이 되며, 효소의 기능활성화 및 체액의 산도 유지, 삼투압 조절 등의 작용이 있다.

(5) 비타민

비타민은 소량으로써 인체의 정상적인 성장과 체조직의 정상적인 대사활동을 촉진시키는 필수영양소이다. 종류로는 지용성 비타민인 A, D, E, K와 수용성 비타민인 B, C, Niacin, Panthothenic Acid, Folic Acid 등으로 구분된다. 지용성 비타민을 과량 섭취하였을 경우 수산염이 형성되어 담석증의 원인이 될 수 있다.

2) 영양 권장량

(1) 열량 권장량

체내에서 필요로 하는 총열량은 기초 대사량, 활동에 필요한 열량, 식품에서 오는 대사량을 합한다. 활동의 정도가 심할수록 열량 요구량은 증가하며 연령에 따라서는 성장발달이 빠른 영유아기 동안에 필요 열량은 증가한다. 또한 임산부의 경우에 전반기에는 평소보다 150kcal, 후반기에는 350kcal의 열량이 더 필요하며, 수유부의 경우에도 수유량에 따라 차이가 있으나 평균 700kcal의 열량이 더 필요하다. 반면 49세 이후부터는 대사량이 감소하면서 요구되는 에너지도 점차로 적어진다.

(2) 단백질 권장량

단백질의 필요량은 긴장의 정도, 활동량, 감염 여부, 열량섭취량 등에 영향을 받는 것으로 생후 1년 미만의 영아도 정상적인 성장 및 유지에 필요한 양을 포함하여 1개월까지는 체중, kg당 2.0~2.4mg, 6개월까지는 1.5mg의 수준으로 서서히 감소한다. 또한 성장발달속도가 빠른 학년기는 필수아미노산이 충분히 공급되어야 하며 임산부의 경우 모체와 태아조직의 새로운 세포 형성을 돕고 조직의 발육과 성장을 위해서 1일 30mg의 단백질이 더 필요하게 된다. 수유부의 경우에도 처음 6개월간에는 1일 모유분비량 850mL, 모유 내의 단백질 함량 1.2mg/100mL을 권장하고 있다.

(3) 비타민 권장량

비타민의 필요량은 여러 요소에 영향을 받는다. 비타민 B_1은 당질 대사에 필수적이기 때문에, 임산부와 수유부의 경우 비타민 B_1의 요중배설량, 혈중량 및 적혈구의 트랜스케톨라아제(transketolase) 활성도에 대한 연구 결과에 따라 필요량의 증가가 요구된다. 비타민 B_2의 권장량은 단백질 권장량, 에너지 권장량, 대사량에 의해 결정된다. 특히 임산부는 요중 B_2 배설량이 작은 점을 고려하여 1일 0.3mg이 추가된다. 수유부의 경우에는 유즙량이 1일 평균 850mL이므로 0.5mg이 더 첨가되어야 한다. 니아신(Niacin)의 필요량은 열량에 영향을 받고, 비타민 D는 일광의 작용으로 피부에서 생합성된다. 생합성되는 양은 일광의 정도와 노출시간, 피부색에 따라 차이가 있다. 그러나 대부분은 일광에 노출되는 시간에 제한을 받고 있기 때문에 식사로 보충되어야 한다.

(4) 무기질 권장량

칼슘의 권장량은 골격의 칼슘필요량의 증가, 대사과정 중 생성되거나 상호 교환되는 칼슘량에 의해서 결정된다. 식사로 섭취한 칼슘의 흡수율은 고칼슘식이일 때 10~15%, 저칼슘식이일 경우는 40~90%이다. 그러나 저칼슘 섭취에 대한 적응 현상이 계속되지 못하여 점차 결핍 현상이 초래되면 골격의 칼슘이 감소하게 된다. 그러므로 권장량은 체내 칼슘이 평형을 유지하는 데 필요한 양을 기초로 한다. 철분은 신체의 철분필요량, 음식에 포함된 철분의 종류에 따라 흡수에 차이가 있으나, 음식물로 섭취된 철분은 약 10%가 흡수되므로 영유아기, 가임여성, 임산부와 출혈, 빈혈환자는 철의 요구량이 증가된다. 특히 임산부는 임신 중 혈액량의 증가와 태반, 출산 전후의 실혈 등의 철분 손실로 철결핍성 빈혈이 초래되기 쉬우며 수유부의 경우에는 모유 분비로 인하여 1일 0.25mg을 섭취하도록 권장한다. 철분 결핍 시에 일반식사로는 섭취가 어려우므로 철분 영양제를 사용하여 보충해야 한다.

글상자 7-1

❖ 현대인의 비만증(Obesity)

비만이란 음식물을 너무 많이 섭취하거나 활동량이 부족해서 혹은 그의 병적 요소가 원인이 되어 비지방성분(lean body mass)과 비교하여 지방조직(adipose tissue)이 과도한 상태로 축적된 것을 말한다. 급속한 경제발전과 이에 따른 생활수준의 향상으로 성인뿐만 아니라 아동 비만도 늘어나고 있다. 비만증의 원인으로는 유전적 요인, 병적 요인, 심리적 및 환경적 요인 등이 있다.

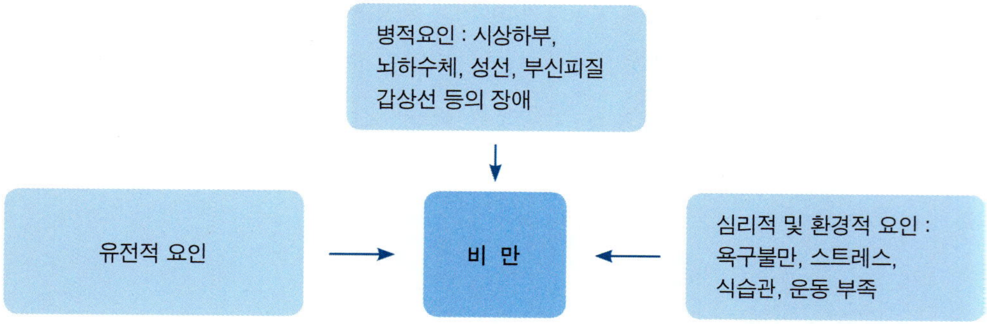

그림 7-1 비만에 영향을 주는 요인들

비만을 미리 예방하려면 아동기부터 과잉체중이 되지 않게 주의하고, 성인이 되어서도 체중을 계속적으로 관찰하며 당과 열량이 많은 후식의 섭취량을 줄이도록 노력해야 한다.

❖ 비만측정법

(1) 표준체중법

표준체중 = [신장(cm) – 100] X 0.9

신장이 161cm 초과일 때 : 표준체중 = [신장(cm – 100)] X 0.9

신장이 150~160cm일 때 : 표준체중 = [신장(cm) – 150] X 0.5 + 50

신장이 150cm 이하일 때 : 표준체중 = 신장(cm) – 100

(2) 비만지수(obesity index)

표준체중을 이용하여 비만지수를 구함으로써 비만을 판정하는 방법

$$\text{비만지수} = \frac{\text{실제체중(kg)} - \text{표준체중(kg)}}{\text{표준체중(kg)}} \times 100$$

심한저 체중	저체중	정상	체중과다	비만	고도비만
-20% 이하	-10% 이하	±10%	+10% 이상	+20% 이상	+30% 이상

(3) **체질량지수**(Body mass index: BMI, quetlet's index)

현재의 신장과 체중을 이용하여 아래와 같이 산출하는 방법

신체질량지수(BMI) = 체중(kg)/신장(m^2)

(체질량 지수에 따른 비만도)

저체중	정상	과체중	비만	고도비만
18.5 미만	18.5 이상 ~23 미만	23 이상 ~25 미만	25 이상	30 이상

3) 스트레스 극복하는 데 도움이 되는 식사

음식을 통해서 자동적으로 건강해지고 스트레스에 대한 면역성이 생기는 것은 아니다. 왜냐하면 건강은 유전, 환경, 건강관리에 의해서 많은 영향을 받기 때문이다. 그러므로 생활방식 또한 스트레스 극복에 중요하다. 즉, 운동을 얼마나 하는지, 담배를 피우는지, 술을 지나치게 많이 마시는지, 약물을 남용하는지도 또한 중요한 요인이 된다. 그러나 다음에 제시된 식사요령은 건강을 유지하고, 스트레스를 극복하는 데 도움이 된다. 스트레스를 극복하는 데 도움이 되는 식사요령은 다음과 같다.

(1) 다양한 음식을 먹어라

건강을 유지하기 위해서는 40가지 이상의 영양소를 필요로 한다. 몸이 건강할 때 생활에서 오는 스트레스를 더 쉽게 극복할 수 있다. 필수 영양소는 비타민, 무기질, 단백질에서 나오는 아미노산, 지방에서 나오는 어떤 특정한 지방산, 칼로리 식품(단백질, 탄수화물, 지방)이다. 이런 종류의 영양소들은 몇 가지의 강화식품이나 보조

식품에서가 아니라 다양한 음식에서 나와야 한다. 그러므로 다양한 식사를 통해 스트레스와 싸울 수 있는 힘을 얻을 수 있다.

(2) 건강한 체중을 유지하라

너무 뚱뚱하거나 마른 경우 스트레스와 관련된 건강문제를 유발할 가능성을 증가시킨다. 비교적 마른 경우에는 공통된 문제가 별로 발생하지 않지만 뚱뚱한 경우는 신경을 써야 한다. 왜냐하면 고혈압, 심장병, 뇌졸중, 당뇨, 암 또는 여러 종류의 다른 유형의 질병과 연결되기 때문이다.

(3) 지방, 포화지방, 콜레스트롤이 낮은 식사를 선택하라

건강을 유지하기 위해서는 지방, 포화지방, 콜레스트롤이 적은 음식을 선택해야 한다. 지방이 많은 식사를 하는 사람은 비만과 여러 종류의 암이 발생할 확률이 더 높다. 그리고 포화지방과 콜레스트롤이 높은 식사를 하면 심장병 질환에 걸릴 확률이 높아진다.

(4) 야채, 과일, 곡류가 많은 식사를 선택하라

야채, 과일, 곡류는 중요한 식사 요소이다. 이 식품들은 건강과 매우 밀접한 관련이 있다. 이 음식들은 지방이 적다. 이런 음식들의 선택은 탄수화물을 증가시키고, 지방은 감소시킨다. 더하여 이 음식들을 통해 더 많은 섬유질(dietary fibre)을 섭취할 수 있다. 섬유소가 많은 음식은 위에 부담을 덜 주고, 변비와 치질에 효과적이다. 식물섬유와 복합 탄수화물은 적고 지방이 많은 식사를 할 경우 심장병, 비만, 그리고 암에 더 많이 걸리게 된다.

(5) 설탕을 절제하라

대부분 사람들은 칼로리를 제공하는 설탕의 맛을 즐긴다. 어떤 사람들은 자연 보조제, 농축제, 굽는 음식 보조제로 사용한다. 설탕과 이를 많이 포함하고 있는 음식은 칼로리는 제공하지만 영양소가 제한되어 있다. 그러므로 설탕은 적절하게 사용해야 하며, 칼로리를 적게 섭취해야 할 사람에게는 아주 적게 사용하여야 한다. 설탕은 높은 칼로리가 필요한 매우 활동적인 사람들에게는 보충제가 될 수도 있다. 설탕이 많은 음식이 당뇨를 일으킨다고는 단정할 수 없다. 가장 흔한 당뇨의 형태는 체중이 과다한 어른에서 발생한다. 또한 설탕만을 피한다고 해서 비만을 치료할 수 있는 것은 아니다.

(6) 소금과 나트륨은 적당량만 사용하라

많은 음식에 소금, 나트륨, 염화물이 포함되어 있다. 그러나 필요 이상의 소금과 나트륨의 섭취는 혈압을 높이게 된다. 혈압에 영향을 주는 요인들은 짠 음식, 유전과 비만, 과도한 음주 등이다. 현재로서는 소금과 나트륨에서 누가 고혈압을 일으키고, 누가 이익을 얻게 될지 추측하기는 어렵다. 그러나 대부분의 사람이 필요 이상으로 소금과 나트륨을 섭취하고 있기 때문에 섭취량을 줄이는 것이 현명하다.

(7) 술을 절제하라

술은 칼로리를 함유하고 있지만 영양분은 거의 또는 전혀 없다. 술을 마시는 것은 전체적으로 건강에 유익하지 않고, 많은 건강 문제와 관련되어 있으며, 빈번하게 발생하는 사고의 원인이 되기도 한다. 또한 술은 중독성을 가지고 있다. 과음을 하는 사람은 음식 섭취가 적고, 몸에서 영양소를 흡수하지 못하기 때문에 영양실조에 걸리기 쉽다. 너무 많이 마시면 간경화, 췌장염, 뇌와 심장의 손상, 그리고 여러 종류의 암의 위험을 증가시키는 원인이 된다. 또한 음주는 고혈압과 뇌졸중의 위험과 관련이 많다.

지금까지 스트레스에 도움이 되는 식사에 대해 알아보았다. 현재의 당신의 식생활에 대해 생각해 본 다음, 적절하지 않다면 개선하려는 노력을 해야 할 것이다. 스스로 자신의 음식 습관을 통제해야 한다. 건강에 좋은 음식 습관은 스트레스를 줄여 주는 역할을 한다.

글상자 7-2

❖ 한국인의 10대 사망원인과 음식의 관련

2024년 통계청이 '2023년 사망원인 통계'를 집계하여 발표하였는데, 그 결과는 다음과 같다.

표 7-1 사망원인과 사망률

(단위: 인구 10만 명당 명)

순위	사망원인	사망률	'22년 순위 대비
1	악성신생물(암)	166.7	–
2	심장 질환	64.8	–
3	폐렴	57.5	↑(+1)
4	뇌혈관 질환	47.3	↑(+1)
5	고의적 자해(자살)	27.3	↑(+1)
6	알츠하이머병	21.7	↑(+1)
7	당뇨병	21.6	↑(+1)
8	고혈압성 질환	15.6	↑(+1)
9	패혈증	15.3	↑(+2)
10	코로나19	14.6	↓(-7)

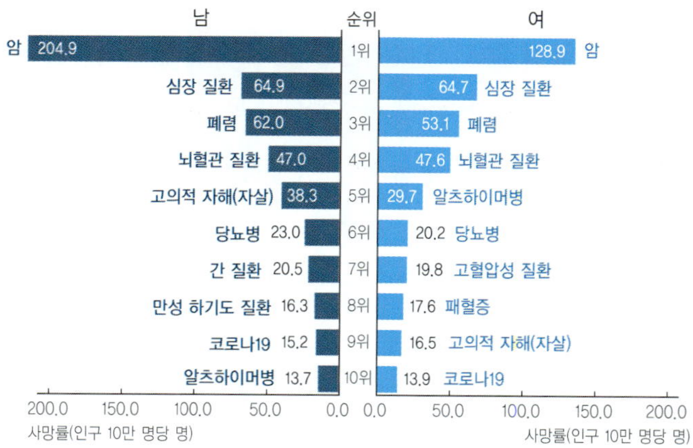

10대 사망원인 중에서 위암, 고혈압, 간암, 폐암, 당뇨병, 뇌혈관질환 및 심장질환 등의 사망원인은 음식과 관련이 많은 것들이다. 그러므로 식사는 균형 있는 열량섭취, 영양소 섭취, 식이섬유 섭취 및 올바른 식품 선택이 중요하다고 할 수 있다.

2. 운동

운동은 우리의 신체에 많은 영향을 준다. 운동을 통한 육체적 자극은 긴장을 풀어 주고 또한 수면과 마찬가지로 에너지 저장고를 복원해 주는 역할을 한다. 그러므로 운동은 심혈관계와 순환계의 상태, 근육 상태를 조절 · 유지시킴으로써 스트레스와 질병을 줄이거나 예방하는 역할을 한다. 즉, 운동은 긴장을 풀어 주고, 신체의 일반적인 생리학적 상태를 개선시켜 주는 동시에 체중을 감소시킨다. 심혈관계와 순환계의 개선은 인체 조직 내에 더 많은 산소를 공급해 줌으로써 그 사람의 스트레스에 대한 적응력을 고양시킨다. 운동이 우리에게 미치는 영향은 표 7-2 와 같다.

표 7-2 운동이 인체에 미치는 영향

순환기능에 미치는 영향

- 심장박동률의 증가
- 안정 시 및 운동 시 혈압의 저하
- 폐 확산능력의 증가
- 미토콘드리아의 수와 크기의 증가
- 최대 산소섭취량 증가
- 혈약량과 헤모글로빈 총량의 증가
- 산화효소의 활성과 농도의 증가

신체에 미치는 영향

- 체지방량 및 체중의 감소
- 혈중 고밀도 지질-콜레스테롤의 증가
- 유연성 증가
- 혈중 저밀도 지질-콜레스테롤의 감소
- 뼈의 칼슘침착 증가
- 지구력 증가

심리적 영향

- 자기개념(self-image), 자긍심(self-esteem)의 증가
- 기분이 좋아짐
- 긴장의 완화
- 인지적 기능 향상
- 수면 형태의 개선
- 불안 감소

표 7-2 에서 보는 바와 같이 운동은 우리에게 많은 긍정적인 영향을 미치는데, 특히 스트레스를 줄이고 긴장완화에 효과가 있다는 증거들이 나타나면서 운동은 육체적 · 정신적 건강을 유지하는 데 중요한 요인으로 받아들이고 있다. 운동을 선택할 때 고려할 점은 다음과 같다.

1) 자신에게 적합한 운동의 선택

자신에게 적합한 운동을 선택하는 것은 중요하다. 그러나 운동에 대한 흥미는 개인마다 다르고, 또한 자신의 체력, 근력에 따라 달라지기 때문에 자신에게 맞는 운동의 선택은 쉽지 않은 일이다. 자신에게 어울리는 운동을 선택함에 있어 가장 중요한 것은 자신의 적성이다. 자신의 적성에 맞지 않는 운동을 선택하게 되면 도중에 흥미가 사라지게 되어 운동을 중단하게 된다.

2) 운동시간

처음에는 운동을 짧은 시간부터 시작하는 것이 효과적이다. 그런 다음 조금씩 운동시간을 늘려가면서 자신에게 맞는 시간을 선택하여 규칙적으로 하는 것이 좋다. 일반적으로 심장의 작용을 높이고 체중을 줄이기 위해서는 1회 운동시간을 30분에서 60분 정도 하는 것이 좋다. 이 정도의 시간이면 겨울이라도 몸이 따뜻해지고 땀이 나고, 운동 후에 상쾌함을 경험할 수 있다.

3) 운동 빈도

운동 횟수는 1주일에 3~5일 정도 하는 것이 좋다. 매일 운동을 하게 되면 손상의 위험이 크고, 1~2일 이하로 하는 것은 건강 증진에 효과가 적다. 연구 결과에 따르면, 1주일에 3회의 운동은 2회 운동보다 그 효과가 2배 이상인 것으로 보고하고 있다.

4) 운동량의 증가 속도

건강 상태가 나쁘거나 체력이 약하거나, 이전에 별로 운동을 하지 않았던 사람들은 운동을 서서히 증가시켜 나가야 한다. 만약 고혈압, 심장질환, 뇌졸중이나 심장병으로 사망한 가족의 병력, 빈번한 어지러움, 가볍게 일한 후의 극심한 호흡곤란, 관절염이나 다른 뼈의 질환, 근육이나 인대의 심각한 문제를 가지고 있는 사람들은 운동을 시작할 때 전문가와 상담을 통해 건강상의 위험을 줄여야 한다.

운동의 증가 속도는 초기, 증진기 및 유지기의 3단계로 나누어지는데 초기는 2~6주 정도로 주 3회씩 운동하되 강도를 약하게 하고 스트레칭 운동과 가벼운 칼리스테닉 운동을 많이 하는 것이 좋다. 증진기는 1~6개월 정도로 매 2~4주마다 조금씩 운동 강도나 지속시간을 증가시켜 나가며 주당 3~4일씩 운동한다. 이런 강도로 유지기에 도달하면 1주일에 약 1,000칼로리 정도 소비하는 운동을 유지하는 것이 좋다.

글상자 7-3

❖ 운동과 스트레스의 관계성에 관한 연구

운동이 스트레스에 대한 반응성(stress reactivity)에 영향을 미친다는 Crew와 Landers(1987)의 연구를 살펴보면 다음과 같다.

이들은 유산소성 운동과 스트레스 반응성에 관한 연구 34편을 메타분석(meta analysis)한 결과, 유산소성 운동을 한 피험자는 통제집단에 비해 스트레스에 대한 심리적 반응이 감소하였다는 사실을 발견하였다. 즉, 유산소성 운동을 한 사람이 심리적인 스트레스에 대해 덜 민감하게 반응할 뿐만 아니라 스트레스를 받은 후에도 평상시 수준으로 빨리 회복한다는 것을 발견했다. 또한 단기운동보다 장기운동이 훨씬 큰 운동의 효과가 있음을 보고하였고 높은 수준의 스트레스를 극복하는 데에도 효과적이지만 낮은 수준의 스트레스를 더욱 잘 극복하는 데 도움이 되는 것으로 보고하고 있다.

3. 스트레칭

스트레칭은 유연 체조의 한 종류로서 동적 스트레칭과 정적 스트레칭으로 구분할 수 있다. 동적 스트레칭이란 맨손체조 등에서 많이 사용하던 운동으로 몸에 동적인 바운스를 주면서 근육을 늘여 주는 방법이고, 정적 스트레칭이란 가능한 관절은동 범위의 어느 단계에서 수초 혹은 수십초간 동작을 정지하여 근육을 늘려 주는 방법이다. 동적 스트레칭은 국민체조, 맨손체조 등으로 많이 활용되어 온 것으로 갑작스러운 동작으로 근육을 늘여 주면 신전반사에 의해 근육의 손상이 우려되므로 보다 안전하고 효과적인 정적 스트레칭이 권장되고 있다.

다음에 소개되는 스트레칭은 우리가 학교나 직장과 같은 일상생활에서 피로감을 느낄 때 손쉽게 실시할 수 있는 것들이다. 특히 오랜 시간 책상에 앉아 있을 경우 몸을 스스로 만족할 때까지 쭉 펴는 것이 원기 회복에 매우 효과적이다.

① 팔을 옆으로 펴고 손끝을 올린다. 팔을 앞 또는 뒤에서 돌리면서 발을 구른다 (앞으로 돌리기, 뒤로 돌리기 각각 10스텝).

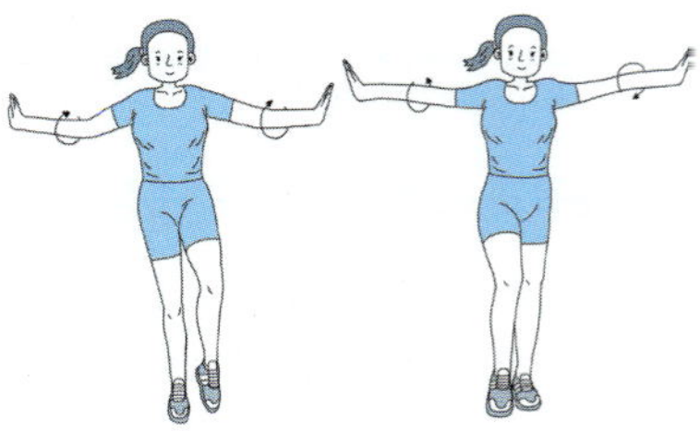

② 발을 어깨너비로 벌리고, 양손은 앞에서 깍지 끼고, 손바닥을 앞으로 보게 하여 팔을 앞으로 쭉 편다(5~7초).

③ ②의 자세에서 손을 머리 위로 올린다 (5~7초).

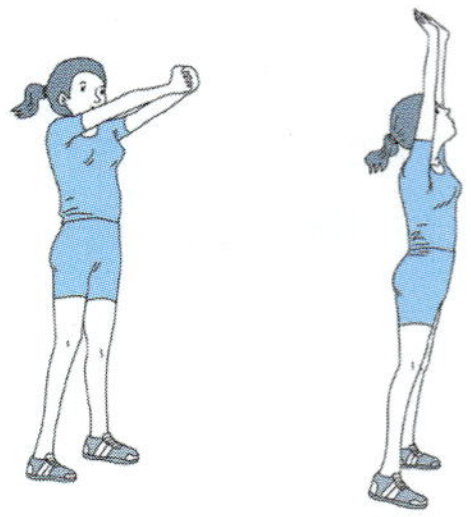

④ 왼손은 허리에 대고, 오른팔은 비스듬히 위로 편다. 리듬에 맞추어(1, 2, 3, 4), 팔은 조금씩 바깥쪽으로 비틀면서 편다. 왼쪽도 같이 한다(2세트).

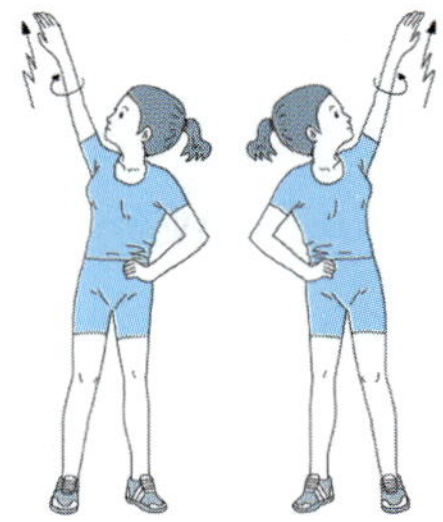

⑤ 리듬에 맞춰 왼쪽, 오른쪽 교대로 펴올린다(좌우 각 5회).

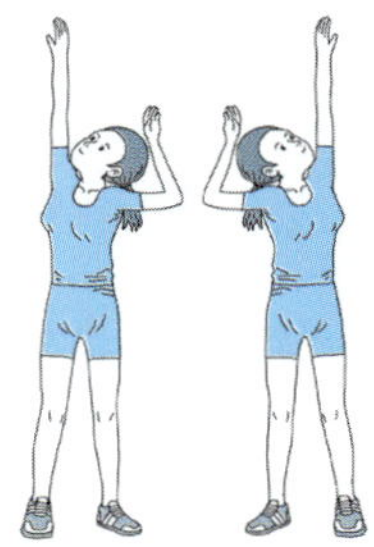

⑥ 오른손을 허리에 대고, 허리를 앞으로 굽힌다. 오른쪽을 보면서 왼쪽 손을 리듬에 맞추어(1, 2, 3, 4), 팔을 조금씩 편다. 반대쪽도 같은 방법으로 실시한다(2세트).

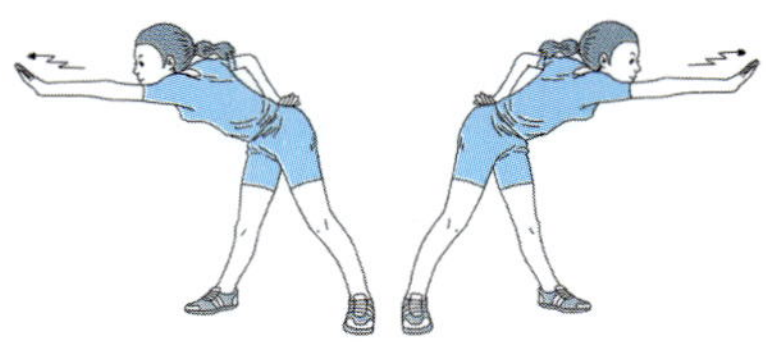

⑦ 오른손으로 왼쪽 손목을 잡고, 팔을 양다리 사이로 넣으면서 상체를 굽힌다. 굽힐 때에는 가볍게 탄력을 주면서 1, 2, 3은 굽히고, 4에서 양손을 머리 위로 올리면서 몸을 쭉 편다(3세트).

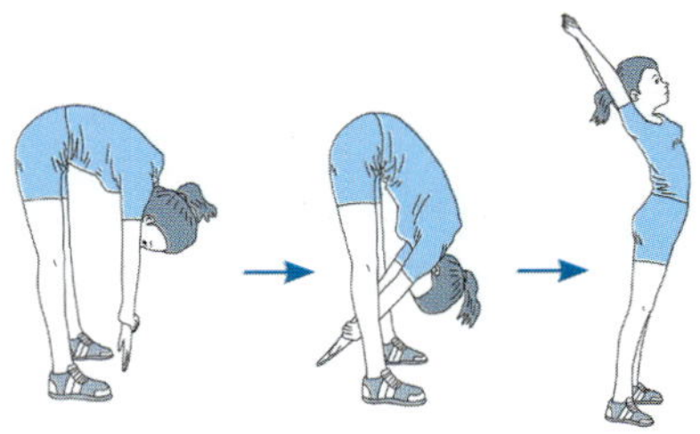

⑧ ⑦과 같이 스트레칭한 다음, 그 자세에서 상체를 뒤로 젖힌다. 이때 무릎은 편다(10초).

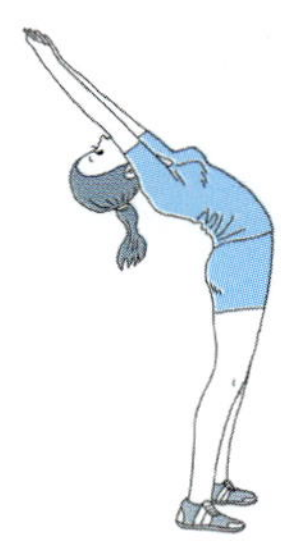

⑨ 몸 앞에서 양손을 깍지 끼고 손바닥은 앞을 향하게 하여 팔을 앞으로 편다. 오른쪽 팔꿈치를 굽혀 오른쪽으로 당기면서 상체를 오른쪽으로 비튼다. 똑같은 방법으로 왼쪽도 한다(10초).

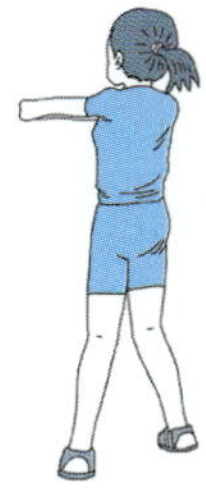

⑩ 몸을 앞으로 굽혀 손바닥을 바닥에 댄다(5초). 발끝으로 서서 체중을 앞으로 옮긴다(5초). 발끝을 천천히 정강이 쪽으로 들어 올리면서 허리를 뒤로 당겨 뒤꿈치 서기를 한다(5초).

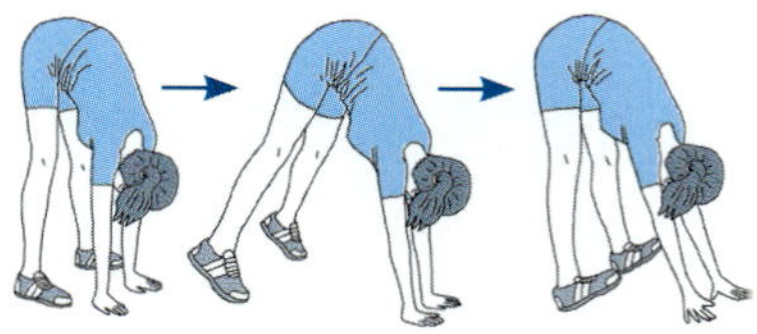

⑪ 가. 발을 약간 넓게 벌리고 양팔을 위로 쭉 편다. 그 자세에서 상체를 앞으로 직각으로 굽힌다. 팔은 앞으로 펴고 등을 편다(5초).

나. 그 다음, 오른손을 왼발에 대고 왼손은 높이 올린다. 반대쪽도 똑같이 실시한다(4회).

다. 다시 「가」의 자세로 돌아온다.

라. 다시 「나」의 자세를 한 번 더 한다.

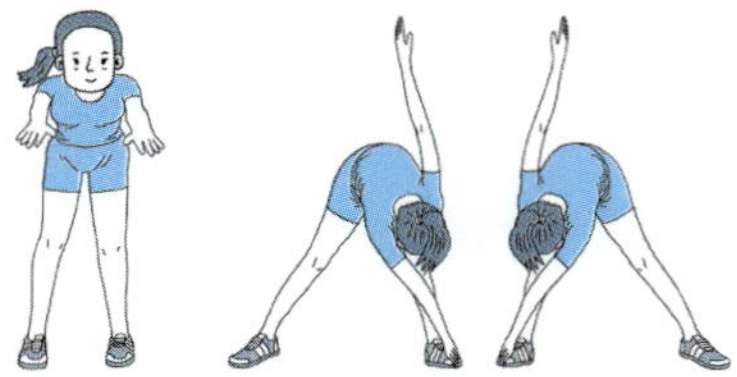

㉮ ㉯

⑫ ①의 동작을 반복한다.

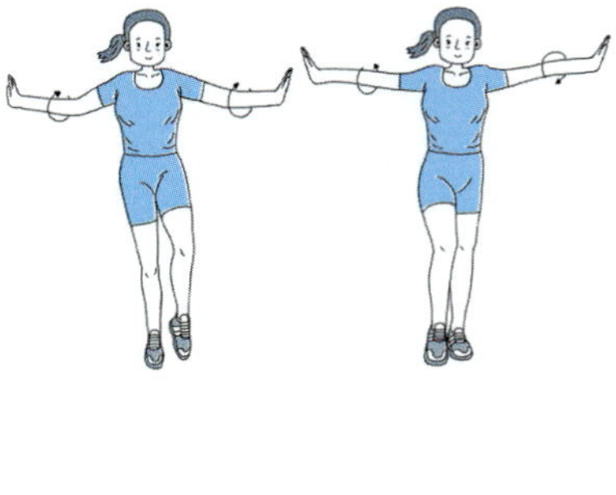

연습문제

1. 영양결핍에 걸리지 않고 건강한 생활을 유지하기 위해 필요한 영양소에는 어떤 것들이 있는가?

2. 스트레스를 극복하는 데 도움이 되는 식사에는 어떤 것들이 있으며, 본인의 식사 요령과 일치하는가? 아니면 어떤 점을 개선해야 할 것인가?

3. 당신의 비만도를 측정해 봅시다.

4. 운동이 우리에게 미치는 긍정적인 영향은 무엇인가?

5. 건강한 생활을 유지하기 위해 본인이 하고 있는 운동(운동시간, 운동빈도 등)에 대해 토론해 봅시다.

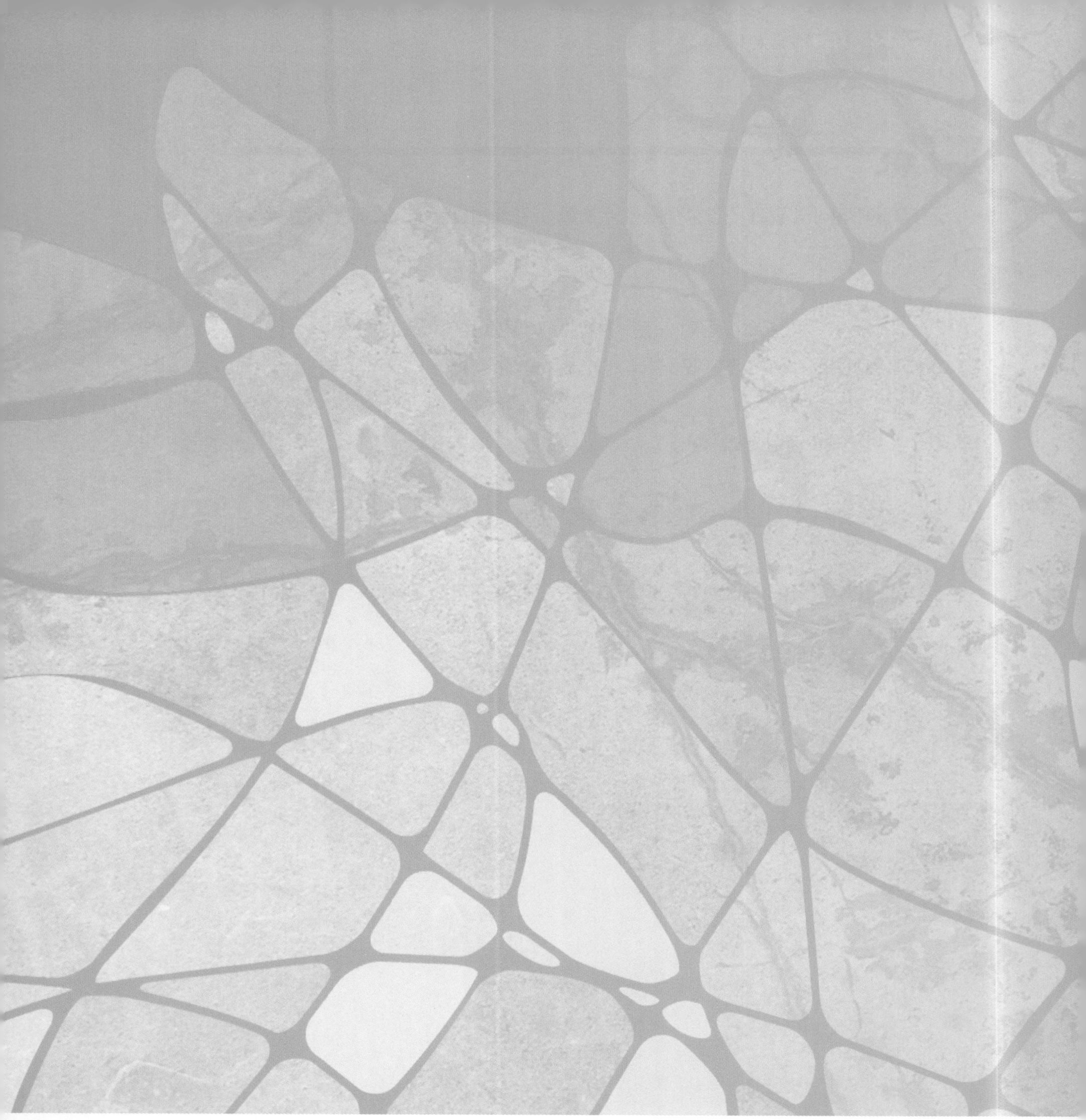

PART 4 현대사회와 병리

학습목표

1. 가족구조의 다양화를 이해하고 병리와의 관련성을 설명한다.
2. 가정에서 발생되고 있는 병리의 유형에 대해 이해한다.
3. 청소년기에 발생되고 있는 병리의 유형에 대해 이해한다.
4. 가정과 청소년기에 발생되는 병리 현상에 대한 예방법과 해결책을 모색해 본다.

우리는 흔히 “살기 좋은 세상”에 살아가고 있다는 말을 자주 하고 자주 듣기도 한다. 예전에 비해 풍부해진 물질, 편리한 도구들이 개발되면서 인간에게 편안함을 제공한 것은 사실이다. 이에 비해 “각박해진 세상”이라는 말도 자주 하곤 한다. 이것은 편안함을 제공한 세상이 가져온 부작용의 의미일 것이다.

편리한 세상이 가져다 준 대표적인 부작용은 가정에서의 병리문제와 청소년의 병리문제이다. 우리 사회는 저출산 고령사회로 접어들면서 다양한 가족 유형들이 등장하였고, 가정폭력이 빈번하게 발생되면서 가족들을 신체적 · 심리적으로 병들게 하고 있다. 또한 입시위주의 교육은 청소년들에게 성적, 입시 스트레스를 경험하게 하고, 자살충동을 느끼게 만드는 주 요인으로 작용하고 있다. 정부와 사회단체에서는 다양한 예방교육과 대책을 내세우고 있지만 실효성을 느끼기에는 아직도 가야 할 길이 많다는 생각이 든다.

따라서 4부에서는 가정에서 발생되고 있는 병리와 청소년기에 발생되는 다양한 유형의 병리 현상을 살펴보고 이와 같은 병리 현상을 감소시킬 수 있는 방법에 대해 모색해 보고자 한다.

chapter 8

가정에서의 병리문제

전통사회에서의 가족은 생산과 소비의 단위로서 생활의 터전과 동시에 교육의 장이었다. 또한 가족의 존재이유가 자녀를 출산하여 가족을 지속, 번성시키는 것이었으며, 따라서 부모 자녀 관계는 권위 복종의 관계로 이루어지게 되었다. 그러나 1960년대 이후 급격한 산업화와 도시화로 가족구조가 핵가족으로 변화하였고, 자녀 수도 급격하게 감소되게 되었다. 따라서 본 장에서는 가족구조의 변화와 가정에서 발생되고 있는 대표적인 병리문제인 가정폭력을 중심으로 살펴보고자 한다.

1. 저출산 초고령사회

우리나라의 두드러진 변화 중의 하나는 저출산 고령사회가 다른 나라에 비해 빠른 속도로 전개되었다는 점이다. 1960년대 이후에는 출산억제정책으로 인해 인구가 감소하게 되었는데, 2024년도 현황을 보면 가임여성 1명당 평균출생아는 0.75명으로 나타났다. 또한 저출산과 더불어 노인인구가 급격히 증가되었으며, 2008년 총인구

중 65세 이상 인구가 차지하는 비율은 10.3%로서 우리나라는 2000년에 이미 고령화 사회(7% 이상)에 진입하였으며, 2019년에는 15%로 고령사회(14% 이상)에 도달한 것으로 나타났으며, 2025년에는 초고령사회(20% 이상)에 진입하게 되었다.

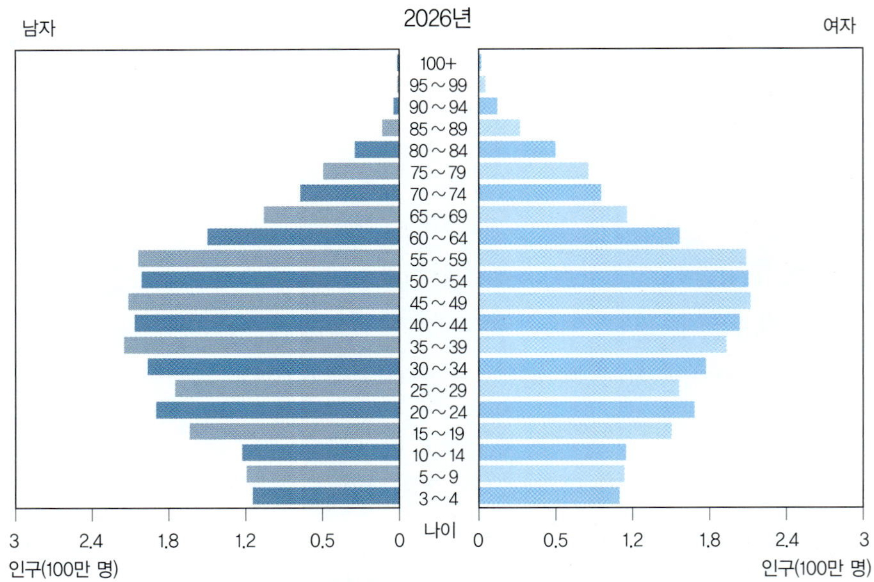

그림 8-1 남녀 연령별 인구구성비

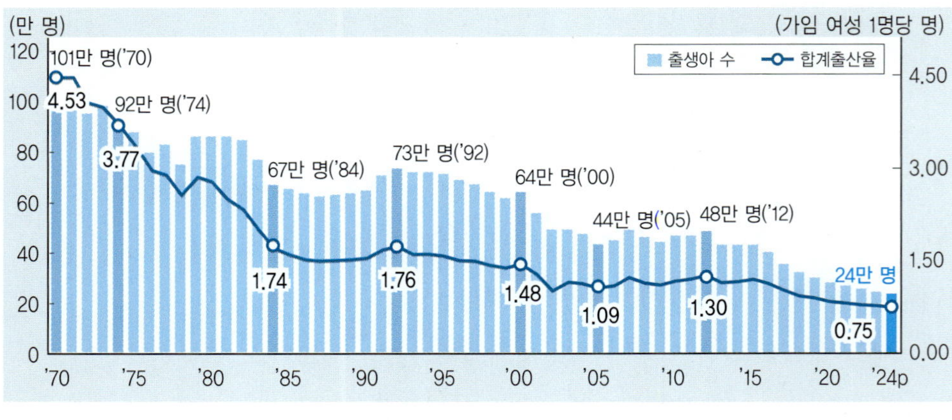

그림 8-2 출산율

출처: 통계청(2024). 2024년 인구동향조사: 출생 · 사망통계.

다음은 우리나라 출산억제정책과 출산장려정책에 관한 TV 광고와 포스터 광고를 시대별로 살펴본 것이다.

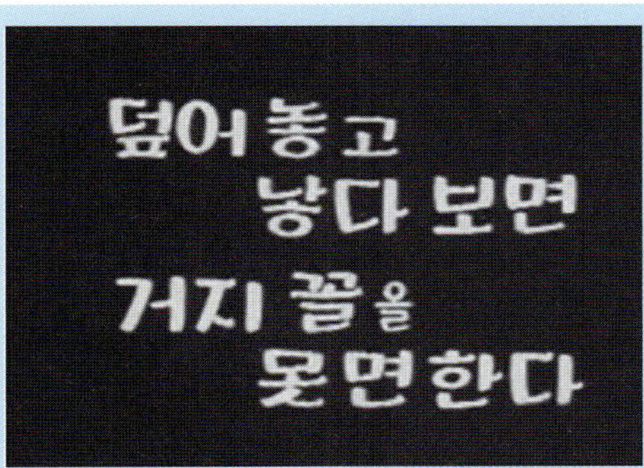

1960년대

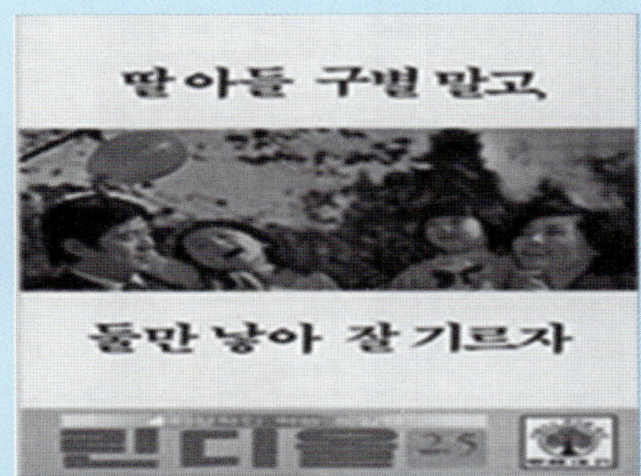

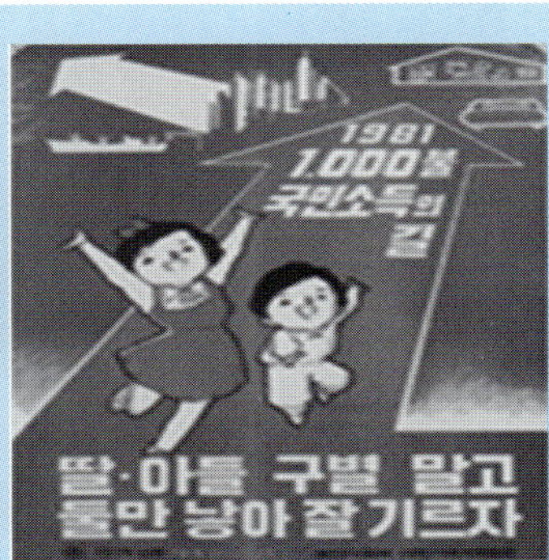

1970년대

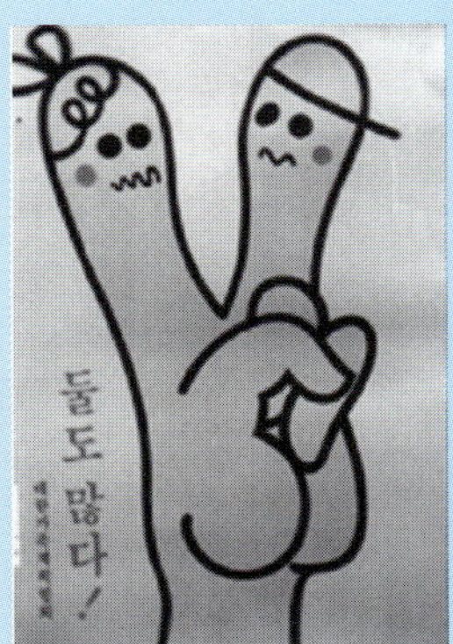

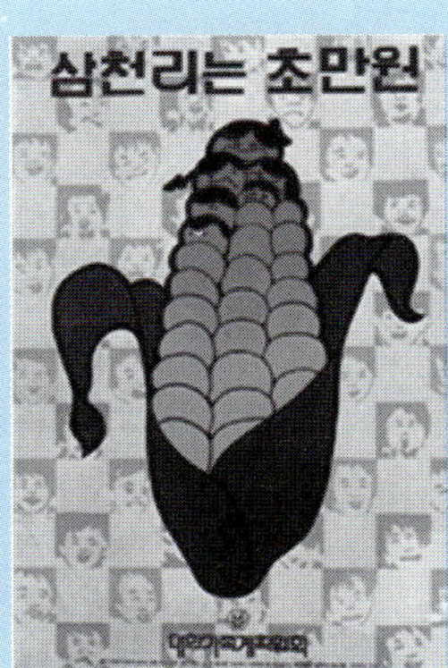

1980년대

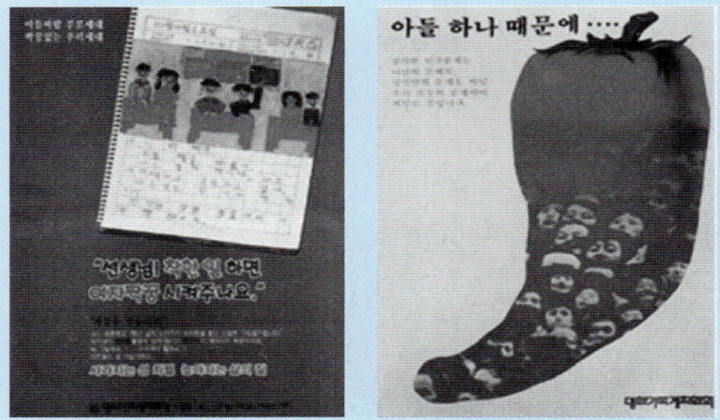

1990년대

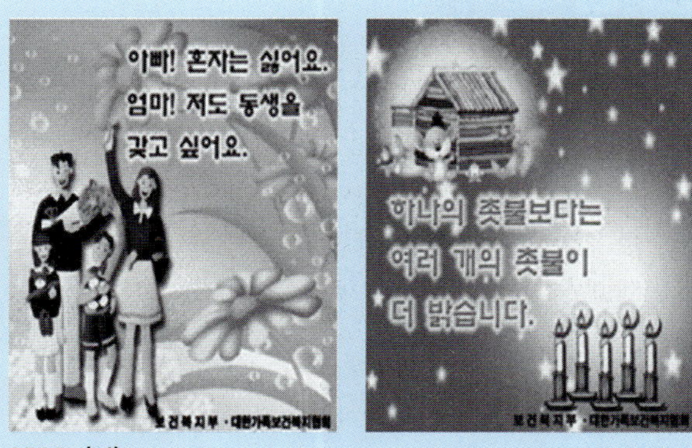
아빠! 혼자는 싫어요.
엄마! 저도 동생을
갖고 싶어요.
보건복지부 · 대한가족보건복지협회
하나의 촛불보다는
여러 개의 촛불이
더 밝습니다.
보건복지부 · 대한가족보건복지협회

2000년대

2. 가족 유형의 다양화

저출산 고령사회의 변화와 더불어 나타난 사회적 변화로는 첫째, 기혼 여성의 취업 증가와 맞벌이 가족의 증가로 남성의 역할 변화 및 자녀 양육을 기관이나 타인에게 맡기는 대리양육이 증가하게 되었다. 둘째는 이혼의 증가(이혼건수는 1975년에 비해 2000년에는 7배나 증가)로 한부모 가족과 재혼 가족이 증가(재혼건수는 2000년에는 1975년에 비해 5배나 증가)하였다. 과거에는 배우자의 사별에 의한 한부모 가족이 많았지만 현재는 이혼에 의한 한부모 가족이 증가하게 되었다.

1) 이혼 가족의 증가

우리나라는 2001년부터 이혼율이 급속하게 증가되었다가 2005년부터 다소 낮아지는 경향을 보이고 있다 그림 8-3 . 그 이유 중의 하나가 이혼 제도의 변화를 들 수 있다. 즉, 이혼이 사회적 문제로 대두되면서 기존에는 관할법원이 부부의 협의이혼 의사를 확인한 후, 그 확인서를 내주면 부부가 이를 첨부하여 관할 호적관서에 이혼 신고를 하면 이혼의 효력이 발생되었다. 그러나 2005년부터 "이혼숙려제도"를 도입하였는데, 이혼숙려제도란 이혼을 신청한 부부들이 일정 기간 숙려기간을 거치도록 하는 것으로 경솔한 이혼을 방지하고 이혼 결정에 대해 다시 한 번 재고할 기회를 제공하기 위한 것이다. 이 제도는 사회구성의 최소 단위로 볼 수 있는 가정의 해체를 막고 안정된 사회를 유지시키는 데 큰 효과가 있다. 특히 충동적으로 이혼을 생각하는 부부의 경우에는 이 숙려기간 중에 대부분이 마음을 돌려 이혼에 대해 다시 생각할 수 있게 한다는 장점을 지니고 있다.

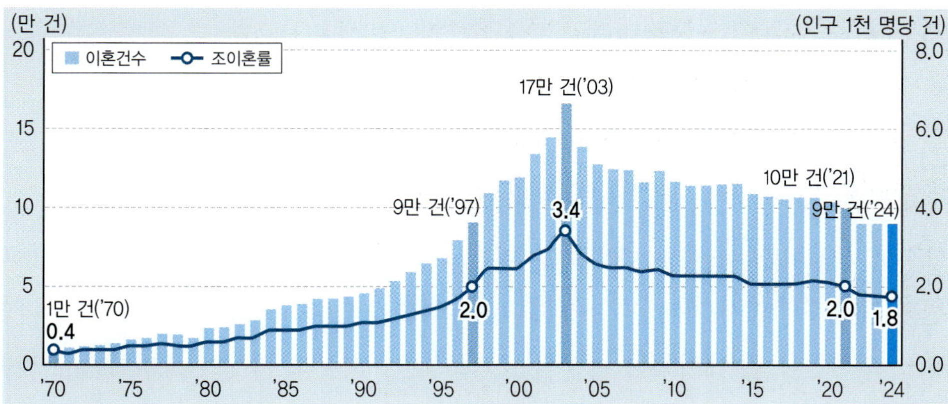

그림 8-3 이혼건수 및 조이혼율 추이, 1970~2024.

출처: 통계청(2025). 2024년 혼인 · 이혼 통계.

이혼은 부부만의 문제가 아니다. 즉, 이혼한 부부에게도 영향을 미치지만 자녀에게도 영향을 미치게 된다. 먼저 이혼한 부부에게 미치는 영향들을 살펴보면, 경제적인 문제이다. 이혼으로 생활수준이 낮아지는데 여자에게 더 큰 영향을 미친다. 여자들의 경우 저임금과 취업 기회의 제한 등으로 노동시장에서 불리한 위치에 있기 때문에 자녀들을 양육할 경우 경제적 어려움은 자녀의 영양과 건강에 부정적인 결과를 초래하게 된다. 둘째는 정서적인 문제를 경험한다. 이혼이 개인에게 실패자라는 느낌을 들게 하고, 더하여 분노, 우울, 상실감, 자존감 저하, 불안감을 겪게 한다. 마지막으로 친척 및 사회관계의 문제이다. 결혼으로 맺어진 친인척 간의 교류가 자연히 사라지게 된다. 또한 이혼으로 심리적 상처를 입은 사람은 인간관계를 두려워하며, 사회적 모임까지도 회피함으로써 사회관계망이 약화되기 쉽다(박선환 외, 2017).

또한 자녀를 둔 가족의 이혼은 자녀에게 큰 심리적 상처를 남길 수 있다. 이혼가족의 아이들은 개인내적 발달과정뿐 아니라 이혼으로 달라진 가정 변화에도 적응해야 한다는 부담감을 가지고 있다. 또한 자녀들은 부모의 이혼이 자기 자신 때문이라고 생각하는 경우가 많기 때문에 공격적이고 반항적인 행동적 특성과 불안이나 우울의 정서적 장애 및 자존감 저하의 인지적 장애를 경험할 가능성이 매우 높다. 따라서 이혼 가정의 자녀들에 대해서는 스트레스 대처 교육과 대안적 지지체계를 마련해 주는 것이 매우 중요하다고 할 수 있다.

2) 한부모 가족의 증가

한부모 가정이란 이혼, 사별, 유기, 미혼모에 의해 발생되는 가정으로 현재 18세 미만의 자녀와 살면서 자녀를 부양하고 부모 역할을 담당하고 있는 한부모와 자녀의 가정을 의미한다. 현대사회는 이혼의 증가로 인해 한부모 가정이 증가하는 추세를 보이고 있다. 이러한 증가 추세와는 달리 이들에 대한 사회적 인식은 매우 낮다고 할 수 있다.

한부모 가구는 2109년 전체가구의 7.3%에서 2023년 6.6%를 보이고 있는데, 구체적인 한부모가족의 현황은 그림 8-4, 표 8-1과 같다.

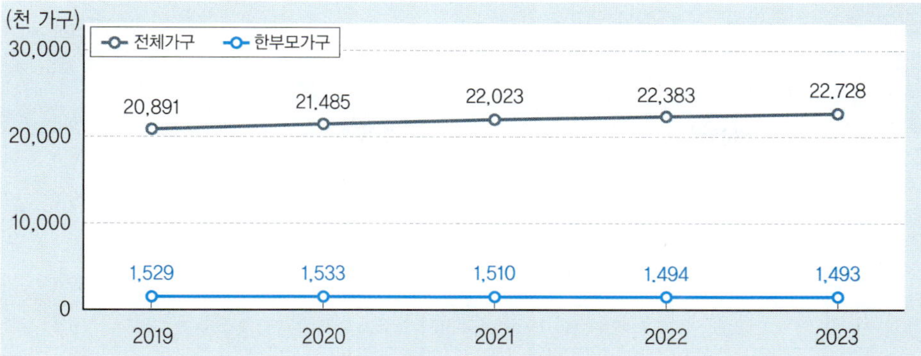

그림 8-4 한부모가구의 현황

출처: 통계청(2024). 인구총조사, 장래가구추계.

표 8-1 한부모가구의 비율

(단위 : 천 가구, %)

	2019	2020	2021	2022	2023
총가구	20,891	21,485	22,023	22,383	22,728
한부모가구	1,529	1,533	1,510	1,494	1,493
한부모가구 비율	7.3	7.1	6.9	6.7	6.6

주. 한부모가구 현황은 한부모가족지원법에 따른 지원대상으로 저소득 한부모가족의 현황임.

출처: 통계청(2022). 인구주택총조사.

한부모 가족 가구의 현황을 살펴보면, 2019년에 1,529천 가구(7.3%), 2020년 1,533천 가구(7.1%), 2021년 1,510천 가구(6.9%), 2022년 1,494천 가구(6.7%), 2023년 1,493천 가구(6.6%)로 나타났다.

3) 재혼 가정의 증가

최근 남녀 모두 초혼 구성비는 감소하고 있지만 재혼은 계속 증가하는 추세를 보이고 있으며(통계청, 2025), 평균재혼 연령도 다소 높아지고 있는 것으로 나타났다 표 8-2 .

표 8-2 혼인종류별 건수, 2014-2024

(단위: 천 건, %)

		2014	2015	2016	2017	2018	2019	2020	2021	2022	2023	2024	구성비	전년대비	
														증감	증감률
혼인건수*		305.5	302.8	281.6	264.5	257.6	239.2	213.5	192.5	191.7	193.7	222.4	100.0	28.8	14.8
남자	초혼	257.9	256.4	238.1	222.5	216.3	199.5	180.1	161.2	160.1	161.6	190.6	85.7	29.0	17.9
	재혼	47.5	46.4	43.3	41.7	41.1	39.4	33.3	31.1	31.2	31.6	31.3	14.1	-0.3	-1.0
여자	초혼	251.5	250.0	232.4	216.8	210.3	193.9	175.0	156.5	156.0	157.4	187.0	84.1	29.5	18.7
	재혼	53.9	52.7	48.9	47.4	46.7	44.5	38.1	35.6	35.0	35.2	34.3	15.4	-0.9	-2.6
남(초)+여(초)		239.4	238.3	221.1	206.1	200.0	184.0	167.0	149.2	148.3	149.6	178.7	80.4	29.1	19.4
남(재)+여(초)		12.0	11.7	11.1	10.5	10.2	9.8	7.9	7.1	7.4	7.6	7.9	3.6	0.3	4.2
남(초)+여(재)		18.4	18.0	16.7	16.2	15.9	15.0	12.8	11.7	11.3	11.4	11.2	5.0	-0.2	-2.0
남(재)+여(재)		35.5	34.7	32.1	31.1	30.7	29.4	25.2	23.8	23.5	23.7	23.0	10.4	-0.6	-2.7

* 미상 포함/초: 초혼, 재: 재혼

출처: 통계청(2025). 2024년 혼인 · 이혼 통계.

재혼 가정에 대한 연구결과들을 살펴보면, 재혼은 가족생활에 대한 현실적인 기다를 가지게 되며, 이전 가정에 대해 느끼는 상실감을 인정하고 수용 지지할 수 있기 때문에 재혼 생활의 만족도는 비교적 높은 것으로 보고되고 있다. 즉, 재혼은 비교적 정서적으로 성숙한 상태에서의 결혼이기 때문에 다소 적응력이 높고, 초혼에서 얻은 교훈을 바탕으로 결혼생활을 하기 때문에 만족감이 더 높을 수 있다.

그러나 동반 자녀가 없이 재혼하는 경우에도 여러 가지 문제가 발생할 수 있는데, 재혼하는 성인에게 동반 자녀가 있을 경우에는 훨씬 복잡한 가족관계가 나타나기 때문에 재혼 생활에 영향을 미치게 된다. 따라서 행복한 재혼 생활을 위해서는 부부 간의 노력뿐만 아니라 자녀들의 입장에서 이해하고 그에 따른 적절한 도움이 필요하다. 재혼 가정의 자녀들이 경험하게 되는 특징은 발달단계에 따라 좀 다르게 나타난다. 학령기 이전의 아이들은 현실과 상상을 구분할 수 있는 능력이 부족하기 때문에 자신의 잘못으로 인해 가족이 분리되었다고 생각하여 죄책감을 경험할 수 있다. 학령기(초등학교) 시절은 친부모의 재결합을 강하게 꿈꾸기 때문에 한쪽 부모의 재혼은 상실감을 느끼게 하여 우울해하거나 공격성향을 나타낼 수 있다. 마지막으로 청소년기 자녀들은 발달단계 상 자아정체성을 발달시키고 성에 대해 관심이 높아지는 시기이기 때문에 자녀와의 약해진 친밀감과 이성가족에 대한 거리감을 재혼한 부모와 가족에 대한 거부감으로 오해하고 지나치게 친밀해지려고 노력하거나 가족관계가 매우 어색해질 수 있다. 따라서 자녀의 발달단계에 따른 특징을 이해하고 이에 대해 적절하게 대처하여 행복한 재혼 가정을 이룰 수 있도록 노력해야 한다.

3. 가정폭력

1998년 7월 1일부터 시행되고 있는 가정폭력범죄의 처벌 등에 관한 특례법에 의하면, 가정폭력은 가족 구성원 사이의 폭력행위를 의미한다. 또한 가정폭력의 범위는 신체적 · 정신적 또는 재산 상 피해를 수반하는 행위로 보고 있어 특례법의 적용을 받는 대상과 범위는 매우 포괄적이다. 가정폭력이란 남편과 아내, 부모와 자녀, 형제자매 및 기타 동거가족을 포함한 가족 구성원 중의 한 사람이 다른 사람에게 의도적으로 물리적인 힘을 사용하거나 정신적인 학대를 통하여 고통을 주는 행위를 말한다.

1) 가정폭력의 현황

가정폭력은 일반폭력과 달리 가족 등 친밀한 관계에서 지속적으로 반복되고 그 정도도 지속적으로 심화되는 특징을 가지고 있다. 이러한 가정폭력은 피해 당사자뿐만 아니라 대대로 답습되는 세대전수성이 있다. 또한 최근에는 가정폭력 대상이 부부폭력에서 아동 · 노인 · 장애인 · 다문화 폭력으로 다양화되고 있으며, 그 유형도 신체폭력에서 정서 · 경제폭력으로 확대되고 있는 추세이다.

글상자 8-1

❖ 관심, 가정폭력을 막는다.

인제경찰서 기린파출소 이건희 순경

5월은 사랑하는 가족과 함께하는 가정의 달이다. 사랑하는 가족과 서로 선물을 나누고, 즐거움을 나누는 것은 분명 행복한 일이다. 그러나 우리만의 행복이 다른 이에게는 불행이 될 수 있음을 명심해야 한다.

경찰청 통계에 따르면 112신고 접수된 가정폭력 신고의 증가는 2015년 11,908건, 2016년 13,995건, 2017년 14,707건으로 매년 증가하고 있으며, 2017년 가정폭력 신고건수는 279,082건으로 그 중 검거건수는 38,583건이었으며 2018년 신고건수는 248,660건 검거건수는 30,422건으로, 신고건수가 11%(30,422)건이 감소했음에도 불구하고 검거건수는 8%(3,100)건이 증가했다.

필자는 위 신고와 검거의 증가를 부정적인 견해로 보기보다는 긍정적으로 생각한다. 위 신고의 증가는 가정폭력을 가정의 일로 치부했던 과거 반성의 결과이며, 우리가 가정폭력을 사회 전반적인 문제로 인식하고 있다는 것을 입증하는 것이다. 그러나 신고의 증가에도 불구하고 음지에서 가정폭력에 시달리는 이들이 있다. 이들은 가정폭력 가해자의 2차 보복을 두려워 해 신고하지 못한다.

우리 경찰은 이러한 보복범죄를 사전 차단할 수 있도록 피해자에게 신변보호용 스마트워치 지급, 전문보호기관(임시숙소) 입소 등을 이용할 수 있도록 하고 있다. 지금 가정폭력 피해자가 이 글을 읽고 있다면, 2차 보복을 두려워 말고 아이와 자신을 위해 즉시 신고하길 바란다. 우리 어른들은 과거 가부장제 사회에서 가정폭력에 무딘 시대를 겪은 이들이다. 아이들에게 감정에 치우친 말이나 행동이 가정폭력이 될 수 있음을 항상 명심해야하며, 가정폭력을 막을 수 있는 첫걸음은 신고라는 점을 잊어서는 안 된다.

출처 : 뉴스타운(http://www.newstown.co.kr), 2019.05.14.

가정폭력 실태는 가정폭력방지 및 피해자 보호 등에 관한 법률 제4조의 2에 근거하여 2004년부터 3년마다 실시하고 있다. 최근에 이루어진 제6차 '2022년 가정폭력 실태조사'에 따른 부부폭력 등의 조사 결과를 살펴보면(여성가족부, 2023), 부부폭력의 현황은 유형별 폭력행위 중 하나라도 경험하였다고 응답한 비율은 지난 1년 간 배우자에 의한 신체적 · 성적 폭력 피해율은 여성 4.6%, 남성 1.8%였으며, 4개 유형 폭력(신체적 · 성적 · 경제적 · 정서적 폭력) 피해율은 여성 9.4%, 남성 5.8%였고, 5개 유형 폭력(신체적 · 성적 · 경제적 · 정서적 폭력 · 통제) 피해율은 여성 28.7%, 남성 26.3%로 나타났다.

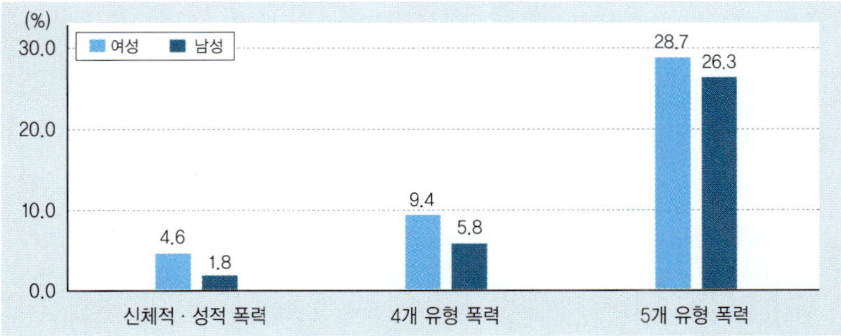

그림 8-5 유형별 폭력경험율

주: 4개 유형 폭력: 신체적 · 성적 · 경제적 · 정서적 폭력
5개 유형 폭력(신체적 · 성적 · 경제적 · 정서적 폭력 · 통제)

또한 지난 1년 간 배우자에 의한 폭력 피해 경험률을 폭력 유형별로 나누어보면, 여성의 경우 지난 1년 간 통제 25.1%, 정서적 폭력 6.6%, 성적 폭력 3.7%, 신체적 폭력 1.3%, 경제적 폭력 0.7% 순이었고 남성은 통제 24.3%, 정서적 폭력 4.7%, 신체적 폭력 1.0%, 성적 폭력 0.8%, 경제적 폭력 0.2% 순이었다.

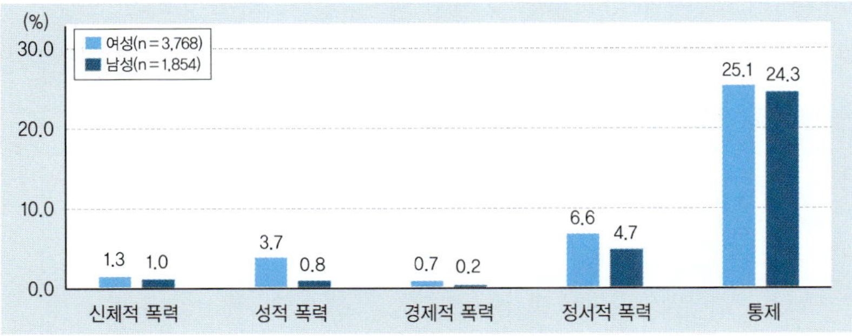

그림 8-6 폭력유형별 지난 1년간 배우자/파트너에 의한 폭력 피해 경험

그림 8-6 에서 보는 것과 같이, 가정폭력 폭력 유형 중 정서적인 폭력이나 통제적인 부분이 신체에 대한 폭력보다 가정폭력 유형 중 많은 부분을 차지한다고 볼 수 있다.

지난 1년 간 18세 미만의 아동을 양육하고 있는 응답자를 대상으로 아동에 대한 신체적, 정서적 폭력 및 방임 가해 경험을 조사하였는데, 지난 1년 간 양육자에 의한 아동폭력 가해율은 11.7%이며, 폭력 유형별로는 정서적 폭력 10.2%, 신체적 폭력 4.0%, 방임 0.5% 순으로 나타났다. 부부폭력과 마찬가지로 폭력 유형 중 정서적 폭력이 가장 높은 비율을 차지하고 있는 것으로 나타났다.

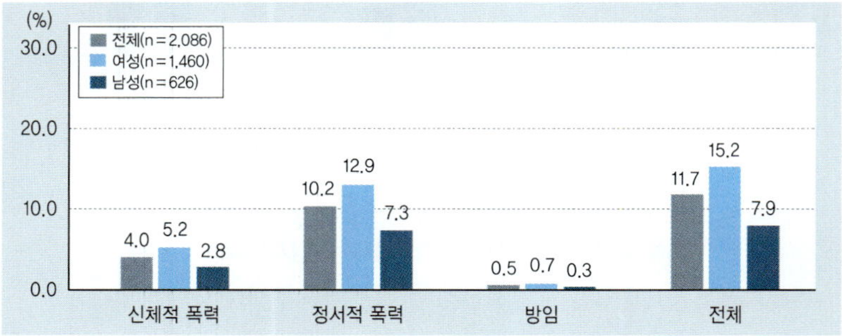

그림 8-7 지난 1년간 양육자의 아동폭력 가해 경험

만 65세 이상 응답자를 대상으로 지난 1년 간 자녀, 사위, 며느리, 손자녀로부터의 정서적, 신체적, 경제적 폭력 피해 및 방임 피해 경험을 조사하였는데, 노인폭력 피해율은 3.8%이며, 폭력 유형별로는 정서적 폭력 3.5%, 방임 0.3%, 신체적 폭력과 경제적 폭력이 각각 0.2% 순이었다. 노인폭력 피해를 경험했을 때 주위에 도움을 요청한 비율은 11.1%(여성 10.1%, 남성 12.6%)로 나타났다.

글상자 8-2

❖ 매 맞는 남편이 늘고 있다

한국가정법률상담소 2018 이혼상담 통계 발표

'3년간 주말부부로 지냈는데 아내가 얼마 전 갑자기 내게 이혼을 요구해왔다. 나는 아이도 이제 초등학생이니 이혼할 수 없다고 하였다. 그랬더니 새벽에 찾아와 나를 4시간 동안 폭행하였다. 아내의 폭행은 결혼 초에도 여러 차례 있었는데 내가 대응하는 과정에서 아내가 경찰에 신고해 오히려 내가 가해자로 몰린 적도 있었다. 아내는 어린아이에게도 심하게 소리를 지르고 물건을 던지는 등 매우 난폭한 사람이다. 상황이 이렇게까지 되자 나도 더 이상 살 마음이 없다. 내가 아이를 맡고 이혼하고 싶다.'

지난해 한국가정법률상담소(소장 곽배희)에 아내 폭행을 이유로 이혼 상담을 의뢰한 30대 남성의 사유이다. 조현아 전 대한항공 부사장의 남편도 이혼소송 중에 "상습 폭행, 폭언을 당했다"며 조 전 부사장을 고소해 화제가 됐다. 이처럼 아내의 폭력에 시달려 이혼을 고민하는 남성이 부쩍 늘고 있다. 한국가정법률상담소 2018년 이혼 상담 통계(총 4653건)에 따르면 가정폭력이 여전히 이혼의 주요 원인으로 나타났다. 기타사유(6호) 항목을 묶지 않고 단일사유만 고려하면 여성은 '남편의 부당대우(폭력)'가 27.8%(912건)로 가장 많았다. 남성의 경우도 '장기별거' '아내의 가출'에 이어 '아내의 부당대우(폭력)'가 13.1%(179건)나 차지했다. 전년도 11.4%(154건) 보다 늘어난 수치다.

남편 홀대 · 무시에서 폭언 · 폭행으로

한국가정법률상담소 박소현 부장은 "상담 내용을 보면 과거 아내의 부당대우는 남편에 대한 홀대, 무시 정도였으나 최근 들어서는 기물파손, 폭언, 직접적인 폭행 등 그 정도가 점점 더 강해지는 것으로 나타났다"고 말했다. 또 과거 아내의 폭력이 남편의 폭력을 막는 과정에서 발생한 경우가 대부분이었다면 최근에는 분노를 참지 못해 자녀나 남편에게 상습적으로 폭력을 행사하는 경우가 늘어나고 있다는 것이다. 가정폭력특별법 제정으로 국가공권력이 개입, 가정폭력을 범죄로 처벌한 지 20년이 지났지만 여전히 가정 내의 폭력은 심각한 것으로 나타났다. 한편 지난해에도 황혼이혼 상담이 급증했다. 60대 이상 이혼 상담 건수를 보면 10년 전에 비해 여성은 4.1배, 남성은 2.9배가 늘었고 20년 전에 비하면 여성은 8.7배, 남성은 7.9배가 증가했다. 남녀 모두 과거에는 30~40대 비율이 가장 높았으나 남성의 경우 2008년부터 50대가 증가하기 시작하더니 2016년부터 60대가 1순위로 올라서 지난해에는 36.3%에 달했다. 여성은 50대(25.4%)와 60대 이상(23.5%)이 절반을 차지했다. 그 중 최고령자는 남성은 90세, 여성은 88세였다.

주간조선. 2019.03.18.

2) 가정폭력의 유형

가정폭력의 유형으로는 신체적 폭력, 정서적 폭력, 성적 폭력, 경제적 폭력으로 구분된다(여성가족부, 2019).

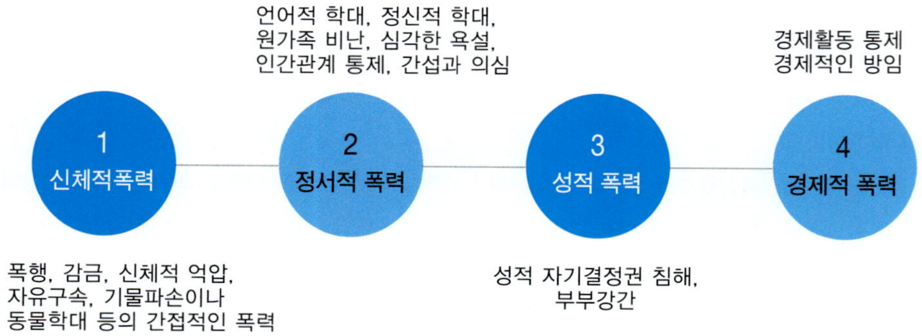

그림 8-8 가정폭력의 유형

(1) 신체적 폭력

신체적 폭력은 모든 폭력적인 행위를 말하는 것으로 힘이나 도구를 사용하여 상대방의 신체에 손상을 입히는 행위, 발차기, 뺨때리기, 발길질, 몽둥이와 칼 등의 기물을 던지고, 때리며, 떠밀거나, 머리카락 잡아당기기, 물어뜯기, 구타, 팔을 잡고 비틀거나 흔들기, 담뱃불로 지지기, 약물이나 치료 중단, 음식, 수면, 산소 공급 중단, 주먹으로 치거나 때리는 행위, 목을 조르는 행위, 신체에 상해를 입히기와 같은 유형들이다. 신체적 학대의 결과로 피해자가 불구가 되기도 하며 노이로제 등의 정신적인 장애가 발생하거나 목숨을 잃기도 한다.

(2) 정서적 폭력

정서적 폭력은 상대방에 대한 협박, 공포와 외출과 모든 행동을 통제하며 남편의 경우 아내에게 이웃, 친지들과의 만남, 사회적 활동을 금지시키거나 항상 다른 남자와의 관계를 의심하는 것이다. 그리고 자신이 행사한 폭력의 책임을 아내에게 돌리는 행위이며 악담, 모욕적인 말로 기분을 상하게 하고, 때리려고 위협하거나, 물건을 파손하므로 피해자의 마음에 깊은 상처를 입히는 것이다. 자존심을 손상시키는 것, 잠을 이루지 못하는 것, 굴욕적인 행동을 강요하는 것, 스토킹 등을 포함한다. 정서적 학대는 상대방을 통제하여 심리 · 정서적으로 고통을 주거나, 위협, 저주, 인격모독, 폭력적인 극단적인 말, 집단 따돌림, 무관심 등의 학대 행위이다.

(3) 성폭력

성폭력은 상대방의 동의 없이 성관계를 맺거나 강제적인 성접촉이나 성행위를 의미한다. 성폭력은 강제로 옷 벗기기, 신체부위의 촬영, 성적인 수치심을 일으키는 행위이다. 상대방의 허락 없이 폭력으로 성행위를 요구하고, 부부가 아닌 타인과 성관계를 갖게 하는 등, 성행위로 상대방의 품위를 손상시키는 일체의 성적인 행위와 상대가 원하지 않은 특정한 종류의 성행위를 강요하는 것이다. 성폭력의 흔적은 가슴이나 성기 주위의 멍이나, 성병으로 생식기 감염, 질이나 항문의 출혈, 찢어지거나 얼룩진 피 묻은 속옷 등이 해당된다.

(4) 경제적 폭력

경제적 폭력은 경제권을 지닌 남편이 가족에게 생활비를 주지 않거나 일방적으로 재산을 처분하고 수입과 지출을 독점하는 행위이다. 경제활동을 하는 여성도 남편에게 자신의 소득을 통제 받는 경우도 포함된다. 경제적 폭력의 결과는 자녀양육과 생활고의 어려움에 시달리게 된다.

3) 가정폭력 피해자와 가해자의 특성

(1) 가정폭력 피해자의 심리적 특성

① 낮은 자존감

학대 당하는 가족은 심각할 정도로 자존감이 낮은 경향이 있다. 그리고 가치관이 확립되지 않아 가해자로부터의 언어적, 신체적 학대로 상처를 받는다. 그들은 어리석고 무능하며, 못난 사람이라고 멸시 당하고 위협을 받는다. 정서적 학대는 신체적 학대보다 더 큰 상처를 주는데, 이는 정서적 상처는 혼자서 간직하고 오랫동안 지속되기 때문이다.

② 비현실적인 희망

가해자로부터 학대받는 가족은 나름대로 지속적인 고통에도 불구하고, 자신의 가족생활에 가치를 두기 때문에 가해자에게 복종하려고 하는 경향이 나타나기도 한다. 가해자에게 자기는 꼭 필요한 존재라고 믿기 때문에 잘 보살펴 주려는 행동도 나타난다.

③ 고립

지속적인 가정폭력으로 인해 우울감을 경험할 가능성이 매우 높기 때문에 친척이나 친구들을 만나지 않으려고 한다. 또한 가해자가 피해자를 집안에 있게 하는 경우 자연스럽게 대인관계를 단절한 채 고립된 생활을 하게 된다.

④ 독립심 결여

지속적인 학대로 자존감이 상하고, 폭력에 대한 공포로 인하여 자신감이 손상된다. 이런 이유로 독립심이 저하되며, 피해자가 가해자의 경제력에 의존할 경우 독립심의 결여는 더욱 심각해진다.

⑤ **공포감**

학대 상황에서 느끼는 공포감을 재경험하고, 자신의 행동과 삶을 스스로 결정하지 못하고, 가해자의 보복에 두려움을 떨게 된다. 이런 경우 가해자의 얼굴을 보거나 목소리를 들을 경우 심한 공포감을 가지게 된다.

(2) 가해자의 심리적 특성

① **전통적인 성역할의 고정관념**

가해자의 경우 전통적인 성역할에 대한 고정관념이 강한 특징을 지니고 있다. 특히 남성의 경우 남성우월의식이 강해 강한 남성상을 보이기 위해 절대 약한 모습을 보이지 않으려고 하고, 타인의 도움 없이 문제를 해결하려고 한다. 가족에 관한 모든 문제를 강력하게 지배하고 통제하려 하며 모든 중요한 결정을 자기가 내려야 한다고 믿는다. 이러한 믿음, 즉 권위에 도전하는 가족이 있으면 참지 못하고 폭력을 행사하게 된다.

② **분노조절능력 결핍**

어려서 폭력과 학대를 경험한 사람은 성인이 되어서 배우자나 자녀를 학대하는 성향이 있다. 폭력적인 가정은 어린아이들이 폭력을 경험하게 되는 최초의 장이기 때문에 자신의 감정이나 갈등을 해결하는 데 있어서 폭력을 사용하도록 배우게 된다.

③ **표현능력 부족**

가해자는 자기 감정을 인식하고 조절하고 표현하는 데 어려움을 느낀다. 그리고 다른 사람과의 관계에 있어서 친밀감을 형성하지 못하며 감정을 솔직하게 드러내놓는 것을 두려워한다. 이들은 화를 내는 것 이외의 다른 감정들을 인식하고 표현하는 것이 매우 어렵다. 즉, 불안, 공포, 좌절, 때로는 사랑까지도 오로지 폭력적인 방법으로 표현하게 된다.

④ 정서적 의존

가해자는 배우자나 가족 등 친밀한 상대에게 정서적으로 지나치게 의존하는 경향이 있다. 이들이 보이는 극도의 의존성은 보호, 안전, 끊임없는 확인을 요구하는 것으로 표현된다. 마음속 깊은 곳에서는 가족을 잃을지 모른다는 두려움 때문에 폭력을 사용하여 가족을 통제하려고 한다.

⑤ 자존감 저하와 자기 주장 부족

가해자들은 자기 주장을 제대로 하지 못하는 경향이 강하다. 또한 낮은 자존감 때문에 문제가 발생하면 즉시 분노로 폭발하게 되고, 그 다음에는 폭력을 수반한 공격적인 태도로 변화된다.

4) 가정폭력의 영향

(1) 피해여성에게 미치는 영향

지속적으로 폭행을 당한 경우 정도의 차이는 있지만 정신적 판단력 상실, 우울증 등을 수반하게 된다. 가정폭력이 이처럼 신체적 손상뿐만 아니라 정신적 피해를 주기 때문에 삶에 대한 자신감을 잃고, 무기력한 상태에서 우울감을 증폭시켜 피해자로 하여금 정상적인 생활을 어렵게 하고 있다. 이러한 정신적인 피해의 후유증이 폭력의 악순환을 이루는 고리가 되고 있다.

(2) 자녀에게 미치는 영향

가정폭력은 배우자뿐만 아니라 자녀나 그 밖의 주위 연관된 사람들에게 심각한 영향을 미친다. 부부 간의 폭력이 행해지는 가정에서는 자녀에 대한 학대도 동시에 일어나는 경우가 많다. 가정폭력에서 아동에 대한 직접적 학대는 부정적인 사회적 영향을 초래한다. 즉, 학대받은 아이는 사회에 적응하는 데 어려움이 있으며, 무관심으로 방치된 아이는 신체발달 및 정서적인 능력이 뒤떨어진다. 또한 자신이 직접 학대를 당하지 않고 부모의 폭력을 목격하는 경우에도 심각한 영향을 미친다.

가정폭력이 벌어지고 있는 집에서 아이들은 폭력을 목격하거나, 실제로 맞거나 강간을 당하는 것을 보게 된다. 그들은 부모의 비명소리, 울음소리를 듣고 피와 멍, 부서진 유리창과 가구들을 보게 된다. 이러한 폭력에 노출된 아이들은 보이지 않은 깊은 상처를 받게 된다. 특히 자녀는 아버지가 어머니를 때리는 무자비한 행동을 보고 심각한 마음의 상처를 입고 고통스러워한다.

부모의 폭력을 목격하고 자란 자녀는 지적 · 정서적으로 슬픔과 불행감을 갖게 되고 판단력과 사고력의 손상, 학습장애, 대인관계의 실패, 적응장애 등 포괄적으로 인격적인 장애를 일으킬 수 있다. 폭력가정의 아이는 청소년기에 집안의 문제를 숨기고 부인하게 되며, 다른 사람과의 관계에서 타인을 비난하고 불안한 행동을 보인다. 부모의 폭력을 목격함으로써 왜곡된 인간관계의 모델을 자연스럽게 배우면서 성장하게 된다. 이에 따라 분노와 적개심 등의 정서가 잠재하게 되어 성장한 후에 그 결과가 나타날 수 있다.

처음에는 폭력을 사용하는 부모에 대해 부정적인 시각을 가지고 자신은 폭력을 사용하지 않겠다고 다짐하지만 직장에서나 가정에서 갈등관계가 있을 때는 이미 익숙해진 폭력을 자연스럽게 사용하게 된다. 폭력을 목격한 아동은 청소년기에 접어들면서 정상적인 아이처럼 학교생활에 잘 적응하지 못하고 가출하기도 하고 비행청소년이 되기 쉽다. 이들에 의한 청소년 범죄 등은 가정에서의 문제가 또 다른 사회적 문제를 일으키게 된다는 것을 보여 준다.

(3) 사회적 영향

가정폭력과 관련하여 자주 논의되는 것은 폭력이 세대에서 세대로 전수되어 폭력의 악순환의 고리를 형성하는 것이다. 폭력성과 공격성은 자녀에게 전이될 가능성이 상당히 높다. 세대 간 전수이론을 지지하는 학자들은 자녀는 부모 사이의 폭력에 노출되는 과정에서 어릴 때에는 어머니의 무력함을 동정하지만 소년기를 거치면서 남자아이는 아버지의 공격적인 행동을 혐오하면서도 아버지가 했던 말과 공격적인 행동을 그대로 답습하게 된다고 주장한다.

이러한 과정은 성인이 된 후에 남자아이는 학대자로, 여자아이는 피학대자로 세대 간의 전이가 나타나게 된다고 한다. 일반적으로 가정 내에서의 폭력행위가 자녀에게 전수된다고 하지만 이때 전수된다고 함은 부모의 폭력 성향이 유전되는 것이 아니고 자녀가 경험을 통해서 부모에게서 배우게 된다는 것을 의미한다.

5) 가정폭력 대처방법

가정폭력에 대한 인식이 증가되었음에도 불구하고 2016년도 전국 가정폭력 실태조사에 따르면, 폭력 이후 전문적인 상담요청은 극히 미비한 수준으로 나타났다. 대부분 가족이나 친척, 이웃이나 친구에게 요청을 하는 것으로 응답하였고, 전문적인 상담을 하지 않는 이유로는 폭력이 심각하지 않다고 생각해서, 집안일이 알려지는 것이 챙피해서, 부부 간 알아서 해결할 일이기 때문이라고 응답하였다.

가정폭력 예방은 폭력이 발생한 후에 대책을 세우는 것보다 사전에 미리 예방교육을 하는 것이 무엇보다 중요하다. 그리고 예방적인 노력과 함께 여러 가지 대비책을 마련해야 한다. 가정폭력의 예방은 국가적 차원에서 장기적인 대책을 세우고 국가, 사회단체, 개인 모두가 서로 힘을 합쳐서 폭력의 위험성을 홍보하고, 사전에 가정폭력 발생을 방지해야 한다. 가정폭력에 대해 도움을 받을 수 있는 기관과 각 기관의 역할은 그림 8-9 와 같다.

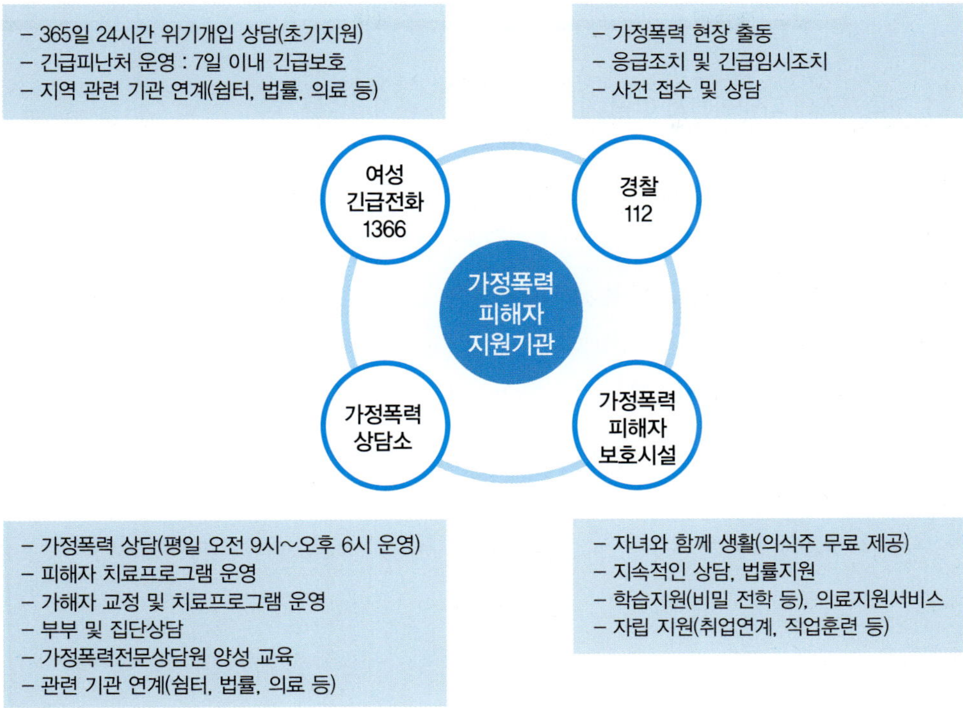

그림 8-9 가정폭력에 대해 도움을 지원하는 기관

연습문제

1. 가족구조의 다양화에서 어떤 가족의 유형들이 증가되었는가?

2. 가정폭력의 유형에는 어떤 종류가 있는가?

3. 가정폭력 피해자의 심리적 특성은 무엇인가?

4. 가정폭력 가해자의 심리적 특성은 무엇인가?

5. 가정폭력을 예방할 수 있는 방법에는 어떤 것들이 있는가?

chapter 9

청소년기 병리문제

최근 언론보도를 통해 청소년들의 일탈행위 및 비행 등의 심각성이 자주 보고되고 있다. 이것은 자아정체성을 형성해야 하는 시기에 입시와 학업 스트레스를 잘 극복하지 못해 비행과 부적응으로 고통받고 있다는 것을 반영한다. 청소년의 정신건강은 다양한 요인들에 의해 영향을 받는다. 따라서 본 장에서는 청소년의 정신건강에 영향을 주는 요인들과 그 결과로 나타나는 자살, 학교폭력 및 학교부적응 문제를 살펴보고 그 대처법에 대해서도 논의해 보고자 한다.

1. 아동 · 청소년의 정신건강에 영향을 주는 요인들

발달과정에 있는 아동 · 청소년의 정신건강에 영향을 주는 대표적인 요인으로는 가족, 학교 및 사이버 환경을 들 수 있다.

첫째는 가족요인이다. 인간은 출생과 동시에 한 가족의 일원이 되어 성장하며 가족구성원으로서 생활한다. 가족은 자녀를 양육하고 가르치며 가족구성원에게 정서적 안정과 지원을 제공함으로써 아동의 발달에 가장 큰 영향을 주는 사회체계이다. 즉, 가족은 인간에게 가장 근접한 사회환경으로서 인간발달에 지대한 영향을 끼치기도 한다(박선환 외, 2017). 이와 같이 가족관계는 아동 및 청소년기 자녀의 정신건강과 밀접한 관계가 있다. 특히 부모와 청소년 간의 대화 부족, 부모에 대한 자부심 부족 등이 청소년 비행과 관련이 있다.

둘째는 학교요인이다. 아동 및 청소년에게 있어서 학교는 가정 다음으로 중요한 의미를 갖는 장소이다. 학교는 아동 및 청소년으로 하여금 사회의 구성원으로서 갖추어야 할 지식과 기술, 가치관을 습득하는 곳으로서 학교의 요소 중 친구관계나 선생님과의 관계가 청소년에게 중요한 영향을 미친다고 연구된 바 있다. 학교 생활부적응으로 불안, 우울 및 신체 증후 등의 부적응을 경험기도 하며, 학교생활 적응의 어려움을 경험하는 학생은 학교생활이 원만하지 못하고 각종 정신적인 문제를 체험하기도 하는 것으로 나타났다. 이런 이유로 최근 많은 연구자들의 학교생활 부적응에 영향을 미치는 요인을 밝히려는 연구에 많은 관심을 기울이고 있다.

마지막으로 사이버환경 요인이다. 우리 사회에서 인터넷의 사용은 1990년대 이후로 급속하게 증가하였으며, 주요 정보원으로 또 하나의 사회 및 커뮤니티를 형성하는 원동력으로써 기능하고 있다. 이와 같은 순기능 외에도 인터넷중독이라는 심각한 사회적 위험 요인이 우리 아이들을 위협하는 세상이 되었다. 연간 100만 명 이상의 청소년들이 인터넷 환경이 가져다 준 미디어 중독으로 인해 학습장애와 정서문제 등의 심각한 정신적 위기를 맞고 있다.

2. 청소년의 정신병리

최근 청소년 자살이 급증하면서 심각한 사회문제로 대두되고 있으며, 학교부적응으로 학교를 중도탈락하는 학생이 꾸준히 늘고 있다. 우리나라 청소년의 정신건강 문제는 매우 심각한 수준으로 2005년 서울대병원 소아정신과와 서울시가 서울지역 초 · 중 · 고등학교 학생 2,672명을 대상으로 조사한 결과, 이들 중 958명(35.9%)이 정신장애를 경험하고 있는 것으로 나타났으며, 두 가지 이상의 정신장애를 경험하고 있는 학생도 354명(13.2%)이나 되는 것으로 나타났다(동아일보, 2006.8.21).

1) 청소년의 자살

우리나라는 1997년 IMF 경제위기 이후 자살문제가 큰 사회적 문제로 부각되기 시작하였다. 우리나라는 2024년 한 해 동안 14,439명이 자살하면서 하루 평균 39.5명이 자살을 하고 있는 것으로 나타났다. 이것은 OECD 국가 중 자살률 1위, 자살 증가율 1위의 불명예를 나타내는 것이다. 더구나 자살기도자는 자살자의 10~20배가 된다는 통계를 볼 때, 우리 국민은 자살 또는 자살기도로 큰 정신적 충격과 고통을 경험하고 있는 것으로 보고되고 있다. 특히 10대 청소년들의 사망원인 중 1위가 자살로 나타났다. 청소년 사망원인을 살펴보면〈 그림 9-1 과 표 9-1 〉, 2022년 한해 청소년 사망은 1,901명이었으며, 그 중 고의적 자해(자살)는 210명으로 10.8%를 차지하고 있는 것으로 나타났다.

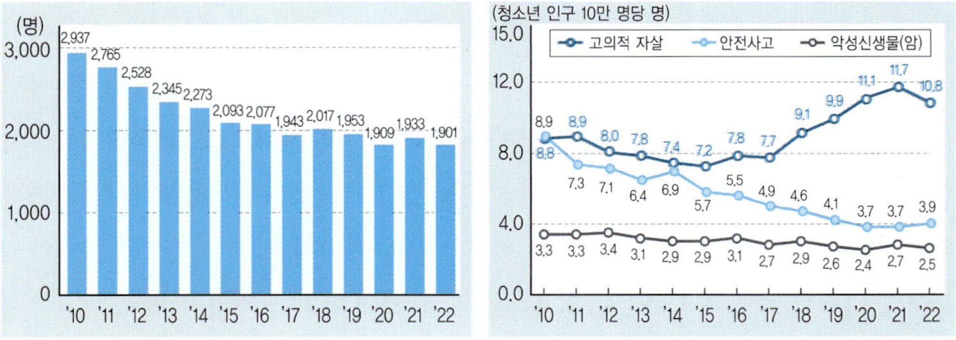

청소년(9~24세) 사망자 수 청소년(9~24세) 사망원인

그림 9-1 청소년 사망원인 1위 고의적 자해(자살)

출처: 통계청, 여성가족부(2025). 2024 청소년 통계.

표 9-1 청소년(9~24)의 사망원인

(단위 : 명, 청소년 인구 10만 명당 명)

	사망자 수 (명)	사망원인(사망률)[1]		
		1위	2위	3위
2010	2,937	안전사고[2] (8.9)	고의적 자해(자살) (8.8)	악성신생물(암) (3.3)
2011	2,765	고의적 자해(자살) (8.9)	안전사고 (7.8)	악성신생물(암) (3.3)
2012	2,528	고의적 자해(자살) (8.0)	안전사고 (7.1)	악성신생물(암) (3.4)
2013	2,345	고의적 자해(자살) (7.8)	안전사고 (6.4)	악성신생물(암) (3.1)
2014	2,273	고의적 자해(자살) (7.4)	안전사고 (6.9)	악성신생물(암) (2.9)
2015	2,093	고의적 자해(자살) (7.2)	안전사고 (5.7)	악성신생물(암) (2.9)
2016	2,077	고의적 자해(자살) (7.8)	안전사고 (5.5)	악성신생물(암) (3.1)
2017	1,943	고의적 자해(자살) (7.7)	안전사고 (4.9)	악성신생물(암) (2.7)
2018	2,017	고의적 자해(자살) (9.1)	안전사고 (4.6)	악성신생물(암) (2.9)
2019	1,953	고의적 자해(자살) (9.9)	안전사고 (4.1)	악성신생물(암) (2.6)
2020	1,909	고의적 자해(자살) (11.1)	안전사고 (3.7)	악성신생물(암) (2.4)
2021	1,933	고의적 자해(자살) (11.7)	안전사고 (3.7)	악성신생물(암) (2.7)
2022	1,901	고의적 자해(자살) (10.8)	안전사고 (3.9)	악성신생물(암) (2.5)

자료: 통계청, 「인구동향조사」 및 「사망원인통계」.

주: 1) ( ) 안의 수치는 사망률, 사망률=(사망자수/당해 연도 9~24세 연앙인구)×10만 명.

2) 운수사고, 추락, 익사, 화재, 중독, 기타 외인.

출처: 통계청, 여성가족부(2025). 2024 청소년 통계.

청소년들이 자살로 생을 마감하고 있다는 현실은 생명을 경시하는 사회적인 풍조와 무관하지 않다. 청소년의 자살의 원인은 어느 한 가지 원인으로 설명하기는 매우 어렵다. 그러나 자살에 이르게 하는 과정 상에 영향을 주는 것으로 생각되는 일반적 요인으로는 크게 네 가지로 구분할 수 있다. 첫째, 개인의 성격적 특성과 감정에 의한 개인 심리적 원인이다. 둘째, 학교, 가정, 친구관계 및 사회변화 등에 영향을 받는 사회환경적 원인이다. 셋째는 우울증, 충동성, 만성신체질환 등의 정신질환적 원인이다. 넷째, 앞의 세 가지 요인이 복합된 것으로 학교폭력 경험의 결과로 자살이 나타나기도 한다. 예로 학교폭력으로 고통을 경험하는 청소년들이 학교폭력의 문제를 해결하기 위한 방법으로 자살을 선택하기도 한다.

청소년의 자살은 자살한 청소년 개인의 문제로만 끝나는 것이 아니라 사회적 파

급효과가 큰 사회적 문제이다. 자살한 청소년을 둔 가족들은 그 죽음을 막지 못했다는 죄책감으로 평생 고통을 감수해야 하며, 친구들과 주위의 사람들은 정신적 충격과 함께 자살을 유발하게 하기도 한다. 또한 자살 청소년이 다녔던 학교와 지역 공동체는 불안한 마음을 갖게 되며, 생명경시 풍조가 확산될 가능성이 매우 높다. 더욱이 한 청소년의 자살 또는 자살기도로 인한 사회경제적인 손실과 치료비용은 국가적으로도 큰 부담을 주게 된다.

청소년들의 대부분은 숙제를 하거나, 그림을 그리거나, 간접적인 언어적 표현 중에 자살에 대해 말할 수 있다. 또한 다양한 수단을 사용하여 실제 자살시도를 할 수 있다. 그런 상황에서 신속하고, 합리적인 결정을 통해 자살을 방지하는 지혜가 필요하다.

글상자 9-1

❖ 지난해 학생 자살시도 451명…6년 새 13배 급증

1학년 포함 초등학생도 36명…대부분 학업 스트레스 · 우울증 등이 원인

최근 몇 년 사이 자살을 하거나 시도하는 초 · 중 · 고교생이 급격하게 늘어나고 있어 교육당국에 비상이 걸렸다. 교육부는 자살 시도 학생 심리를 분석한 사안보고서까지 만들며 대응책 마련에 나섰다. 지난해 우리나라 학생자살자는 114명으로 학생들이 사흘에 한 명 꼴로 안타까운 죽음을 선택하는 것으로 나타났다. 자살을 시도한 학생들은 451명으로 지난 6년 동안 12배 급증했다. 이에 교육당국의 실효성 있는 대책 마련이 시급하다는 목소리가 높아지고 있다.

국회 교육위원회 소속 더불어민주당 박경미 의원이 교육부로부터 제출받은 '자살 시도자 보고 현황'에 따르면 2011년 37명이었던 자살 시도 학생은 2015년 258명으로 늘었고 지난해 451명으로 역대 최대를 기록했다. 자살한 학생은 2011년 150명에서 2015년 93명으로 꾸준히 줄었다. 하지만 2016년 108명으로 반등하더니 지난해 114명으로 전년 대비 6명 증가했다. 이 중 초등학생이 5명, 중학생이 33명, 고등학생이 76명으로 2016년에 비해 초등학생이 2명, 중학생이 8명 늘어났다.

자살시도 이유에 대해서는 '우울이나 불안한 마음을 해소하기 위해'라고 대답한 학생이 277명으로 가장 많았다. 그 다음으로 '분노를 해소'를 원인으로 꼽은 학생이 125명이었다. 그 밖에도 '내 마음을 다른 사람에게 알리기 위해', '다른 사람들로부터 더 많은 관심을 얻기 위해' 등을 자살시도 이유로 꼽았다. 자살시도 사안 중 246건은 자살시도 직전 사건이 '부모와의 갈등'(72건), '교우갈등'(59건) 순으로 많았다. 그 외에도 학업 스트레스(6건), 주변인의 자살 또는 자살시도(5건), 학교폭

력 피해(3명) 등의 사건이 있었던 것으로 나타났다.

학생 자살시도 이후 사후개입이 이뤄진 학교는 448개 학교 중 83.5%인 372개교였고, 67개교는 개입 · 연계예정, 7개교는 개입 · 연계를 하지 않은 것으로 조사됐다. 한편 학생 자살자 중 '학생정서 · 행동특성검사'를 실시한 학생은 108명 중 104명이었고, 이 중 89명(86.4%)이 정상군, 3명이 일반관리군(2.9%), 11명이 우선관리군(10.7%)으로 약 13.6%가 관심군 학생이었던 것으로 나타났다. 문제는 사망 당해 연도에 검사를 실시한 대상 학년이 31명(29.8%), 미실시 대상학년이 73명(70.3%)나 됐다는 사실이다.

홍현주 한림대 의대 정신과 교수는 "아이들이 인터넷 방송과 소셜 미디어에서 자살 · 자해 사진과 동영상을 너무 쉽고 많이 접하기 때문에 이를 아무렇지 않게 생각하고 심지어 모방하는 경우까지 있다"고 말했다.

박미경 의원은 "자살은 단 1명이라도 발생해서는 안 되는 사안이지만 학생 자살이 꾸준히 늘어나고 자살시도자도 너무 많아 마음이 무겁다"며 "우울, 불안과 같은 심리상태에 부모와의 갈등이나 교우관계의 어려움을 상담과 치료 등을 통해 해결해 자살까지 이어지지 않도록 시스템을 정비하고, 청소년의 자살에 대한 심리부검을 통해 원인별 대책을 꼼꼼히 마련하는 것이 시급하다"고 강조했다.

나광국 기자/판단이 깊은 신문ⓒ스카이데일리. 2018.10.11.

2) 학교 폭력

학교폭력 예방 및 대책에 관한 법률

(법률 제17954호 일부개정 2021.03.23)

제2조 1항 "학교폭력"이란 학교 내외에서 학생을 대상으로 발생한 상해, 폭행, 감금, 협박, 약취 · 유인, 명예훼손 · 모욕, 공갈, 강요 · 강제적인 심부름 및 성폭력, 따돌림, 사이버 따돌림, 정보통신망을 이용한 음란, 폭력 정보 등에 의하여 신체 · 정신 또는 재산상의 피해를 수반하는 행위를 말한다.

1의2 "따돌림"이란 학교 내외에서 2명 이상의 학생들이 특정인이나 특정집단의 학생들을 대상으로 지속적이거나 반복적으로 신체적 또는 심리적 공격을 가하여 상대방이 고통을 느끼도록 하는 일체의 행위를 말한다.

1의3 "사이버 따돌림"이란 인터넷, 휴대전화 등 정보통신기기를 이용하여 학생들이 특정 학생들을 대상으로 지속적, 반복적으로 심리적 공격을 가하거나, 특정 학생과 관련된 개인정보 또는 허위사실을 유포하여 상대방이 고통을 느끼도록 하는 일체의 행위를 말한다.

최근 학교폭력은 학생 간의 세력 과시를 위한 충돌이나 갈등에 머물지 않고, 그 수준을 훨씬 넘어 폭력의 잔인성, 범죄 수준으로까지 나타나고 있는 실정이다. 구체적으로 2024년 기준 피해응답률은 2.1%로, 2019년 조사 대비 0.5% 증가한 것으로 나타났다.

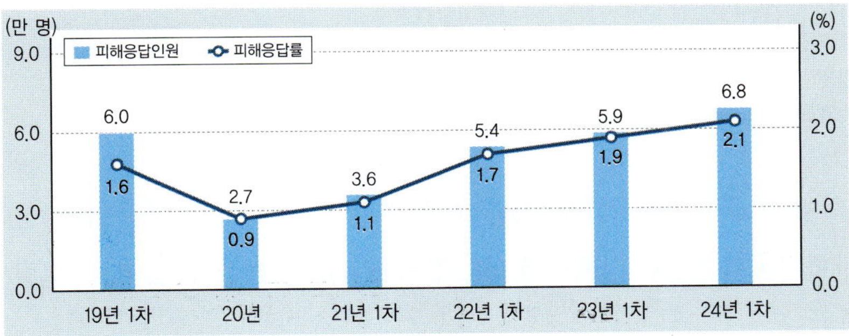

구분	2019년	2020년	2021년	2022년	2023년	2024년
초	45.5	19.2	28.8	41.6	41.1	44.5
중	10.1	5.8	5.3	9.6	14.0	18.0
고	4.5	1.8	2.0	2.4	3.7	5.2

그림 9-2 피해응답률 및 학교급별 피해응답인원

출처: 교육부(2024). 학교폭력 실태조사.

학교급별로는 초 44.5천명, 중 18천명, 고 5.2천명으로 조사되어, 2019년 조사 대비 초등학교는 1.0천명 감소하였고, 중학교는 7.9천명, 고등학교는 0.7천명 증가한 것으로 나타났다. 피해유형별 비율은 표 9-2 와 같다.

표 9-2 피해유형별 비율(%)

구분	언어 폭력	신체 폭력	집단 따돌림	강요	사이버 폭력	스토킹	성폭력	금품 갈취
전체	39.4	15.5	15.5	5.7	7.4	5.3	5.9	5.4
초	39.0	16.7	14.3	6.3	6.3	6.2	5.4	5.7
중	40.0	13.5	17.7	4.6	9.2	3.4	6.7	4.9
고	41.3	11.6	17.6	4.2	10.4	3.7	7.2	4.0

* 피해유형별 중복응답 가능(중복응답 건수 포함).
출처: 교육부(2024). 학교폭력 실태조사.

피해유형별 비율은 언어폭력이 39.4%로 가장 많았으며, 신체폭력과 집단따돌림 15.5%, 사이버폭력 7.4%, 성폭력 5.9%, 강요 5.7%, 금품갈취 5.4%, 스토킹 5.3% 순으로 나타났다.

(1) 학교폭력의 원인

학교폭력의 원인으로는 크게 개인적 요인, 환경적 요인 및 사회환경적 요인으로 구분할 수 있다(박나현, 2013). 개인적 요인으로는 첫째는 공격성 요인이다. 상대편에게 적대행위와 공격을 가하며 행동을 하는 특징을 의미한다. 또한 일반적으로 가해학생들은 폭력과 폭력적 수단을 사용하는 것에 대해 일반학생보다 더 적극적인 태도를 가지고 있다. 둘째는 타인에 대한 강한 지배욕이다. 자기의 의사대로 복종시켜 다스리거나 자신보다 아래에 두려는 강한 욕구를 가지고 있다. 또한 가해학생들의 경우 충동적 성격으로 이러한 타인을 지배하려는 강한 욕구를 보이게 된다. 셋째는 낮은 공감능력요인이다. 공감능력이란 타인의 감정을 함께 느낄 수 있는 것인데 낮은 공감능력을 가진 가해학생의 경우 피해를 받는 학생이 받게 될 정신적 · 육체적 고통에 대해 깊이 생각하지 않고 오로지 자신의 목적과 감정에만 집중을 하는 경향을 가지고 있다.

학교폭력의 환경적 요인으로는 첫째, 가정적 요인이다. 가정은 인간의 성장 발달과정에 가장 중요한 작용을 하는 교육적 환경으로 기본적인 일차적 사회이며 지속적으로 영향을 주는 환경이다. 사회가 산업화되어 감에 따라 가정의 유형도 대가족으로부터 점차 핵가족화되고 가정의 교육적 기능도 약화되었다. 부모의 부적절한 양육 태도, 일관성 없는 훈육방법, 부모의 불화 또는 결손, 가정의 경제적 빈곤 등이 폭력 행동을 유발하는 원인이 되고 있다. 특히 부모와 자녀 간의 대화 부족, 강압적이고 일관성이 결여된 부모의 자녀 양육방식, 가정폭력 경험이 주 영향을 끼치는 요인들이다. 둘째는 학교환경적 요인이다. 성적 위주의 교육문화와 교육환경은 학생들에게 원만한 인간관계를 형성하는 데 필요한 사회적 기술이나 타인을 배려하고 상대방의 입장을 이해하는 방법에 대한 교육을 소홀하게 한다. 더불어 교사의 무관심과 부적절한 지도방식, 과대 학교 과밀 학급 등이 학교 폭력의 원인으로 작용하고 있다.

마지막으로 사회환경적 요인이다. 산업의 급격한 발달은 지금까지 통용되었던 가치체계를 변화하게 만들었고 가치관의 동요와 혼미 상태는 학생들에게 적응 곤란의 문제를 가져왔다. 물질 만능의 사고방식이 만연되었으며 정당한 질서의식이 정착되기보다는 권력과 부를 더 신봉하게 되었고, 편법을 이용해서라도 출세하고 보자는 한탕주의, 극단적인 이기주의가 성행하게 되었다. 또한 우리 사회적 분위기가 학교 폭력을 적당히 눈감아 주거나 또는 회피하거나 두려워하는 분위기라는 것이 주요 문제요인으로 지적되고 있다.

(2) 학교폭력 예방 및 대책

학교폭력은 어떤 경우라도 발생해서는 안 된다. 그러나 청소년들은 미숙하기 때문에 폭력이 지속될 가능성이 높다. 이것은 그들에게 제대로 된 본을 보여 주지 못한 기성세대에게도 책임이 있다. 학교폭력의 후유증은 오랫동안 지속되기 때문에 폭력의 상처를 입히지 않도록 해야 한다. 한 번 잘못된 길로 접어든 아이가 새로운 삶을 결정하기까지는 학교와 가정의 유기적인 연계노력이 뒷받침되어야 하고, 많은 사람들의 관심과 사랑, 인정이 있어야 한다. 학교폭력은 단순한 또래 간의 갈등이 아니며, 시간이 지나면 자연스럽게 해결되는 것도 아니기 때문에 학교폭력은 범죄행동이 될 수 있다는 것을 분명히 인식해야 한다. 학생들에게는 피해학생의 감정이 어떤지 표현하게 하여 상대방의 입장을 이해하도록 하고, 학교폭력 사안에 대해 책임감을 공유하도록 해야 한다. 그리고 하나의 사건이 해결되었다고 하더라도 방심하면 재발의 위험성이 높기 때문에 지속적으로 추수지도를 소홀히 하지 말아야 하며, 예방교육을 철저히 해야 한다. 분명한 것은 학교나 가정, 지역사회가 함께 교육적으로 해결할 수 있도록 최선을 노력을 기울여야 한다는 것이다.

3) 학교부적응

개인이 주위 환경이나 사회의 요구를 적절히 수용하지 못하고, 타인과의 관계에서 조화를 이루지 못해 불만이나 불안을 경험하는 것을 부적응이라고 한다. 반대로 나의 행동이 남에게 수용되는 상태, 즉 이것으로 인하여 자신도 남도 행복한 느낌을 갖게 되는 것을 적응이라 한다. 따라서 학교부적응이란 개인이 학교 생활에 적응하는데 실패해서 문제행동, 즉 욕구불만이나 갈등이 심해져 긴장완화를 위해 학교생활에서 이탈하려는 행위를 할 때 나타나는 현상을 의미한다. 다시 말해 학교부적응은 자신이 욕구에 만족하지 못하여 문제해결을 하지 못하고, 주위 환경에서 항상 갈등과 욕구좌절이 일어나게 되고, 공격적 · 퇴행적인 행동을 보이므로 사회의 정상인들과 다른 행동으로 일상생활에 지장을 초래하는 것으로 정의된다.

(1) 학교부적응의 특성

학교부적응의 특성은 크게 성격적 특성과 행동적 특성으로 구분된다. 먼저 성격적 특성에 대해 구체적으로 살펴보면 다음과 같다. 첫째는 자아 기능의 약화이다. 학교부적응을 보이는 학생들은 열등감을 느끼거나, 자기 자신에 대한 존중감이 지나치게 낮은 경향을 보이며 또한 자기도취감이나 자기비하적인 행동을 보이는 경우도 있다. 둘째, 욕구불만의 누적이다. 즉, 장기간의 심리적 욕구불만의 누적이 이어진다. 셋째, 문제해결능력의 부족이다. 이들은 집중적으로 문제를 해결하려는 의지가 없고, 적극적으로 학습을 하지 못하여 문제해결능력이 부족하다. 넷째, 비현실적인 자각이다. 명확한 사고를 하지 못하고, 사회적 · 직업적 기능을 제대로 발휘할 수 없으며,

글상자 9-2

❖ 청소년 가출

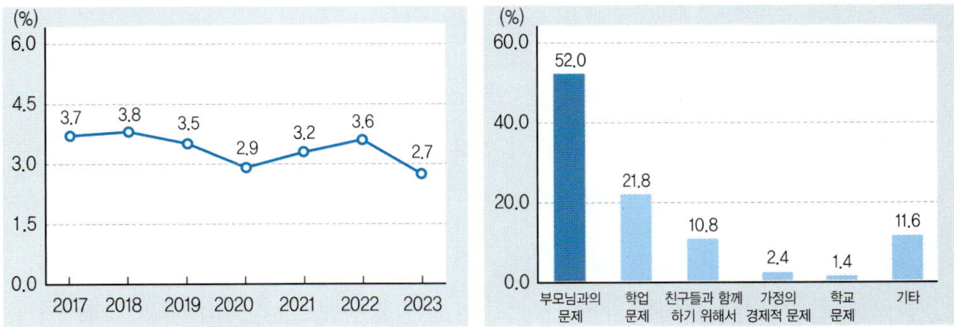

가출 경험 가출 이유(2023)

그림 9-3 가출 경험과 가출 이유

표 9-3 가출 경험 및 이유

(단위 : %)

	가출 경험[1]	가출 이유[2]					
		부모님과의 문제	학업 문제	친구들과 함께 하기 위해서	가정의 경제적 문제	학교 문제	기타
2014	4.8	57.4	12.0	16.2	0.2	2.7	11.6
2015	3.5	63.5	12.8	12.4	1.4	3.6	6.2
2016	3.4	60.7	12.4	12.8	0.8	2.7	10.6
2017	3.7	60.9	14.3	10.6	1.7	5.1	7.4
2018	3.8	58.0	15.6	12.0	4.1	3.0	7.2
2019	3.5	61.7	15.9	9.6	2.3	1.1	9.5
2020	2.9	61.0	20.8	8.0	2.3	2.0	5.9
2021	3.2	62.4	18.5	9.7	1.4	0.6	7.4
2022	3.6	56.6	21.7	8.9	1.6	3.7	7.5
2023	2.7	52.0	21.8	10.8	2.4	1.4	11.6
남자	3.0	42.9	26.4	11.3	3.1	0.8	15.5
여자	2.3	64.1	15.6	10.0	1.5	2.3	6.5
초등학생	2.3	39.6	17.6	10.2	5.8	2.9	23.9
중학생	3.0	50.9	27.1	10.3	1.0	0.0	10.7
고등학생	2.8	63.8	18.9	11.8	1.2	1.9	2.4

자료: 한국청소년정책연구원, 「아동청소년인권실태조사」, 초(4~6) · 중 · 고등학생 대상.

주: 1) 최근 1년 동안 가출한 적이 있는 사람의 비중.

2) 최근 1년 동안 가출한 적이 있는 사람의 주된 가출 이유.

출처: 통계청, 여성가족부(2024). 2023 청소년 통계.

때로 현실 왜곡이 일어나기도 한다. 다섯째, 동기유발의 결여이다. 이들은 충분한 학습능력이 있음에도 불구하고 동기유발이 결여되어 학습부진, 학습의욕의 저하, 학습무능력의 형태를 보인다. 여섯째, 목적의식의 결핍이다. 목적의식이 결핍되어 욕구가 쉽게 좌절될 때 감정을 과격하게 표현하고 폭력적인 행동을 보이며 후회나 양심의 가책을 느끼지 못한다. 마지막으로 발달의 부조화가 나타난다. 이들은 전반적으로 지적, 신체적, 정신적 발달에 있어 부조화 현상을 보인다.

행동적 특성에서는 첫째, 단정하지 못한 행동으로 난폭한 행동, 신체적 · 언어적 공격 등의 행동을 보인다. 둘째, 위축된 행동으로 과민, 열등감, 자신감의 부족, 공포, 불안 등을 보인다. 셋째, 부적절하고 미숙한 행동으로 흥미의 결핍, 게으름, 백일몽, 지나치게 내성적인 행동을 보인다. 부적응 학생은 물건을 가지고 소란을 피우고, 교실에서 장난감을 가지고 놀고, 기구를 상하게 하고, 맡은 일을 완성하지 못하는 경향이 있다. 넷째, 사회화된 비행으로 집단비행이나 갱 활동을 하며, 학교의 윤리강령이나 규칙을 지키지 못하는 행동을 보이기도 한다.

(2) 학교부적응의 원인

학교생활 부적응은 한 가지 원인에 의해 발생하는 경우가 극히 드물고 여러 가지 원인이 복합적으로 작용하여 발생하는 경우가 많다. 학교생활 부적응 요인은 크게 개인적 요인, 가정환경 요인, 학교환경 요인, 지역사회적 요인으로 구분한다. 개인적 요인으로는 낮은 자존감과 정서적 문제, 미숙한 대인관계 등이다. 특히 대인관계의 어려움은 학교생활에 적응하는 데 중요한 요인이 될 수 있으며, 자존감이 낮은 사람이 자존감이 높은 사람보다 불안이 강하여 대인관계가 좋지 못한 것으로 보고되고 있다. 따라서 부적응 학생은 주체성의 혼란으로 인하여 자기와 대상을 포괄적으로 관망하지 못하고 자신과 타인에 대한 지각이 전체적으로 왜곡되어 있어 학교생활 내 대인관계, 즉 또래집단의 동료관계와 교사와의 관계가 원만하지 못하게 된다.

둘째, 가정환경 요인으로 결손가정, 빈곤가정, 자녀교육에 대한 관심 부족 등이다. 이와 같은 가정의 청소년들이 겪을 수 있는 문제들로는 가정에 대한 불만, 부모와 자-

녀 간의 대화 부족으로 애정 및 가족의 결합도 약화, 무관심한 가정교육으로 인간적 가치판단 빈약, 자녀들의 진로에 대한 부모의 무관심으로 미래에 대한 부정적 태도, 가족 구성원 간의 도덕성 결함으로 인해 잦은 부도덕 해이, 그리고 청소년의 성정체감 혼란 등이 나타날 수 있다.

셋째, 학교환경 요인으로 입시위주의 교육, 불량교우관계, 교사의 생활지도 부족 등이 있다. 입시위주의 교육에 치중하다 보니 낮은 성적 때문에 상급학교 진학이 어려운 학생은 심한 좌절감을 겪게 되고 빗나가기도 한다. 결국 이러한 요소들이 복합적으로 영향을 미쳐 학교부적응 행동을 일으키게 되고, 청소년들이 학교 밖으로 나가게 되면서 사회문제가 발생하게 되는 것이다. 또한 교사의 과중한 업무로 인해 대화 부족으로 오는 학생들의 소외감이 영향을 미친다.

마지막으로 지역사회적 요인으로 가치관의 혼란, 물질만능주의, 매스컴의 영향 등이다. 즉, 지역사회 내의 사회분위기, 지역사회 내 지원프로그램 미비, 상업주의적 소비문화, 대중문화의 확산, 청소년에 대한 사회적 보호체계 미약, 정보화 등의 사회변화로 인한 학교 기능의 약화 및 학교 주변의 비교육적 환경이 영향을 주고 있다. 또한 현대생활에 밀착되어 있는 대중매체의 문화인 신문, 잡지, 영화, 라디오, TV 등의 매스컴은 청소년기의 인간발달에 직접적인 영향을 미치고 있으며, 성인들의 문란한 성의식, 왜곡된 가치관, 퇴폐향락문화의 보급, 사회구조의 파괴, 개인과 가정환경의 고립, 생활수준 격차에서 오는 열등감 등이 영향을 미치게 된다.

(3) 학교부적응의 유형

학업부적응의 유형에는 학업과 관련된 유형, 정서와 관련된 유형, 대인관계와 관련된 유형, 성과 관련된 유형, 약물남용과 관련된 유형으로 구분할 수 있다(류은정, 2007).

① **학업과 관련된 유형**

학습부진과 무단결석을 하는 학생들이 많으며, 이러한 유형은 단순히 이 유형의 증상으로 끝나는 것이 아니라 기타 다른 많은 장애를 유발하기도 한다. 따라서 학업과 관련되어 나타날 수 있는 학교부적응의 유형에는 무단결석과 학습부진을 중심으로 수업태도 불량, 잦은 지각, 무단 조퇴, 컨닝 등이 나타나기도 한다. 또한 청소년기에 학업성취 및 진로 결정 등의 중요한 발달과업을 성취해야 함에도 불구하고 열등감, 낮은 사회성과 사교성 등으로 쉽게 포기하고 좌절하며, 여기에 정서적 부적응을 동반하는 특성을 나타내기도 한다.

② **정서와 관련된 유형**

학교부적응 학생들은 평소 여러 가지 정서적 어려움을 경험하고 있으며, 심각한 장애를 유발하는 경우가 많다. 정서적 어려움에는 무기력감, 낮은 자신감, 충동성향, 우울성향, 불만, 이상행동, 불안, 지나친 수줍음, 시험이나 학교에 대한 공포 및 자살기도 등이 포함된다. 청소년의 정서적 문제는 개인의 심리적 상태와 가정환경, 학교환경과도 밀접한 연관을 가지고 있으며 이들 환경과의 역기능이 청소년에게 무력감, 낮은 자존감, 자기비난, 심지어 자살충동의 가능성까지 높이는 것으로 보고되고 있다.

③ **대인관계와 관련된 유형**

이 유형에는 다양한 형태, 즉 따돌림, 신체적 폭행, 위협, 낙서, 반항, 기물파손, 흉기소지, 갈취 및 도박 등이 포함된다. 이 유형에 해당하는 청소년은 가출, 학교폭력, 다른 사람의 돈이나 물건을 갈취하는 등의 행동을 보여 타인에게 위협의 대상이 되거나 욕구불만의 누적으로 공격적 행동을 보이기도 하며 지나친 쾌락주의와 억압적 상황으로 현실감각이 떨어져 가정과 학교를 떠나 어른의 행동을 모방하여 자취 또는 취업을 하는 등의 특성을 보이기도 한다.

④ **성과 관련된 유형**

성문제나 임신 경험으로 인해 학교에 적응하기가 어려운 경우이다. 보건복지부는 매년 1,000여 명의 학생 미혼모가 발생하는 것으로 추정하고 있으며, 한 해 800명 이상의 학생 미혼모가 학업을 중단하고 있는 것으로 보고하고 있다. 성과 관련된 유형에서는 성경험, 임신 경험, 성폭행 및 성과 관련된 고민, 이성교제 등이 있다.

⑤ **약물남용과 관련된 유형**

최근 약물을 남용하는 청소년의 연령층이 낮아지고 있으며, 약물남용은 각종 비행과 범죄로 이어지기 때문에 심각한 사회문제로 대두되고 있다. 또한 최근에는 흡입제(본드, 가스, 가솔린, 아세톤 등)를 사용하는 청소년들이 늘어나고 있다. 흡입제는 뇌조직에 부정적인 영향을 미치게 되며, 이러한 상태에서 약간이라도 불쾌한 자극을 외부로부터 받으면 그대로 감정이 폭발하여 사회문제를 일으키게 된다.

(4) 청소년들의 학교부적응 해결 방안

학생들의 학교생활 적응을 돕기 위해 학생들에게는 자신의 자아존중감을 높여 주는 것이 필요하며, 부모-자녀의 의사소통을 원활하게 할 수 있도록 다양한 프로그램의 개발과 지원이 필요하다. 그리고 선생님과 가족은 청소년에게 많은 영향을 미치며, 학교부적응 청소년들은 친구로부터의 부정적인 영향을 많이 받는다고 볼 수 있다. 따라서 부적응 학생에 대한 교사들의 적극적 관심과 생활지도가 필요하다. 또한 학생들은 가정과 학교에서 뿐 아니라 지역사회의 모든 자원(인적, 물적)을 통해 학습해 나가는 특성을 가지고 있다. 특히 유해한 환경에 접촉할수록 이 문화를 따라가고자 하는 욕구가 강해져 학교에서의 부적응 상태로 자연스럽게 연결된다. 그러므로 사회와 문화, 가치관이 건전하고 품격을 유지할 수 있도록 각종 관련기관과의 협조체계를 구축하여 청소년들을 위한 활동도 활발히 전개되어야 할 것이며, 각종 범죄의 확산을 예방, 방지하기 위한 노력이 우선되어야 한다.

4) 인터넷 · 미디어 사용

최근 연간 100만 명 이상의 청소년들이 인터넷 환경이 가져다 준 미디어 중독으로 인해 학습장애와 정서문제 등의 심각한 정신적 위기를 맞고 있는 것으로 보고되고 있다. 특히 미디어 사용의 연령이 점점 낮아져 영유아에게도 부정적인 영향을 미치는 것으로 나타나고 있다. 스마트폰 과의존 위험군 비율을 살펴보면 표 9-4, 그림 9-4 와 같다.

표 9-4 스마트폰 과의존 위험군 비율(2015~2024)

(단위 : %)

		2015	2016	2017	2018	2019	2020	2021	2022	2023	2024
과의존 위험군	유아동	12.4	17.9	19.1	20.7	22.9	27.3	28.4	26.7	25.0	25.9
	청소년	31.6	30.6	30.3	29.3	30.2	35.8	37.0	40.1	40.1	42.6
	성인	13.5	16.1	17.4	18.1	18.8	22.2	23.3	22.8	22.7	22.4
	60대	-	11.7	12.9	14.2	14.9	16.8	17.5	15.3	13.5	11.9
고위험군	유아동	1.7	1.2	1.2	2.0	2.3	3.7	4.3	3.5	3.6	3.6
	청소년	4.0	3.5	3.6	3.6	3.8	5.0	5.7	5.2	5.2	5.2
	성인	2.1	2.5	2.8	2.7	2.8	4.0	4.5	4.4	4.3	4.2
	60대	-	2.0	2.1	2.4	2.5	3.2	3,7	3.0	3,1	3.7
잠재적 위험군	유아동	10.7	16.7	17.9	18.7	20.6	23.6	24.1	23.2	21.4	22.3
	청소년	27.6	27.1	26.7	25.7	26.4	30.8	31.3	34.9	34.9	37.4
	성인	11,4	13.6	14.6	15.4	16:0	18.2	18.8	18.3	18.3	18.2
	60대	-	9.7	10.8	11.8	12.4	13.6	13.8	12.3	10.4	8.2

출처: 과학기술정보통신부, 한국정보화진흥원(2025). 2024 스마트폰 과의존 실태조사.

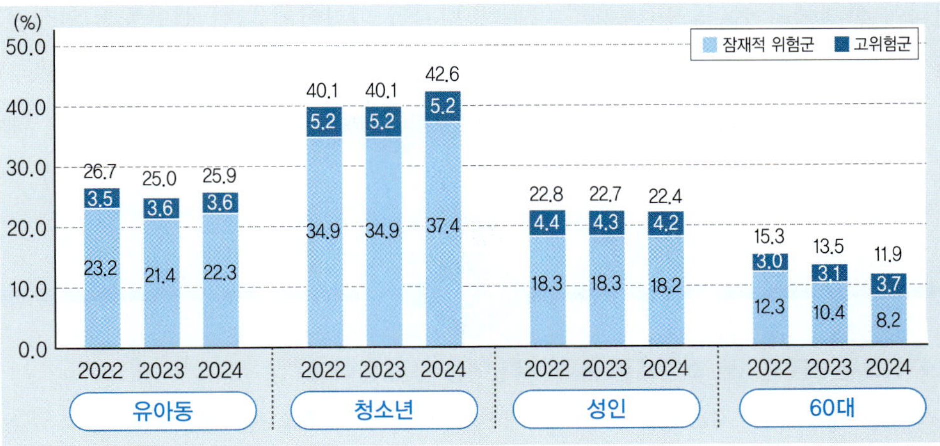

그림 9-4 연령대별 스마트폰 과의존 위험군 비율(2022~2024)

주: 유아동은 만3~9세, 청소년은 만10~19세, 성인은 만20~59세, 60대는 만60~69세에 해당함.
출처: 과학기술정보통신부, 한국정보화진흥원(2025). 2024 스마트폰 과의존 실태조사.

표 9-4 와 그림 9-4 에서 보는 것과 같이 2024년 유아동의 경우, 과의존 위험군은 25.9%(잠재적 위험군은 22.3%, 고위험은 3.6%), 청소년의 경우 42.6%(잠재적 위험군 37.4%, 고위험은 5.2%)로 나타났다.

어린 시절의 인터넷 노출은 학습능력 저하와 지능 저하, 집중력장애 등을 초래하고 장기적으로 대인관계 약화로 인한 사회성 발달의 장애요인으로 지적되고 있다.

(1) 미디어 사용의 장단점

인터넷과 미디어는 현대인이 반드시 익히고 사용해야 할 필수품이 되었다. 인터넷을 통해 정보를 구하고, 물건을 구매하고, 멀리 있는 사람들과 연락을 주고받는다. 이와 같은 순기능 외에도 과도한 사용으로 부작용이 나타나기도 한다. 미디어 사용의 장단점은 표 9-5 와 표 9-6 에 제시되어 있다.

디지털 미디어로 인한 유해성은 최근 뇌 과학자들의 연구결과를 보더라도 심각성이 어느 정도인지를 가늠할 수 있다. 호기심이 왕성한 시기의 어린이들을 유혹하는 미디어의 재미 앞에서 부모와 교사들은 속수무책일 수밖에 없다. 나날이 변화하는 미디어 환경에서 아이들을 보호하기 위해 디지털 미디어에 대한 성인들의 인식전환이 시급하다. 인터넷, 게임, 모바일 폰을 통해 공략해 오는 재미있는 콘텐츠로부터 아이들을 자유롭게 하기 위해 성인들은 앞으로 아이들과 더욱 치열한 싸움을 해야 할 것이다.

글상자 9-3

❖ 청소년 6명 중 1명 스마트폰 중독… 더 이상 방치 말아야

스마트폰이나 인터넷 사용을 스스로 통제하기 힘든 과의존(중독) 청소년이 빠른 속도로 늘고 있다. 여성가족부가 초교 4학년과 중학교 1학년, 고교 1학년 등 학령 전환기 청소년 128만여 명을 조사한 결과, 이 중 20만 명이 스마트폰 · 인터넷 과의존 상태로 판정됐다. 과의존 청소년 비중은 매년 꾸준히 증가해 올해는 16%로 치솟았다. 20만 명을 넘어선 것은 처음이며 이 중 일상생활이 힘들 정도로 중독이 심해 전문가 도움이 필요한 청소년이 3만 명에 육박(가까이 붙음)한다.

특히 우려스러운 대목은 중독자의 저연령화 추세다. 초교 4학년의 경우 최근 3년간 과의존 학생이 계속 늘었다. 과학기술정보통신부의 실태 조사에서도 지난해 9세 이하 아동 20.7%가 스마트폰 과의존 위험군으로 조사됐다. 스마트폰을 활용한 양육이 일상화된 데다 유튜브, 1인 미디어, 실시간 방송 등 청소년이 접하는 미디어 콘텐츠가 폭발적으로 증가한 영향이 크다.

청소년 스마트폰 중독은 아이들의 일상을 소리 없이 멍들게 하고 학업성취도 저하(수준이 낮아짐)로 직결(직접 연결됨)될 수 있다. 무분별한 디지털 약어와 은어 · 속어가 난무(함부로 날뜀)하면서 한국 청소년의 읽기 능력은 퇴보하고 있고 스마트폰 남용(함부로 씀)에 따른 건강 악화, 자기통제력 상실 등을 경고한 연구가 나온 지도 오래다. 하지만 우리 사회는 도박이나 알코올, 약물 중독과 달리 스마트폰 중독을 가볍게 보는 분위기다. 특히 학생 인권을 앞세운 교육당국은 스마트폰 교육이나 사용 규제를 일선 학교에 떠넘긴 채 손을 놓고 있다.

이와 달리 문제의 심각성을 인지한 프랑스는 초중교에서 휴대전화 사용을 법적으로 금지했고 대만은 2~18세가 스마트폰 등에 중독되면 보호자에게 벌금을 부과한다. 우리도 가정과 학교에만 맡겨둘 문제가 아니다. 더 늦기 전에 정부가 나서서 청소년의 스마트폰 중독을 막을 수 있는 예방교육을 의무화하고 사회적 합의를 통해 제도적 장치를 마련해야 한다.

동아일보. 2019.5.15.

표 9-5 미디어 사용의 장점

- 다중 정체성의 형성으로 현실과는 다른 모습으로 다른 사람과 상호작용을 할 수 있어 사이버 상의 대인관계에서 자신감을 가질 수도 있다.
- 성격적으로 소심하거나 수줍음이 많아 다른 사람 앞에 나서기 어려운 사람이 사이버 공간에서 활동함으로써 자신감이 생길 수도 있다.
- 사이버 공간은 자신의 의견이나 생각을 자유롭게 표현할 수 있는 기회가 많아 자기 주장이 뚜렷해지고, 자신감 또는 자기효능감이 높아질 수도 있다.
- 다양한 배경을 가진 사람과 의사소통을 할 수 있게 되어 사회적 배경, 연령, 성 등에 상관없이 개방적이고 평등한 인간관계를 형성할 수 있다.

표 9-6 미디어 사용의 단점

- 인터넷의 과다 사용으로 사이버 공간에서의 익명성과 다중 정체성으로 분절된 자아상을 형성하게 되어 자아정체감 혼미의 현상으로 이어질 수 있다.
- 사이버 상에서의 즉각적 반응은 충동적 성향으로 이어질 수 있다.
- 사이버 공간의 활동은 익명성에 의해 타인을 배려하는 사회적 능력을 감소시키고 현실에서 충족되지 못하는 사회적 욕구를 가상공간에서 추구하다 보면 현실감각이 떨어질 수도 있다.
- 뇌의 우측 전두엽에 부정적인 영향을 줄 수도 있다. 우측 전두엽의 이상은 주의력결핍 과잉행동장애 아동에게 나타나는 현상으로, 아이들의 경우 하루 30분 이상 휴대폰에 노출되면 매우 위험하다고 할 수 있다. 또한 3~5세의 아동이 있는 27가족을 대상으로 관찰한 결과에 의하면 TV시청 동안 부모-자녀 사이의 상호작용은 거의 발생되지 않음으로써 가족 구성원 간의 친밀성을 유지하게 되는 대화 및 접촉이 거의 없는 것으로 보고되고 있다.

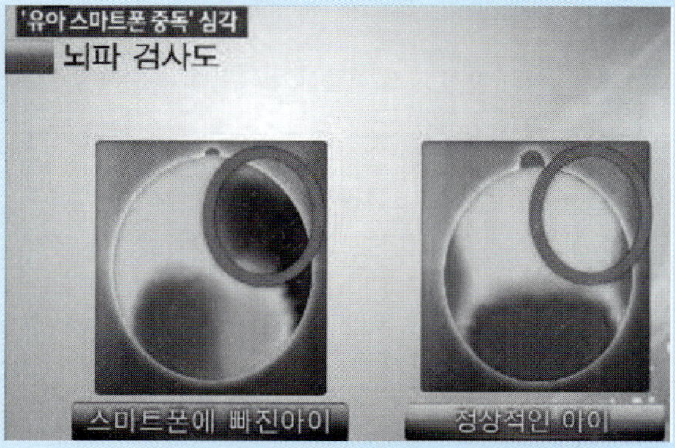

(2) 인터넷중독

인터넷중독의 기본개념은 가상공간의 활용에 집착하고 의존하여 기분의 변화, 내성, 금단증상, 현실생활에 지장을 받을 정도의 신체적 · 정신적 · 사회적 이상 현상을 경험하는 것을 말한다. 인터넷중독과 관련되어 흔히 호소하는 증상으로는 수면 부족이다. 가족과 함께 시간을 보내거나 사교활동, 학교나 건강유지를 위한 행동이나 운동 등 여타의 중요한 활동을 무시하고, 하루 중 많은 시간을 인터넷에 접속하여 보내며, 주변의 가까운 사람, 직장 동료, 친한 친구, 또는 가족이 접속행동에 대해 못마땅해 한다. 또한 접속 중이 아닌데도 불구하고 계속하여 접속 시의 경험을 생각한다. 온라인 접속시간을 줄이려고 노력하며 굳게 다짐하기도 하지만 마음대로 되지 않는다. 잠깐 동안만 접속한다고 스스로 다짐하지만 수 시간이 지나고 나서야 시간이 많이 지났다는 것을 깨닫는 경우가 자주 있다(박선환 외, 2017). 청소년들의 인터넷 게임중독을 알아볼 수 있는 척도는 표 9-7 과 같다.

표 9-7 인터넷 게임 중독 진단척도

◈ 다음은 게임 사용에 관한 문항입니다. 각 문항을 잘 읽고 현재 자신의 상태와 가장 가까운 곳에 O표를 하면 됩니다. 정답은 없습니다. 솔직히 답해 주시기 바랍니다.

번호		문항	전혀 그렇지 않다 (1)	별로 그렇지 않다 (2)	보통이다 (3)	약간 그렇다 (4)	매우 그렇다 (5)
A	1	게임을 하기 전보다 성적이 떨어졌다	1	2	3	4	5
	2	공부를 하려고 하면 게임 생각이 나서 집중하기 어렵다	1	2	3	4	5
	3	게임하기 전보다 모든 학업이 불성실해졌다	1	2	3	4	5
	4	게임 때문에 부모님으로부터 자주 혼난다	1	2	3	4	5
	5	내가 왜 게임에 빠져 있는지 후회가 된다	1	2	3	4	5

B	6	게임에서 사용하는 용어를 현실에서도 그대로 쓰게 된다	1	2	3	4	5
	7	대부분의 이야기가 게임과 관련되어 있다	1	2	3	4	5
	8	게임을 하느라 예전보다 돈을 많이 쓰게 된다	1	2	3	4	5
	9	게임을 하기 전보다 말투가 거칠어졌다	1	2	3	4	5
	10	게임을 하기 위해 거짓말을 하게 되는 경우가 있다	1	2	3	4	5
	11	게임 이외의 다른 활동은 눈에 띄게 줄어들었다	1	2	3	4	5
C	12	게임을 하는 동안 원하는 만큼 되지 않으면 짜증이 난다	1	2	3	4	5
	13	게임을 하는 동안 잘 되지 않을까 봐 불안하고 조마조마하다	1	2	3	4	5
	14	게임을 하고 나면 여기저기가 아프거나 쑤신다	1	2	3	4	5
	15	게임을 하는 중에 방해를 받으면 짜증이 나서 참기 어렵다	1	2	3	4	5
D	16	게임을 하기 위해서라면 어떤 어려움도 감수할 수 있다	1	2	3	4	5
	17	하루 종일 게임 생각만 한다	1	2	3	4	5
	18	하루라도 게임을 하지 않으면 다른 일을 하기 어렵다	1	2	3	4	5
	19	게임과 현실이 구분되지 않을 때가 있다	1	2	3	4	5
	20	게임을 하느라 밤을 새우거나 잠자는 시간이 줄어들었다	1	2	3	4	5
	21	게임과 관련된 꿈을 꾼다	1	2	3	4	5
	22	게임을 그만두고 싶지만 마음대로 되지 않는다	1	2	3	4	5
E	23	게임으로 인해 다른 사람들과 관계가 멀어졌다	1	2	3	4	5
	24	게임을 하고 난 후로 성격이 거칠어졌다	1	2	3	4	5
	25	게임으로 인해 친구들과 싸우거나 다투게 된다	1	2	3	4	5

A: 학업태도 저하 B: 부적응 행동 C: 부정적 정서경험 D: 심리적 몰입 및 집착 E: 대인관계문제

- 0~25점 : 인터넷, 게임 사용에 문제가 없음
- 26~50점 : 평균적 게임 사용자
- 51~75점 : 인터넷 게임 사용으로 문제가 발생할 소지가 있어서 게임 사용에 주의가 필요한 사용자
- 76~100점 : 인터넷 게임 사용으로 일상생활에 문제가 발생하고 있는 사용자
- 100점이상 : 인터넷 게임 사용으로 심각한 수준으로 일상생활에 문제가 발생하고 있어, 전문적 도움이 절실히 필요한 사용자

출처: 이형초(2001).

3. 청소년을 위한 생활지도

청소년에게 발생되는 다양한 문제들에 대해서는 오랫동안 연구되어 온 중요한 과제 중 하나이다. 청소년 문제를 예방하는 차원에서 인성교육을 통해 학생들의 자아개념과 자아존중감이 형성되고 자아정체감도 확립된다고 많은 연구결과가 발표되고 있다. 학교생활 적응을 높이기 위한 구체적인 방법을 살펴봄으로써 아이들의 학교 적응력을 높일 수 있을 것이다.

1) 긍정적 자아개념을 갖게 하라

학생들이 적응을 잘 한다는 것은 환경과의 상호작용에서 개인의 욕구를 잘 충족시킬 수 있다는 것이며, 또한 환경에 순응하는 것으로서의 적응과 자신의 욕구를 실현하는 것으로서의 적응을 동시에 추구할 수 있다는 것을 의미한다. 따라서 개인의 행복을 추구하고 동시에 자신이 당면한 문제상황에 효과적으로 대처하여 문제를 해결할 수 있는 능력이 있을 때 정신건강의 유지가 가능하다. 이에 아동과 청소년이 그들의 생활 속에서 보다 잘 적응할 수 있도록 지도하기 위하여 수행하여야 할 구체적인 노력은 개별적 상황과 문제에 따라 다를 것이다. 하지만 이들에게 포괄적으로 적용할 수 있는 노력 중의 하나는 이들이 긍정적 자아개념을 갖도록 하는 것이다. 자기 자신에 대한 자아개념은 적응과 밀접한 관계가 있기 때문이다. 실제로 일상생활에서 적응을 잘하는 사람은 건강한 성격과 긍정적 자아개념을 가지고 있다는 특성을 공유하는 것으로 나타났다.

자신에 대한 자아상이라고 할 수 있는 자아개념(self-concept)은 자기 자신을 좋아하는지에 대한 감정인 자아존중감(self-esteem)과 자신의 능력에 대하여 자신감을 가지고 있는지에 대한 자아자신감(self-confidence)이 핵심적 구성요소라 할 수 있다. 이 두 요소에 따라 자기 자신에 대한 긍정적 혹은 부정적 자아개념이 형성된다. 따라서 아동과 청소년이 건강한 성격과 긍정적 자아개념을 지닐 수 있도록 가정이나 학교에서의 지도가 필요하다. 위를 위한 방법으로서 Hamachek(1995)는 다음과 같은 방법을 제시하고 있다.

청소년의 자아를 고양시키는 방법으로서 첫째, 수용적 태도를 길러준다. 교사는 학생이 자신의 생각과 느낌을 표현할 수 있도록 허용하는 환경을 마련하여 학생 스스로가 있는 그대로의 자신을 수용하고 개방적 태도를 갖도록 도와주어야 한다. 둘째, 교실에서의 상호작용 기회를 확대한다. 셋째, 확고하고, 공정하고, 명시적인 규칙을 세우고 이를 지키게 한다. 무엇이 옳고 그른지에 대하여 명확한 규칙이 분명하게 세워져 있을 때 잘못된 행동을 줄일 수 있다. 넷째, 학생으로 하여금 성공에의 확신을 심어 주고, 성공의 기회를 많이 만들어 준다.

부정적 자아개념을 형성한 아동은 일이 잘못되면 무조건 다른 사람의 잘못으로 돌리고, 열등감을 많이 가지며, 욕구좌절을 참지 못하고 인내심이 부족하다. 또한 나중에 범죄, 약물남용, 성적 문란, 가출 등의 문제행동을 보이기도 한다. 이처럼 자존감은 한 개인이 자신의 잠재력을 발휘하거나 행복한 삶을 사는 것과 직결되는 중요한 문제이다. 아이와 청소년들에게 긍정적 자아개념을 형성하기 위한 구체적인 방법은 표 9-8 과 같다.

표 9-8 긍정적 자아개념을 높이는 방법

- 지시하거나 훈육하기 전에 먼저 좋은 관계를 형성한다. 아동에게 어떤 것을 가르치려고 하기 전에 자주 함께 시간을 보내고 놀아 주는 것이 좋다.
- 아동에게 애정을 보여 준다. 긍정적인 언어표현, 밝은 얼굴표정 같은 비언어적 표현, 적극적으로 얘기를 들어주기, 신체접촉 등을 통해서 아동으로 하여금 자신의 소중한 존재라는 사실을 느끼게 도와준다.
- 아동의 장점을 찾고, 장점에 초점을 맞춘다. 누구나 최소한 한 가지는 잘하는 것이 있다. 아동이 잘못하는 것만 지적하지 말고, 아동 스스로가 유능한 영역을 찾을 수 있도록 격려한다.
- 80~20의 규칙을 실행한다. 20%의 잘못된 행동을 야단치기보다 80%의 잘하는 행동을 무시하지 말고 칭찬해 주는 것이 좋다.
- 칭찬과 처벌의 균형을 맞춘다. 한 번 야단치기 전에 다섯 번 칭찬하는 것이 좋다. 계속 야단을 맞는 아동은 잘못을 인정하기보다는 적개심만 쌓게 된다. 잘하는 행동을 많이 칭찬하면 아동은 마음에 여유가 생겨 잘못을 지적 받았을 때 그것을 인정하기 쉬워진다.

- 아동을 모욕하는 말이나 폭력은 삼간다. 부모 혹은 교사가 먼저 자신의 감정이나 분노를 조절할 수 있어야 한다. 또 억양이나 얼굴표정 등의 비언어적인 측면에도 신경을 써야 한다.
- 아동을 형제나 다른 아동과 비교하지 말아라. 아동의 부족한 점을 다른 사람과 비교하는 것은 기를 죽이고 의욕을 떨어뜨린다. 모든 사람은 동일할 수 없으므로 다른 사람과 비교하기보다는 스스로 최선을 다하도록 격려하는 것이 바람직하다.
- 아동이 "나는 못해" 같은 부정적인 자기메시지를 하지 않도록 돕는다. 어떤 일을 해 보기도 전에 포기하지 않도록 도와주는 것이 필요하다. "어렵겠지만 열심히 하면 잘할 수 있을 거야"라고 용기를 주고 완벽하지 못해도 조그마한 성취도 칭찬해 준다.

발달적 측면에서 볼 때 무한한 가능성과 잠재력을 지닌 중요한 시기인 아동기와 청소년기에 자신에 대한 긍정적 자아개념을 갖도록 하는 것은 매우 중요한 문제이다. 많은 아동이 자신을 좋아하지 않고 자기의 능력에 대한 무능감에 빠져 부정적 자아상을 갖게 되는 것은 아동 개인의 일생에 관한 문제일 뿐 아니라 국가의 장래를 위해서도 비극적인 일이 아닐 수 없다.

우리 사회가 안고 있는 병폐 중의 하나인 학벌주의나 지나친 학력열풍으로 현재 많은 아동과 청소년이 그들의 다양한 꿈과 자유로운 활동을 적극적으로 시도해 보지도 못하고 오로지 대학입시를 위해 타율적이고 강제적인 환경 속에서 공부를 하고 있다. 특히 경쟁적 학교풍토 속에서 학생들은 학업성적에 의한 무능감에 부정적 자아개념을 가지고 있는 경우가 많다. 상대평가체제에서 상위층에 속하는 일부 학생을 제외한 나머지 대다수의 학생은 학업성적에서 실패의 경험을 하게 되고 이것은 누적되어 학업에 대한 부정적 자아개념을 형성할 수 있다. 새로운 것에 대한 시도, 창의적 사고로 도전을 감행하거나 미지의 것을 탐색하려는 용기는 자신에 대한 긍정적 자아개념이 형성되어 있을 때 더 잘 나타날 수 있다.

아동이 신체적으로나 정신적으로 건강하며 긍정적인 자아개념을 지닌 사람으로 성장하도록 보다 더 적극적인 관심을 가지고 도와주어야 한다. 아동이 자유로운 학습 분위기에서 미래를 위해 자기주도적으로 준비하며, 진지하면서도 적극적으로 공부하고, 신명나게 뛰어놀 수 있는 환경을 마련해 주어야 한다. 또한 아동 각자의 개성과 잠재력을 발휘할 수 있도록 그들의 가능성을 지지하고 이를 시험해 볼 수 있는 많은 경험과 다양한 기회가 제공되도록 가정과 학교 그리고 사회가 이를 지원하는 풍토를 마련해 주어야 한다.

2) 학습된 무기력에 빠지게 하지 말라

피할 수 없거나 극복할 수 없는 환경에 반복적으로 노출된 경험으로 인하여 실제로 자신의 능력으로 피할 수 있거나 극복할 수 있음에도 불구하고 스스로 그런 상황에서 자포자기 하는 것, 이것을 "학습된 무기력(learned helplessness)"이라 한다(글상자 5-2 참조). 즉, 노력해도 안 되는 일을 반복적으로 경험하게 되면, 실패에 익숙해지거나 좋지 않은 결과를 당연하게 여기며 자발적으로 좌절을 선택하는 일이 나타나게 된다. 지식이나 기술과 마찬가지로 무기력도 학습이 가능하다고 심리학자들은 말하고 있다.

(1) 학습된 무기력의 행동 특징

학습된 무기력을 나타내는 아동들의 특성은 다음과 같다 표 9-9.

표 9-9 학습된 무기력 아동의 특성

- '난 할 수 없어'라고 말한다.
- 교사의 지시에 주의를 기울이지 않는다.
- 도움이 필요할 때에도 도움을 요청하지 않는다.
- 아무것도 하지 않는다.
- 성공에 자부심을 느끼지 않는다.
- 지루해 하고 재미없어 하는 것처럼 보인다.
- 노력하라는 교사의 충고를 받아들이지 않는다.
- 쉽게 좌절한다.
- 교사의 질문에 자발적으로 대답하지 않는다.
- 교우관계가 원만하지 않다.

(2) 학습된 무기력의 극복방안

학습된 무기력의 극복방안을 다음과 같다 표 9-10.

표 9-10 학습된 무기력 극복방법

- 목표를 정하고 최선을 다해 목표를 향하는 습관이 없기 때문에 과제수행에 대한 기대가 비현실적으로 높든가 혹은 낮은 경우가 많다. 따라서 접근 가능한 목표를 설정하고 목표를 달성할 수 있도록 언어적 칭찬이나 격려가 매우 중요하다.
- 통제 불가능성의 경험은 특히 정서적 혼란을 수반하기 때문에 여러 가지로 일반화될 수 있다. 따라서 무기력의 보편화 방지를 위해 '이것'과 '저것'은 다르다는 변별력을 갖도록 해야 한다.
- 계속된 실패에 대해 걱정하기보다는 눈 앞의 과제에 집중하게 하고, 실패를 노력 부족, 정보 부족 등으로 교정 가능하게 하고, 능력 부족과 같은 요인으로 귀인하게 못하게 해야 한다.
- 자기 스스로 할 수 있다는 자기효능감을 높여 줌으로써 활동에 지속적으로 참여하게 하고, 그 결과 과제 수행 가능성을 높인다.

3) 교육은 내적 동기에 의해 유발된다

우리는 무슨 일을 시작할 때 자신의 힘의 원천에 의해서 하는 경우도 있지만 외적인 환경에 의해서 하는 경우도 적지 않다. 이 용어가 낯설은 이들을 위해 '내적 · 외적' 동기유발의 설명을 먼저 하면 다음과 같다.

- **외적 동기유발** 밖에서 어떤 위압을 가해서 부모나 교사가 바라는 목적을 달성하기 위한 수단을 외발적 동기유발이라고 한다. 이 수단에는 여러 가지가 있는데, 긴장감을 가질 수 있도록 위협한다거나, 돈이나 선물을 주거나, 신에게 비는 것은 밖으로부터의 외적 동기유발이라고 할 수 있다.
- **내적 동기유발** 외적 동기유발과는 대조적으로, 오로지 자신의 의지로 자신에게 적극적으로 작용하여 자신의 속(마음)에 해야겠다는 의지가 용솟음치도록 하는

방법을 내적 동기유발이라고 한다.

많은 성인들은 "내가 가르쳐 줄 테니 말을 잘 들어라"라고 하는 태도를 가지고 있다. 이러한 태도는 처음부터 성인에 대한 친근감도 교과에 대한 흥미도 가질 수 없게 만드는 원인이 된다. 이렇게 해서 공부를 싫어하게 만들어 놓고 성적에 대해 이러쿵저러쿵 간섭하게 된다. 겸허함을 잃어버린 성인에게 문제가 있는 경우 아이들은 피해자가 된다. 내적 동기유발을 자극해 줄 수 있는 성인이라면 가르치기보다는 아이들의 마음을 헤아려 줄 수 있어야 하고, 불평불만이 있다면 편안한 대화방법을 통해 호의적으로 처리해 주어야 한다. 그렇다면 아이들은 스스로 무엇인가를 해보아야겠다는 의지를 분명히 나타낸다.

4) 필요시 적절한 행동수정 기법을 이용해라

성인들은 자녀양육에 있어 자녀들이 항상 올바른 행동만 하기를 원한다. 그렇지만 자녀들은 이러한 성인들의 바람을 자주 져 버리는데, 세살 때 버릇이 여든까지 간다는 속담에서처럼 어릴 때 행동습관을 잘 기르는 것이 어떤 성인으로 성장할 것인가를 판가름할 수 있기 때문에 어릴 때부터 올바른 행동을 가르치는 것은 매우 중요하다. 아이들이 나쁜 행동을 할 때 매를 들 수도 있고, 말로써 야단을 칠 수도 있으며, 아이들이 좋아하는 아이스크림을 주지 않을 수도 있다. 아이들이 올바른 행동을 했을 때 말로써 칭찬할 수도 있고, 선물을 줄 수도 있으며 어른들의 기분에 따라 그냥 넘어갈 수도 있다. 선택은 어른들에게 있다. 하지만 심리학에서는 아이들의 나쁜 행동을 수정하고 올바른 행동을 더 많이 하도록 하는 기법들을 연구를 통하여 알려주고 있다(김이영 외, 2020).

(1) 처벌

아이들이 음식을 던지고 동생을 때리거나 울음을 그치지 않는다면 어떻게 할 것인가? 어른들은 나름대로 방법을 찾겠지만 명심해야 할 것은 아이들에게 어떤 벌을 주느냐에 따라 아이가 세 살이 되었을 때 악동이 될 것인지 여부가 결정된다는 것이다. 처벌을 할 때에는 어른과 아이들이 서로 합의하여 결정해야 한다. 부당한 처벌이 이루어지지 않도록 미리 특정한 행동에 대해 어떤 종류의 처벌을 받을 것인지 약속을 하는 것이 좋다. 처벌을 약속했으면 일관성 있게 처벌이 이루어져야 한다.

처벌을 할 때 주의해야 할 점은 먼저 가혹한 처벌은 피해야 하는데, 그 이유는 아이들이 적개심을 가질 수 있기 때문이다. 다음으로 어른들의 감정에 따라 처벌하지 말아야 한다. 기분이 좋을 때에는 봐주던 행동을 기분이 나쁠 때는 가혹하게 처벌한다면 일관성이 없으므로 아이들의 행동수정에 전혀 도움이 되지 않는다. 마지막으로 나쁜 행동에 대해 처벌해야지 아이 자체를 처벌해서는 안 된다. 아이들의 나쁜 행동을 제재하는 방법 중 대표적인 것을 살펴보자.

● 체벌

평균적으로 31% 정도의 어른들이 이따금 아이들을 체벌한다고 한다. 하지만 전문가들은 체벌을 피해야 한다고 충고한다. 그 이유는 체벌과 완력은 아이들을 즉각 순종하게 만들지만 아이들의 마음속에 적개심, 분노 그리고 어른들에 대한 두려움 등이 쌓이게 되기 때문이라고 한다. 어떤 연구는 체벌이 전혀 효과적이지 않다고 한 연구 결과도 있다.

● 타임아웃(time out)

타임아웃은 체벌에 대한 '인도적' 대안으로 고집 센 아이들을 다루는 데 효과적인 방법이다. 타임아웃이란 아이에게 정해진 시간 동안 아무것도 하지 못하도록 하며 격리되고 조용한 장소에 일정 시간 동안 있도록 하는 일종의 벌이다. 움직임이 많은 아이들로서는 무거운 벌에 해당한다. 이에 대해서 전문가들은 타임아웃을 남용해서는 안 되며 타임아웃이 끝나면 항상 아이의 잘못된 행동이 왜 나쁜 행동인지를 설명해야 하고 아이가 미워서가 아니라 나쁜 버릇을 고치기 위한 것이라고 꼭 말해 주어야 한다. 특히 이해력이 부족한 영유아에게는 타임아웃을 사용하지 말 것을 권고한다. 이들은 옳고 그름을 판단할 능력이 없기 때문이다. 타임아웃의 시간은 5분에서 10분 정도가 적절하다.

처벌은 아이의 부정적 행동을 즉각적으로 수정할 수 있다는 이점 때문에 많은 어른들이 선호하고 있지만 그에 따르는 부작용이 있다. 먼저 처벌을 하는 사람이 있을 때에는 행동수정이 이루어지지만 그 사람이 사라지면 다시 나쁜 행동을 반복하게 되어 눈앞의 효과밖에 없는 경우도 있다. 또한 처벌에 익숙해져 갈수록 처벌의 강도를 높여야 하는 부작용도 따른다. 처벌은 또한 적개심을 일으켜 잘못을 깨닫기보다 분노감을 갖게 되어 인간관계에도 악영향을 줄 수도 있고 아동의 모방으로 인하여 공격적인 아이가 될 수 있다. 그리고 처벌을 자주 받는 아이는 자아존중감이 낮아져 자포자기식의 행동을 보이기 쉽고 무력감에 빠질 수도 있다. 따라서 처벌은 그만큼 신중을 기해야 한다.

(2) 칭찬과 보상

여러 연구들에 의하면 처벌보다는 좋은 행동에 대해 칭찬하고 보상해 주는 것이 행동을 수정하는 데 더 효과적이라고 한다. 칭찬받는 아이는 칭찬받을 행동을 하게 되고, 비난받는 아이는 비난받을 행동을 계속하게 된다. 칭찬은 아동이 긍정적인 행동을 했을 때 그 즉시 그 행동에 대해 말로 구체적으로 표현하면서 칭찬하는 것이 좋다. 예를 들어, '장난감을 깨끗하게 잘 정리했구나. 이제 다 컸네'와 같이 표현한다.

보상에는 칭찬, 아이가 좋아하는 물건, 아이가 좋아하는 활동, 신체적 접촉을 통한 애정표현 등이 있다. 그러나 바람직한 행동에 대해 물질적 보상을 주는 것이 반드시 바람직하지만은 않다. 거실에서 장난감 놀이를 한 후 정돈하는 것에 대해 1,000원의 보상을 주는 것이 반복되면 다른 집안일을 거드는 것에 대해서도 아동은 돈을 요구하게 될 것이다. 따라서 대부분의 행동에 대해 칭찬이나 관심 표현 같은 사회적 강화를 사용하는 것이 더 좋다고 한다. 보상의 제한점이 있다면, 어떤 행위에 보상이 주어지고 나면 다음엔 그 보상을 얻기 위해 그 행위를 하게 된다는 것이다. 이러한 상황은 보상이 행동을 통제하게 만드는 상황인데 통제된다는 느낌은 대체로 혐오적이어서 자유로운 상황에서는 그 행동을 더 이상 하지 않게 될 가능성이 높아진다.

연습문제

1. 아동 · 청소년의 정신건강에 영향을 주는 요인들은 무엇인가?

2. 스마트폰 중독이 뇌에 미치는 영향은 무엇인가?

3. 학교폭력의 원인인 개인적 요인, 환경적 요인 및 사회환경적 요인은 무엇인가?

4. 학교 부적응 유형에는 어떤 것들이 있는가?

5. 청소년들의 정신병리를 예방할 수 있는 방안에는 어떤 것들이 있는가?

PART 5

정신건강과 이상행동

학습목표

1. 정신장애의 역사 및 분류체계를 이해한다.
2. 유아 · 아동 · 청소년기에 발생되는 이상행동의 유형을 이해한다.
3. 성인기에 주로 발생되는 이상행동의 유형을 이해한다.
4. 노년기에 발생될 수 있는 이상행동의 유형을 이해한다.

가족 혹은 친척 중에 정신장애를 경험하고 있는 사람이 있는가?라는 질문을 하면 대부분은 있음에도 불구하고 아니라고 부정을 한다. 현대에 와서 정신장애에 대한 평생유병률이 30% 이상이라고 말한다. 이 말은 한 개인이 태어나서 죽을 때까지 정신적인 문제로 전문가의 도움을 받아야 할 사람이 30% 이상이라는 의미이다. 즉, 국민 10명 중의 3명 이상이라는 의미이다.

정신장애는 한 종류가 아니다. 병원이나 전문기관에서 주로 사용하고 있는 분류기준인 DSM-5에서는 22가지로 규정하고 있으며, 유아부터 노년기에 이르기까지 발생될 수 있는 다양한 정신장애를 제시하고 있다.

따라서 5부에서는 정신장애의 역사와 분류체계, 유아 · 아동 · 청소년기에 발생되는 장애와 성인기 주요 정신장애(조현병, 우울증, 양극성 장애, 알코올 관련 장애 및 성격장애) 및 노년기 정신장애(치매 및 우울증)를 살펴보고자 한다. 또한 그들에 대한 이해를 바탕으로 그들을 어떻게 대해야 할지에 대해 생각해 보고자 한다.

chapter 10

정신장애의 원인 및 분류

정신장애의 역사는 이상행동의 원인을 찾으려는 노력과 그 맥락을 같이 하고 있다. 이상행동의 원인에 대한 주장은 시대와 연구자에 따라 다르게 나타난다. 과학의 시대 이전에는 이상행동을 폭풍, 화재, 계절의 변화와 같이 인간이 통제할 수 없는 영역으로 간주되거나 혹은 초자연적인 것으로 믿었다. 또한 마음을 연구하는 철학자, 의사들은 원인을 신의 노함이나 악마에 씌인 병으로 믿기도 하였다. 이상행동의 원인을 체계적인 방법으로 규명하려는 노력은 150년 전부터라고 할 수 있다. 그러나 많은 연구자들의 노력에도 불구하고 아직까지 이상행동에 대한 원인은 확실하게 밝혀지지 않고 있다.

따라서 본 장에서는 정신장애의 원인과 최근에 사용되고 있는 정신장애의 분류방법인 ICD-10과 DSM-5의 장단점을 살펴보고, DSM-5에서 규정된 정신장애에 대해 살펴보고자 한다.

1. 정신장애의 원인

1) 고대 정신장애의 원인

(1) 초기 악령학

악령학은 몸속에 악령이 있고, 그것이 마음과 몸을 조절한다고 믿는 것이다. 고대 바빌론 사람들과 중국, 이집트, 그리스 사람들이 악령학을 믿은 것으로 기록되어 있다. 즉, 이상행동은 몸속에 악령이 있어 마음과 몸을 지배하기 때문이라고 믿었다. 또한 유태인들은 이상행동을 가진 사람들은 나쁜 영혼을 가졌고, 신이 노하여 그들을 보호하지 않기 때문이라고 믿기도 하였다. 그러므로 이 시기에 행해진 치료는 종교적인 의식(기도, 찬송)에 의존하거나, 아주 독한 술을 마시게 하거나, 악령이 더 이상 머물지 못하도록 고문을 하거나 또는 굶기는 것과 같은 방법으로 몸에 들어온 악령을 쫓아내려고 했었다.

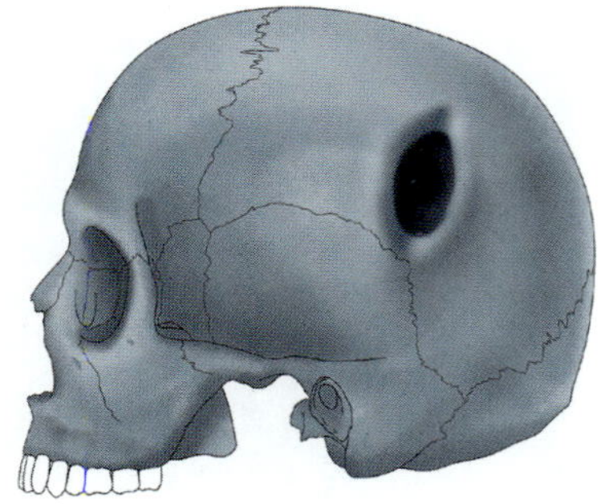

그림 10-1 구멍 뚫린 두개골

그림 10-1 과 같이 고대 인류의 두개골 가운데 구멍이 뚫려 있는 것이 발견된 적이 있는데 이것은 악령이 뇌 속에 들어와서 질병, 특히 정신질환을 일으킨 것으로 보고 악령을 내쫓기 위해서 시술했기 때문이 아닌가 추측되고 있다.

(2) 신체원인론

B.C 5세기경 Hippocrates는 신체적 질병이나 이상행동은 신이 내린 병이 아니라고 주장하였다. 그는 어떤 사람의 생각과 행동이 이상하다면 그것은 뇌의 병이라고 주장했다. 그리고 그는 액체 병리학을 주장하였는데, 건강한 정신은 4가지 액체(혈액, 점액, 노란 담즙, 검은 담즙)의 균형을 통해 이루어지는 것으로, 이 액체들의 불균형이 장애를 일으킨다고 보았다. 예를 들어, 우울증은 검은 담즙이 너무 많아서 발생한다

고 생각하였다. 그래서 몸 안에 과다하게 있는 체액을 가능한 한 많이 제거할수록 이러한 불균형을 바로 잡을 수 있다고 생각하여 4가지 체액 중에 제거하기가 쉬운 피를 흘리게 하는 방법으로 정신장애를 치료하려고 하였다. Hippocrates의 액체병리학은 과학적인 방법으로 받아들여지지 않았지만 인간의 행동이 신체적 구조와 물질에 의해 영향을 받고, 이상행동은 몸속의 어떤 액체의 불균형과 손상에 의해 발생한다는 생각은 지금까지 영향을 주고 있다.

(3) 마녀로서의 정신질환

13세기와 그 이후의 몇 세기 동안 사회적 불안과 계속되는 흉작과 전염병이 유행하였는데, 이 현상은 악령에 의한 것이라고 생각하였다. 이 시기에는 중세의 종말을 예견하는 혼란된 시기였고, 그 혼란의 원인을 마녀라는 대상으로 돌림으로써 정신장애를 가진 사람들을 희생양으로 삼았다. 그 당시 정신장애를 가진 많은 사람들은 마녀로 동일시되었고, 화형을 당하거나 온몸이 묶인 채 물속에 빠뜨려지기도 하였다 그림 10-2 , 그림 10-3 , 그림 10-4 .

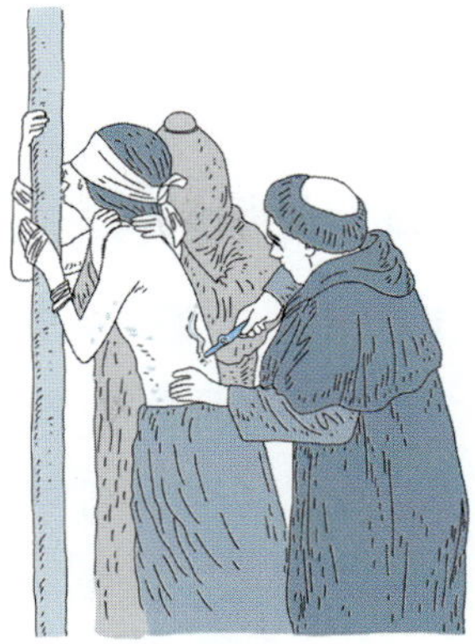

그림 10-2 정신장애인 몸에 마녀 표시를 하고 있는 장면

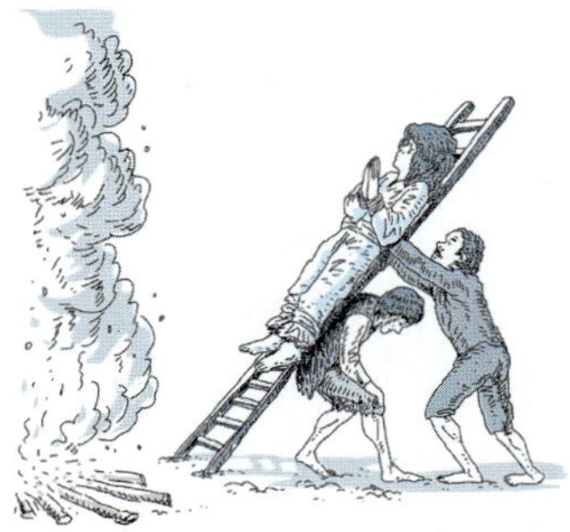

그림 10-3 정신장애인을 화형시키고 있는 장면

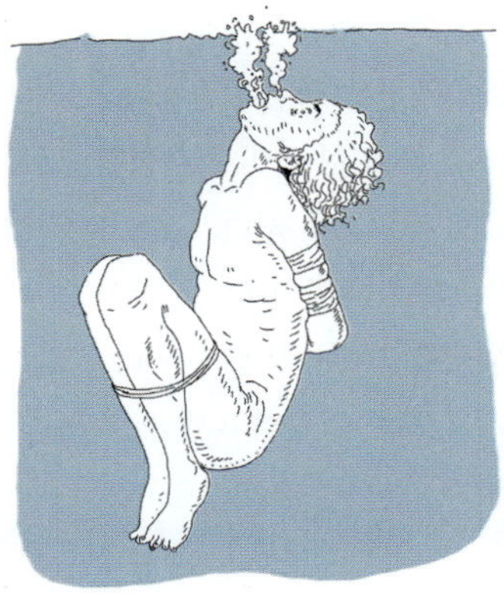

그림 10-4 정신장애인을 묶어 물속에 빠뜨리고 있는 장면

(4) 수용시설의 발달

1500년대에 들어 정신장애를 가진 사람들의 수용기관이 감옥에서 정신병이나 요양원으로 바뀌게 되었다. 1547년 영국 Bethlehem의 수도원에 최초의 정신병원이 문을 열었고, 1700년대 초까지 유럽이나 미국에서 병원이 세워져, 화형이나 가혹한 처벌을 면할 수 있었다. 물론 이 시기에 의학적 치료를 받은 것은 아니다. 그들을 쇠사슬로 묶어 놓거나 발가벗긴 채 지내도록 하였다.

글상자 10-1

일반적으로 정신장애의 원인에 대해 정상인뿐 아니라 정신장애인, 정신장애의 가족들 모두 잘못된 생각을 가지고 있다. 이런 잘못된 생각으로 적절한 치료를 받지 못하는 경우가 흔하다.

정신장애의 원인에 대한 잘못된 생각들을 살펴보면, 첫째 어떤 사건의 충격으로 인한 것이라고 생각한다. 즉, 실연, 시험에 떨어져서, 선생님 혹은 친구에게 맞아서, 군에서 맞아서 혹은 심한 꾸지람을 들어서 그 충격이나 스트레스 때문에 정신장애가 생겼다고 생각한다. 그러나 이런 요인들은 발병에 어느 정도는 영향을 미치지만 그것이 병을 일으키는 직접적인 원인은 아니다. 둘째, 어린 시절의 성장과정에 문제가 있었기 때문이라고 생각한다. 그러나 어린 시절의 성장과는 별로 상관이 높지 않다. 다시 말해 정신장애는 전적으로 부모의 양육태도나 성장과정에서의 문제점 때문에 발생하지는 않는다. 셋째, 사회적 대처능력이 부족하기 때문이라고 생각한다. 그러나 마음이 착하거나 여린 것과 정신장애의 발병과는 상관이 높지 않다. 성격도 마찬가지이다. 마지막으로 유전으로 생각하는 경우가 흔하다. 그러나 유전은 아니며, 유전경향성은 있을 수 있다. 연구결과를 보면 부모 중의 한 명이 조현병일 경우 자녀가 조현병을 나타낼 확률은 10%이다. 그리고 부모가 모두 조현병일 경우 자녀가 조현병을 나타낼 확률은 40% 정도이다. 유전이라면 부모 중 한 명이 정신장애이든, 양쪽이 정신장애이든 자녀들 모두 정신장애가 발생해야 한다. 그러므로 유전은 아니며 유전경향성은 있을 수 있다. 그러나 주의해야 할 것은 부모 모두가 조현병을 가지고 있지 않아도 1% 정도는 조현병이 발생한다는 점이다.

(5) 도덕적 치료

정신장애를 가진 사람들을 인간적으로 치료하려는 시도는 Pinel에 의해서 이루어졌다. 그는 1793년에 파리에 큰 수용시설을 설립하여 쇠사슬을 풀고, 죄수가 아니라 환자로서 친절과 관심으로 치료를 하기 시작하였다. 그는 직원들이 환자들을 때리지 못하도록 하였고, 환자가 난폭한 행동을 할 때는 그에 상응하는 처벌을 주었다. 그 효과가 확산되어 사랑과 관심으로 환자들을 치료하려는 시설들이 점점 늘어나게 되었다. 또한 일상생활에 있어 구조적인 활동의 중요성을 강조하였는데, 이와 같은 주장은 최근에 정신장애인을 위한 정신사회재활의 철학적 기초를 제공하게 되었다.

2) 현대 정신장애의 원인

(1) 19세기 후반: 생물학적 원인론

1883년에 정신장애에 대한 교과서가 출판되었고, 또한 이 시기에 Kraepelin (1856~1926)이 정신장애에 대한 구조적 본질을 만들 수 있도록 분류체계를 제시하였다. 그는 정신장애의 경향성을 증후군이라고 불리는 증상군으로 분류했고, 특정 의학적 질병과 그것의 증후군이 심리적 역기능에 영향을 미친다고 보았다. 그는 각각의 질환이 다른 것과 구별되어지는 유전요인, 증상, 과정, 결과를 가지고 있다고 생각하였고, 심한 정신장애를 조현병과 조증의 두 집단으로 나누었다. 그는 조현병은 화학적인 불균형으로, 조울증은 불규칙적인 신진대사로 인해 발생하는 것으로 보았다.

19세기 후반 많은 연구자들에 의해 정신장애가 뇌 또는 신경계통의 이상으로 발생한다고 가정하였지만 이 시기에는 인간의 뇌를 연구할 수 있는 과학적 장비나 방법이 부족하여, 구체적인 해부학적 또는 생화학적 증거를 제시하지는 못했다.

(2) 20세기 중반: 심리적 원인론

Freud가 정신분석학을 창시하고 난 후부터 그의 제자들은 신경증뿐만 아니라 정신병도 심리적인 원인 때문이라고 설명하기 시작하였다. 이 이론은 1920년대 이후 전 세계적으로 확산되어 갔으며 1950년대에는 Freud 이론이 정신의학계를 지배하게 되었다. 그 결과 1950년대에는 '유아기 때에 어머니가 아이를 어떻게 키웠는가'가 모든 정신장애의 원인이라고 주장하는 "대상관계이론"이 등장하였고, 뒤이어 '가족 내에서 가장 약한 사람이 희생양이 되어, 가족들이 스트레스를 해소하는 대상이 됨으로써, 정신장애가 된다'는 "가족체계이론"이 등장하게 되었다. 그러나 이들의 주장을 뒷받침해 주는 증거를 찾지 못하였고, 그 치료법 또한 효과를 거두지 못하였다.

1970년대 이후, 살아 있는 뇌를 연구할 수 있는 최신 의료장비들이 속속 개발됨에 따라 대상관계이론과 가족체계이론을 반박하는 증거들이 나타나기 시작하였다. 그 결과 1970년대 이후, 잘못된 양육방식 때문에 정신장애가 발생한다는 이론들은 점차 사라지게 되었다.

(3) 1980년대 이후: 복합적 원인론

1970년대부터 살아 있는 인간의 뇌를 연구할 수 있는 장비들이 개발되었다. 예를 뇌파검사(EEG), 뇌단층촬영술(CT), 자기공명술(MRI), 양전자방출 단층촬영술(PET) 등이다. 이러한 장비들을 이용하여 정신장애를 가진 사람들의 뇌를 본격적으로 연구하면서 뇌의 해부학적 및 기능적 이상 소견들이 발견되기 시작하였다(자세한 내용은 2장 참조).

그 결과 정신장애가 생물학적 원인과 관련이 있다는 주장이 강하게 제기되었으며, 심리적 원인만을 주장하던 이론들은 사라지게 되었다. 그러나 생물학적인 증거들이 발견됨에도 불구하고, 이 병에 관한 최신 이론은 생물학적인 원인만을 가정하지는 않는다. 왜냐하면 현대의학이 발전함에 따라 신체와 정신이 불가분의 관계에 있음이 밝혀졌기 때문이다.

현재 많은 전문가들이 지지하는 원인론은 '취약성-스트레스-대응능력 모형

(Vulnerability-Stress-Coping Competence Model)'이다. 이 원인론은 "정신장애에 걸리기 쉬운 약한 뇌를 가진 사람이(취약성), 환경적인 스트레스에 직면하여(스트레스), 자신의 대응능력으로 그것을 감당하지 못할 때(대응능력), 정신장애가 나타난다"고 설명하는 것이다. 이 원인론은 세 가지 요인, 즉 취약성 요인, 스트레스 요인, 대응능력 요인의 상호작용으로 정신장애가 발생한다고 주장한다.

먼저 취약성 요인으로는 누구나 체질적으로 취약한 부분을 가지고 있다. 예로 어떤 사람은 위장이 약하고, 어떤 사람이 심장이 약한 것처럼 정신장애를 가진 사람들은 뇌가 약하다고 본다. 정신장애를 가진 사람들의 뇌는 일반인에 비해 앞부분이 많이 쪼그라져 있으며, 뇌의 크기도 감소되어 있고, 뇌가 위축되어 있다. 또한 정신장애를 가진 사람들은 특정 신경전달물질(예: 도파민, 세로토닌 등)이 정상인에 비해 많이 분비되거나 적게 분비된다. 둘째, 스트레스 요인으로, 만약 위장이 약한 사람이 자극적인 음식을 먹거나 과식하게 되면 탈이 나듯이 뇌가 약한 사람이 낯선 환경에 처하거나 복잡한 일, 즉 스트레스에 시달리게 되면 머리가 혼란스러워지고, 심하면 뇌의 기능에 탈이 나게 된다. 같은 크기의 스트레스를 주는 사건이라도 정상인은 견뎌낼 가능성이 높지만 정신장애를 가진 사람들은 스트레스를 잘 견뎌 내지 못한다. 마지막 대응능력 요인으로 위장이 약한 사람이 자극적인 음식물을 먹어야 할 경우, 그것을 잘 갈아서 먹는다면 위에 부담을 적게 줄 것이다. 이와 마찬가지로 뇌가 취약한 사람이 스트레스 상황에 처해질 경우 대응능력을 높여 스트레스를 잘 관리할 수 있다면 정신장애가 나타나지 않을 수 있다.

취약성 스트레스 대응능력 모형에 따르면 취약성 요인, 스트레스 요인, 대응능력 요인의 세 가지 차원이 복합적으로 작용하여 나타난다. 그러므로 사람에 따라 발병과정이 다양하다. 첫째, 어떤 사람은 약한 뇌를 갖고 있음에도 불구하고, 환경적 스트레스가 별로 없거나, 대응능력이 우수하여 정신장애가 발병하지 않을 수 있다. 둘째, 어떤 사람은 비교적 강한 뇌를 갖고 있음에도 불구하고, 두 가지 요소(스트레스, 대응능력)가 매우 열악하여 발병할 수 있다. 그러므로 정신장애를 가진 사람들은 세 가지 요소에 모두 신경을 써야 한다. 재발을 방지하기 위해서는 지속적인 약물복용

(뇌의 취약성을 보완함)과 환경적 스트레스를 파악하여 자신에게 도움이 되는 환경을 추구하고 해가 되는 환경은 피하고(스트레스 관리), 병에 대처하는 요령과 스트레스 관리법을 배우고 연습하여 실제 상황에 적용(대응능력을 높여 줌)하는 노력을 병행해야 한다. 다시 말해 약물치료와 재활기법을 병행해야 한다.

2. 정신장애의 분류

19세기 말부터 질병이 다르면 치료법도 달라져야 한다는 인식이 점차 늘어갔다. 이런 이유로 진단절차들이 개발되었고, 질병들이 분류되면서 적절한 치료방법들을 적용하려는 시도가 있어 왔다. 그렇다면 정신장애의 분류는 왜 필요한 것인가? 그 이유로는 첫째, 정신장애의 분류를 통해 전문가들이 서로 의사소통을 할 수 있기 때문이다. 예로 조현병이라고 하면 전문가들은 조현병 환자의 증상에 대한 이해가 빠르기 때문에 개인이 보이고 있는 증상에 대해 하나하나 설명해야 하는 수고를 줄일 수 있다. 둘째, 질환들의 특성을 밝힘으로써 서로 유사한 또는 상이한 질환들과 어떻게 다른가를 이해하게 됨으로써 병의 원인을 이해할 수 있고, 결국 효과적인 치료법을 발견할 수 있기 때문이다.

우리나라는 현재 두 가지 진단체계를 통해 정신장애를 분류하고 있는데, 그 분류기준은 국제질병분류체계(ICD-10)와 정신질환의 진단 및 통계편람(DSM-5)이다. 각각의 진단분류체제를 살펴보면 다음과 같다.

1) 국제질병분류체계(International Classification of Disease: ICD-10)

우리나라에서 공식적으로 사용하고 있는 분류기준의 한 가지는 세계보건기구(WHO)에서 제정한 ICD-10(International Classification of Disease: ICD-10)[1]이다. ICD-10

1) 세계보건기구(WHO)는 2022년 초 국제질병분류의 제11차 개정판을 발표하였다. 현재 버전인 ICD-10은 1992년도에 도입되어 지난 30년 동안 사용한 것으로 세계 각 국에서는 ICD-11을 도입하기 위해 다양한 활동을 전개하고 있다. 우리나라는 현재 ICD-10

은 세 개의 축(임상적 진단 clinical diagnoses, 후유장애 disablement, 상황적 요인 contextual factors)으로 이루어져 있으며, 진단서 발급, 보험료 청구 등 법률적인 행위를 할 때 이 진단기준을 주로 사용한다. ICD-10에서 분류하고 있는 정신장애의 종류는 표 10-1 과 같다.

그러나 이 진단체계는 신체질병을 포함한 모든 질병을 분류하는 포괄적인 진단체계이기 때문에, 상대적으로 정신장애에 대한 분류가 세밀하지 못하다는 단점을 가지고 있다.

표 10-1 ICD-10의 정신장애 분류

F00-F09	기질성 또는 증상성 정신장애
F10-F19	향정신성 의약품 사용으로 의한 정신 및 행동장애
F20-F29	조현병, 분열 및 망상장애
F30-F39	기분(정동)장애
F40-F49	신경증적, 스트레스 관련 및 신체형장애
F50-F59	생리적 교란 및 물리적 요인과 관련된 행동증후군
F60-F69	성인 인격 및 행동장애
F70-F79	정신지체
F80-F89	심리적 발달장애
F90-F98	아동기 및 청소년기에 주로 발병하는 기타 행동 및 감정장애

기반 한국표준질병 · 사인분류(Korean Standard Classification of Diseases-8th Revision: KCD-8)을 사용하고 있다. 보건복지부는 세계보건기구(WHO)의 ICD-11 공표에 맞추어 한국보건의료 정보원, 건강보험심사평가원 및 통계청 등과 협력체계를 구축하여 ICD-11 국내 도입을 위한 번역과 검증 작업 등을 진행하고 있다. 이에 통계청은 현재 ICD-11 한국 버전과 관련하여 개략적인 방안을 마련 중에 있는데, 2020년부터 2026년 말까지 ICD-11을 기반으로 한 ICD 제10차 개정판(KCD-10)을 개발하여 2027년 7월 정부 고시를 통해 공개할 예정이며, 이후 2028년부터 2030년까지는 현장 검증을 통해 발생되는 모든 문제를 해결하여 2031년에 공식 버전을 발표할 계획이다.

2) 정신질환의 진단 및 통계편람

(Diagnostic and Statistical Manual of Mental Disorders: DSM-5)

정신장애에 대한 세밀한 분류를 하기 위해 미국정신의학회에서 제정한 것이 DSM−5(정신질환의 진단 및 통계편람 5판)이다. 정신장애를 가진 사람들을 치료하기 위해 진단을 내릴 때, 그리고 전문가들 간에 환자에 대한 정보를 교환할 때 이 진단체계를 많이 사용한다. DSM체계는 1판(1952년), 2판(1968년), 3판(1980년), 4판(1994년) 5판(2013년) 등으로 발전하였다. DSM−5에서는 정신장애를 22가지로 구분하고 있는데 분류하고 있는 정신장애는 다음과 같다.

● **신경발달장애**(Neurodevelopmental Disorders)

신경발달장애는 발달기에 시작되는 장애들의 집합이다. 이 장애는 전형적으로 초기 발달 단계의 학령전기에 발현하기 시작하여, 개인적 · 사회적 · 학업적 또는 직업적 기능에 손상을 야기하는 발달 결함이 특징적이다. 발달 결함의 범위는 학습 혹은 집행 기능의 조절하는 것과 같은 매우 제한적인 손상부터 사회기술이나 지능처럼 전반적인 손상에 이르기까지 매우 다양하다. 이 장애에는 지적장애, 의사소통장애, 자폐스펙트럼장애, 주의력결핍 과잉행동장애, 특정학습장애, 운동장애(틱장애)가 포함된다.

● **조현병 스펙트럼 및 기타 정신병적 장애**(Schizophrenia Spectrum and Other Psychotic Disorders)

조현병 스펙트럼 및 기타 정신병적 장애에는 조현병, 기타 정신병적 장애, 조현형(성격)장애 등이 포함된다. 이들은 망상, 환각, 와해된 사고(언어), 극도로 와해된 또는 비정상적인 운동 행동(긴장증 포함), 음성증상의 다섯 범주 중 하나 이상의 증상이 있는 경우로 규정된다.

● 양극성 및 관련장애(Bipolar and Related Disorders)

양극성 및 관련장애는 기분의 변화와 관련된 장애로서, 제Ⅰ형 양극성장애, 제Ⅱ형 양극성장애, 순환성장애, 물질/약물치료로 유발된 양극성 및 관련장애, 다른 의학적 상태로 인한 양극성 및 관련장애, 달리 명시된 양극성 및 관련장애, 그리고 명시되지 않는 양극성 및 관련장애가 포함되어 있다.

● 우울장애(Depresive Disorders)

우울장애는 파괴적 기분조절부전장애, 주요우울장애, 지속성 우울장애(기분저하증), 월경전불쾌감장애, 물질/약물치료로 유발된 우울장애, 다른 의학적 상태로 의한 우울장애, 달리 명시된 우울장애, 명시되지 않는 우울장애를 포함한다. 이 모든 질환의 공통 양상은 슬프고, 공허하거나 과민한 기분이 있고, 개인의 기능 수행 능력에 영향을 주는 신체적 · 인지적 변화가 동반되는 특징이 있다.

● 불안장애(Anxiety Disorders)

불안장애 범주에는 극도의 공포, 불안 및 관련된 행동 장애의 특징을 지닌 질환들이 포함된다. 공포란 실제로 있거나 혹은 지각된 즉각적인 위협에 대한 감정적 반응이며, 불안이란 미래의 위협에 대한 예측에서 발생하는 현상이다. 불안장애에 포함되는 질환들은 공포, 불안 혹은 회피 행동을 일으키는 대상이나 상황, 그리고 이와 관련된 인지적 관념에 따라 구분된다. 그러므로 불안장애에 속하는 장애들은 함께 나타나는 경향이 높음에도 불구하고, 환자들이 두려워하거나 회피하는 상황 또는 이와 관련된 생각이나 믿음의 내용에 대해 자세히 관찰함으로써 서로 구별할 수 있다. 이 장애에는 분리불안장애, 선택적 함구증, 특정공포증, 사회불안장애(사회공포증), 공황장애, 공황발작 명시자, 광장공포증, 범불안장애, 물질/약물치료로 유발된 불안장애, 다른 의학적 상태로 인한 불안장애, 달리 명시된 불안장애, 명시되지 않는 불안장애가 포함된다.

● 강박 및 관련장애(Obsessive-Compulsive and Related Disorders)

강박 및 관련장애는 강박장애로 시작한다. 강박장애를 가진 사람은 지속적으로 강박관념과 강박행동을 드러낸다. 강박관념은 되풀이되는 사고, 아이디어, 그리고 이미지이다. 그것은 통제를 벗어나 그 사람의 의식을 지배한다. 강박행동은 흔히 절박한 공포상황을 피하는 것이 불가능한 목표이지만, 그럴듯한 상투적 행위를 수행하려는 것이다. 강박행동에 저항하려고 시도하면, 너무 큰 긴장이 생겨 그 사람은 흔히 강박행동에 빠지게 된다. 이후 신체이형장애와 수집광으로 이어지며, 이는 각각 신체적 외모의 결함이나 장애를 의식하는 인지적 증상, 소지품들을 보유하고픈 인지적 필요 등으로 특징화 된다. 다음으로는 발모광과 피부뜯기장애로 이는 모두 재발하는, 신체에 집중된 반복적 행동으로 특징지어진다. 마지막으로는 물질/약물로 유발된 강박장애, 다른 의학적 상태로 인한 강박 및 관련장애, 그리고 달리 명시된 강박 및 관련장애와 명시되지 않는 강박 및 관련장애가 포함된다.

● 외상 및 스트레스 장애(Trauma-and Stressor- Related Disorders)

외상 및 스트레스 관련 장애는 진단적 기준으로 외상성 또는 스트레스성 사건에 대한 노출이 명백하게 기재되어 있는 장애를 포함한다. 이 장애에는 반응성 애착장애, 탈억제성 사회적 유대감 장애, 외상후 스트레스 장애, 급성 스트레스 장애를 포함한다.

● 해리장애(Dissociative Disorders)

해리장애는 의식, 기억, 정체성, 감정, 지각, 신체 표상, 운동 통제 그리고 행동의 정상적 통합의 붕괴 또는 비연속성을 그 특징으로 한다. 해리 증상은 잠재적으로 모든 심리 기능 영역을 붕괴시킬 수 있다. 이 장애에는 해리성 정체성장애, 해리성 기억상실, 이인성/비현실감 장애, 달리 명시된 해리장애, 그리고 명시되지 않는 해리장애가 포함되어 있다.

● 신체증상 및 관련장애(Somatic Symptom and Related Disorders)

신체증상 및 관련장애는 명확한 고통 혹은 손상과 관련된 신체증상들이 두드러지게 나타나는 유사성을 가지고 있다. 이 장애에는 신체증상장애, 질병불안장애, 전환장애(기능성 신경학적 증상장애), 기타 의학적 상태에 영향을 미치는 심리적 요인, 인위성 장애, 달리 명시된 신체증상 및 관련장애, 그리고 명시되지 않는 신체증상 및 관련 장애가 포함된다.

● 급식 및 섭식장애(Feeding and Eating Disorders)

급식 및 섭식장애는 장기간 지속되는 섭식의 장애 혹은 섭식과 관련된 행동들로 인해 음식 소비 혹은 섭취의 변화가 생기고 신체적 건강과 정신사회적 기능에 심각한 손상을 가져오는 질환이다. 이 장애에는 이식증, 되새김장애, 회피적/제한적 음식섭취장애, 신경성 식욕부진증, 신경성 폭식증, 폭식장애가 포함된다.

● 배설장애(Elimination Disorders)

배설장애는 소변 또는 대변의 부적절한 배설을 포함하여 일반적으로 아동 · 청소년기에 처음으로 진단된다. 따라서 이 장애에는 부적절한 장소에서 반복적으로 소변을 보는 유뇨증과 부적절한 장소에서 반복적으로 대변을 보는 유분증으로 구분할 수 있다.

● 수면-각성장애(Sleep-Wake Disorders)

수면-각성장애를 가진 사람들은 전형적으로 수면의 질과 시간대와 양에 대한 불만족감을 호소하며, 그로인해 낮 시간의 고통과 손상의 발생이 모든 수면-각성장애의 핵심양상이라고 할 수 있다. 이 장애는 불면장애, 과다수면장애, 기면증, 호흡관련 수면장애, 일주기리듬 수면-각성장애, 비급속안구운동으로 유발된 수면장애, 악몽장애, 급속안구운동수면 행동장애, 하지불안 증후군, 물질/치료약물로 유발된 수면장애가 포함된다.

● 성기능부전(Sexual Dysfunctions)

성기능부전은 여러 장애로 구성된 이질적 집단이며 보통 임상적으로 개인의 성적인 반응 또는 성적 즐거움을 경험하는 능력에 현저한 장애를 가지고 있는 것이 특징이다. 이 장애에는 사정지연, 발기장애, 여성극치감장애, 여성 성적 관심/흥분장애, 성기-골반통증/삽입장애, 남성성욕감퇴장애, 조기사정, 물질/약물치료로 유발된 성기능부전, 달리 명시된 성기능부전, 명시되지 않는 성기능부전 등이 포함된다.

● 성별불쾌감(Gender Dysphoria)

성별불쾌감은 개인의 경험되고 표현되는 성별과 할당된 성별 사이의 불일치로 인한 고통을 의미한다. 모든 개인이 그런 불일치의 결과로 고통을 경험하지는 않지만 많은 사람이 호르몬 그리고/또는 수술과 같은 신체적 중재가 가능하지 않은 경우 고통을 받는다. 이 장애에는 성별불쾌감, 달리 명시된 성별불쾌감, 명시되지 않는 성별불쾌감이 포함된다.

● 파괴적, 충동조절 및 품행장애(Disruptive, Impulse-Control, and Conduct Disorders)

파괴적, 충동조절 및 품행장애는 정서 및 행동에 대한 자기조절 문제와 관련이 있으며, 다른 사람의 권리를 침해하는 것(예: 공격성, 재산파괴), 그리고 사회적 규준, 권위자나 성인과 현저한 갈등을 유발하는 행동을 보이는 특징을 지니고 있다. 이 장애에는 적대적 반항장애, 간헐적 폭발장애, 품행장애, 반사회성 성격장애, 병적방화, 병적도벽, 그리고 달리 명시된/명시되지 않는 파괴적, 충동조절 및 품행장애를 포함한다.

● 물질관련 및 중독장애(Substance-Related and Addictive Disorders)

물질관련장애는 술, 담배, 마약 등과 같은 중독성 물질을 복용함으로써 생겨나는 다양한 심리적 증상을 포함하며, 크게 물질관련장애와 비물질관련장애로 구분된다.

물질관련장애에는 알코성관련장애, 카페인관련장애, 대마관련장애, 환각제관련장애, 흡입제관련장애, 아편계관련장애, 진정제, 수면제 또는 항불안제 관련장애, 자극제관련장애, 담배관련장애, 기타 물질관련장애가 포함되며, 비물질관련장애에는 도박장애가 포함된다.

● 신경인지장애(Neurocognitive Disorders)

신경인지장애는 인지 기능 손상을 주된 임상적 특징으로 하는 장애군으로 이는 발달 상의 장애라기보다는 후천적 장애로 보는 것이 일반적이다. 이 장애에는 알츠하이머병으로 인한 신경인지장애, 혈관성 신경인지장애, 루이소체 신경인지장애, 파킨슨병으로 인한 신경인지장애, 전두측두엽 신경인지장애, 외상성 뇌손상으로 인한 신경인지장애, HIV 감염으로 인한 신경인지장애, 물질/약물치료로 유발된 신경인지장애, 헌팅턴병으로 인한 신경인지장애, 프라이온병으로 인한 신경인지장애, 다른 의학적 상태로 인한 신경인지장애, 다중병인으로 인한 신경인지장애, 그리고 명시되지 않는 신경인지장애가 포함된다.

● 성격장애(Personality Disorders)

성격장애란 내적 경험과 행동의 지속적인 유형이 개인이 속한 문화에서 기대되는 것으로부터 현저하게 편향되어 있는 지속적인 유형을 의미하며, 만연하고 경직되어 있고, 청소년기나 성인기 초기에 발명하며, 시간이 지나도 변함이 없이 유지되며 고통과 손상을 초래하는 특징을 보인다. 이 장애에는 편집성 성격장애, 조현성 성격장애, 조현형 성격장애, 반사회성 성격장애, 경계성 성격장애, 연극성 성격장애, 자기애적 성격장애, 회피성 성격장애, 의존성 성격장애, 강박성 성격장애, 다른 의학적 상태로 인한 성격변화, 달리 명시된 성격장애와 명시되지 않는 성격장애가 포함된다.

● 변태성욕장애(Paraphilic Disorders)

변태성욕장애는 정상적인 표현형을 가진, 신체적으로 성숙한, 동의하는 인간인 동반자와 성기 자극이나 그 준비를 위한 애무를 하는 것 외의 다른 것에 강렬하고 지속적인 성적 관심을 가지는 것을 의미한다. 이 장애에는 관음장애, 노출장애, 마찰도착장애, 성적피학장애, 성적가학장애, 소아성애장애, 물품음란장애, 복장도착장애가 포함된다.

● 기타 정신질환(Other Mental Disorders)

기타 정신질환은 사회적, 직업적 또는 다른 중요한 기능 영역에서 임상적으로 현저한 고통이나 손상을 초래하는 정신질환 특유의 증상이 두드러지나 DSM-5의 어떤 다른 정신질환의 기준 전체를 만족하지 않는 발현 징후에 적용된다. 이 장애에는 다른 의학적 상태로 인한 달리 명시된 정신질환, 다른 의학적 상태로 인한 명시되지 않는 정신질환, 달리 명시된 정신질환, 명시되지 않는 정신질환이 포함된다.

● 약물치료로 유발된 운동장애 및 약물치료의 기타 부작용(Medication-Induced Movement Disorders and Other Adverse Effects of Medication)

약물치료로 유발된 운동장애 및 약물치료의 기타 부작용은 치료약물 노출과 운동장애의 발생 사이의 인과관계를 규정하기가 어려우며, 특히 이러한 운동장애의 일부는 치료약물 노출 없이도 일어나기 때문에 더욱 그렇다. 여기에는 신경이완제로 유발된 파킨슨증, 기타 약물치료로 유발된 파킨슨증, 신경이완제 악성증후군, 약물치료로 유발된 급성 근육긴장이상, 약물치료로 유발된 급성 좌불안석, 지연성 운동이상, 지연성 근육긴장이상, 지연성 좌불안석, 약물치료로 유발된 자세떨림, 기타 약물치료로 유발된 운동장애, 항우울제 중단 증후군, 기타약물의 기타 부작용이 포함된다.

● 임상적 주의의 초점이 될 수 있는 기타의 상태(Other Conditions That May Be a Focus of Clinical Attention)

임상적 주의의 초점이 될 수 있는 기타의 상태에는 여전히 관심이나 치료의 초점이 되기는 하지만, 그 자체로서 정신장애로 간주되지 않는 조건들이 속한다. 여기에는 관계문제, 학대와 방임, 교육과 직업 문제, 주거와 경제 문제, 사회환경과 관련된 기타 문제, 범죄 또는 법체계와의 상호작용과 관련된 문제, 상담과 의학적 조언을 위한 기타 건강 서비스 대면, 기타 정신사회적, 개인적 및 환경적 상황과 관련된 문제, 개인력의 기타 상황이 포함된다.

글상자 10-2

❖ 제 정신으로 정신병원에 들어가기

데이비드 로제한의 실험

1972년 한 명의 심리학자와 주부, 학자로 구성된 총 8명이 각각 다른 병원으로 가서 의사에게 "제 귀에서 쿵! 쿵! 하는 소리가 들려요"라고 꾸며진 가짜 증상을 호소하였다. 그동안 학계에서 보고되지 않았던 "쿵" 환청이 발생하였다고 하여 그들은 모두 정신병원(조현병 진단 7명, 양극성장애 진단 1명)에 입원을 하게 된다. 그들은 병원에 입원을 하는 순간 정상적인 행동을 하기 시작하였다. 그들이 한 일은 다른 환자들 돕기, 법적 조언, 그리고 글쓰기였다. 하지만 의사는 글쓰기를 조현병 증상으로 보았다. "당신은 미치지 않았죠?, 병원을 조사하고 있는가요?"라고 물어본 사람들은 전문가가 아닌 정신병원에 입원한 정신장애인들이었다. 이들은 52일 만에 퇴원을 하게 되었다. 이 실험을 바탕으로 1973년 정상과 비정상을 분류할 수 있다는 확신에 의문을 제기한 한 편의 논문 〈정신병원에서 제 정신으로 지내기〉를 발표했다. 이와 같은 가짜 실험에 의학계 한 명이 진짜 환자와 가짜 환자를 가려낼 수 있다며 도전장을 내밀었다. 즉, 가짜 환자를 보내면 가짜 환자를 구분하겠다고 하였다. 그는 3개월 동안 병원을 찾은 100명의 환자 중 91명의 가짜 환자를 찾았다고 심리학자에게 연락을 하였다. 그러나 심리학자는 3개월 동안 그 병원에 한 명의 가짜 환자도 보내지 않았다.

연습문제

1. 현재 많은 전문가들이 지지하고 있는 정신장애의 원인론은 "취약성-스트레스-대응능력 모형"이다. 이 이론은 어떤 요인들이 정신장애를 유발하고 있는 것으로 보는가?

2. 우리나라는 정신장애를 분류하는 진단체계를 두 가지, 즉 ICD-10과 DSM-5를 사용하고 있다. 각각이 가지고 있는 문제점들은 무엇인가?

chapter 11

유아 · 아동 · 청소년기 이상행동

DSM-5에서는 성인기 이전에 발생할 수 있는 질환을 신경발달장애로 구분하고 있다. 여기에는 지적장애, 의사소통장애, 자폐스펙트럼장애, 주의력결핍 과잉행동장애, 특정학습장애, 운동장애로 구분하고 있다. 최근 청소년들의 자살과 학교폭력 등의 부적응적인 문제가 매우 심각해지고 있는 상황이다. 이런 이유로 학령기 아동, 청소년의 경우 각 지역의 정신건강복지센터를 중심으로 심리검사를 전수조사하여 그 결과에 따라 전문가의 도움을 받을 수 있도록 서비스 체계를 구축하고 있다. 이상행동을 보이는 아동, 청소년에게 실질적인 도움을 주기 위해서는 먼저 아동, 청소년기에 나타날 수 있는 장애의 종류와 특징에 대한 이해가 선행되어야 할 것이다. 따라서 본 장에서는 유아, 아동 및 청소년기에 발생될 수 있는 이상행동에 대해 살펴보고자 한다.

1. 지적장애(intellectual disabilities)

영화로 이해하는 지적장애

■ 나의 특별한 형제: 2019년

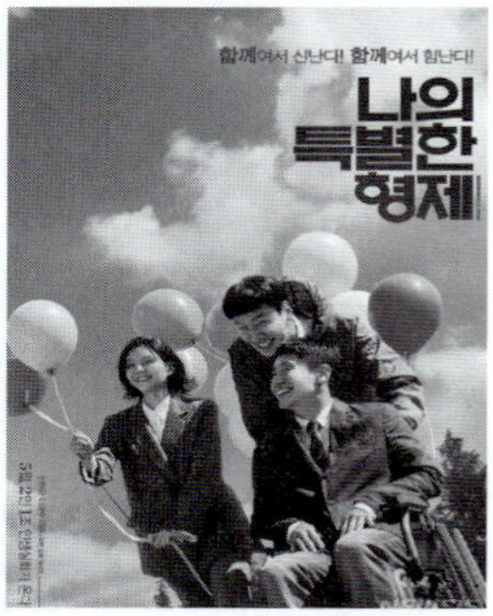

비상한 두뇌를 가졌지만 동생 '동구' 없이는 아무 데도 못 가는 형 '세하', 뛰어난 수영실력을 갖췄지만 형 '세하' 없이는 아무것도 못 하는 동생 '동구'. 이들은 피 한 방울 섞이지 않았지만 20년 동안 한 몸처럼 살아온 '특별한 형제'이다. 어느날 형제의 보금자리 '책임의 집'을 운영하던 신부님이 돌아가시자 모든 지원금이 끊기게 되고, 각각 다른 장애를 가진 두 사람은 헤어질 위기에 처한다. 세하는 '책임의 집'을 지키고 동구와 떨어지지 않기 위해 구청 수영장 알바생이자 취준생 '미현' 수영코치로 영입하고, 동구를 수영대회에 출전시켜 사람들의 이목을 집중시키는 데 성공한다. 헤어지지 않을 수 있다는 희망을 본 것도 잠시, 예상치 못한 인물이 형제 앞에 등장하면서 형제는 새로운 위기를 겪게 된다.

■ 7번방의 선물: 2012년

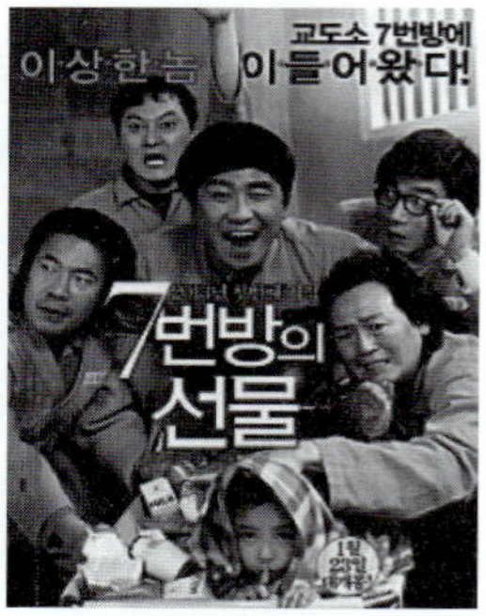

사건의 충격으로 지적장애를 앓고 있는 이용구는 딸 예승에게 세일러문 캐릭터가 그려진 노란색 가방을 선물하는 것을 꿈꾸며 매일같이 그 가방 가게를 지나치지 못한다. 하지만 마지막으로 남은 세일러문 가방은 경찰청장의 딸에게 넘어가고 마는데... 그 가방을 예승에게 선물하고 싶었던 용구는 세일러문 가방을 메고 가는 경찰청장에게 말을 걸다 경찰청장에게 맞는다. 며칠 후 용구가 마트 주차요원으로 일하고 있는 마트에 어제 가방을 사갔던 경찰청장의 딸을 만나고, 가방을 맨 아이는 용구에게 세일러문 가방을 파는 곳을 알려주겠다며 자신을 따라오라고 한다. 골목시장을 뛰어가던 아이는 혼자 빙판에 미끄러지면서 머리가 깨지고 위에서 떨어진 벽돌을 맞아 그 자리에서 사망하게 되고... 그 뒤를 따라가던 용구는 목격자의 신고에 따라 경찰청장에 대한 보복으로 아이를 살해, 강간했다는 누명을 쓰고 결국 사형선고를 받아 교도소에 들어가게 된다.

사례

김OO양은 14세로 중학교에 재학 중이다. 어머니는 유산 3~4개월 후에 김양을 임신하였으며, 예정일보다 늦어 유도분만을 실시하여 출산하였으나 별다른 이상은 없었다. "엄마"라는 말은 돌쯤에 했으나 걷는 것은 18개월쯤에 가능하였고, 대소변 가리기도 늦는 등 신체 발달은 또래보다 조금씩 늦었다. 초등학교에 입학해서는 교과내용을 이해하는 수준이 낮아 성적이 하위권이었으며, 또래와 잘 어울리지 못하고 따돌림과 구타를 당하는 등 적응의 어려움을 경험하였다. 그런 문제들은 학년이 올라갈수록 두드러지게 나타났다. 일반 중학교에 입학하였으나 적응의 어려움을 느껴 특수반이 있는 중학교로 옮겼으며, 현재 하루에 2시간 정도를 특수반에서 수업을 듣고 있다. 최근에는 특수반 친구들과 사이가 좋아 학교에 가는 것에 흥미를 느끼고 있다. 심리검사를 실시한 결과 지능(IQ)은 40 이하로 아주 저조한 수행을 보였으며, 사회성숙도 검사의 결과에서 사회 연령이 7.42세이며 SQ가 49.7로 상당히 저조한 수준을 보이고 있는 것으로 나타났다.

1) 지적장애의 정의

지적장애는 예전에 정신박약아 또는 정박아로 불리다가 교육적인 차원에서 정박아는 굳세지도 못하고 약하다는 인상을 호칭에서부터 갖게 되기 때문에 인간존중 사상과 긍정적 교육관을 반영하여 지적장애로 호칭을 변경하였다. 지적장애는 지능발달의 장애로 인하여 학습이 불가능하거나 제한을 받는 것으로 정서장애와 행동장애가 동반될 수 있으며, 이것들은 아동의 발달을 방해한다. 대부분의 지적장애 아동들은 나이에 비해 자신이 뒤처진다는 것을 인식한다. 어떤 아이들은 좌절하며, 위축되고 불안해하거나, 다른 또래들과 어른의 관심을 끌기 위해 일부러 나쁜 행동을 하기도 한다. 지적장애를 가진 청소년과 젊은 성인들은 우울해질 수 있다. 이런 사람들은 자신의 느낌을 이야기할 만큼 언어능력이 충분하지 않아서 행동, 식사와 수면과 같은 새로운 문제들로 표현되기도 한다.

지적장애에 대한 정의는 다양하게 사용되어 왔는데, 그 중 세계보건기구(WHO)에서는 지적장애를 발달기에 나타나는 장애로 보고, 정신발달이 정지된 또는 불완전한 상태이며, 이 장애는 인지, 언어, 운동, 사회적 능력과 같은 지능의 전반적인 수준에 걸쳐 나타난다고 보았다. 그러나 이 정의에서는 지적 기능의 수행 수준이 낮을 때만 지적장애로 보지 않고, 지적 기능 수행 수준이 낮아 정상적인 사회환경에서 일상의 요구에 적응하는 능력에 한계가 있는 경우에만 지적장애로 본다.

미국정신결함협회에서는 지적장애란 "적응행동에 결함이 있을 뿐만 아니라 동시에 일반적 지적 기능이 유의하게 평균 수준에 못 미치는 상태로서 발달기 동안에 일어난다"고 정의하고 있다. 즉, 지적장애는 유의하게 평균 이하인 지적 기능과 동시에 그와 연관된 적응적 제한성이 두 가지 혹은 그 이상의 실제적 기술 영역들, 즉 의사소통, 자기관리, 가정생활, 사회성 기술, 지역사회 활용, 자기지시, 건강과 안전, 기능적 학업교과, 여가, 직업 기술의 영역에서 존재하는 것으로 특정지어진다.

2) 지적장애의 진단 및 분류

지적장애는 추론, 문제해결, 계획, 추상적 사고, 판단, 학업 경험으로부터의 학습과 같은 전반적 정신기능에 결함을 보이는 것이 특징이다. 이러한 결함은 부적응을 초래한다. 의사소통, 사회적 참여, 학업적 또는 직업적 기능, 가정 또는 공동체에서의 개인적 자립과 같은 한 가지 이상의 일상생활 영역에서 독립성과 사회적 책임의 기준에 도달하는 것에 실패하게 된다. DSM-5에서는 지적장애의 심각도 수준에 따라 경도, 중등도, 고도 및 최고도로 분류하고 있다. 미국정신의학협회에서 발간하는 DSM-5에서의 지적장애 진단기준은 표 11-1 과 같다.

3) 지적장애의 원인

지적장애의 원인으로 밝혀진 것만 해도 200여 가지가 되지만 아직까지도 정확한 원인은 알 수 없는 상황이다. 일반적으로 지적장애의 원인으로는 유전적 요인, 산전 요인, 주산기 원인, 출생 후 원인, 환경적 요인을 들 수 있다.

표 11-1 지적장애의 진단기준

지적장애의 진단기준
지적장애(지적발달장애)는 발달 시기에 시작되며, 개념, 사회, 실행 영역에서 지적 기능과 적응 기능 모두에 결함이 있는 상태를 말한다. 다음의 3가지 진단기준을 충족해야 한다.
A. 임상적 평가와 개별적으로 실시된 표준화된 지능 검사로 확인된 지적 기능(추론, 문제 해결, 계획, 추상적 사고, 판단, 학업, 경험 학습)의 결함이 있다.
B. 적응 기능의 결함으로 인해 독립성과 사회적 책임 의식에 필요한 발달학적 · 사회문화적 표준을 충족하지 못한다. 지속적인 지원 없이는 적응 결함으로 인해 다양한 환경(가정, 학교, 일터, 공동체)에서 한 가지 이상의 일상 활동(의사소통, 사회적 참여, 독립적 생활)기능에 제한을 받는다.
C. 지적 결함과 적응 기능의 결함은 발달 시기 동안에 시작된다.

출처: 권준수 외(2015). 정신질환의 진단 및 통계편람. 학지사. p.33.

(1) 유전적 요인

염색체 이상이 지적장애와 관련이 되는 것으로 대표적인 것이 Down 증후군이다. 다운 증후군은 염색체 수가 47개로 21번 염색체 수가 3개인 경우이며, 여러 가지 공통적인 신체적 외모를 지니는데, 치켜 올라간 눈꼬리, 작은 코와 납작한 콧대, 주름이 패인 혀를 가진 작은 입, 잘못 자리잡은 치아들, 엄지가 짧고 손바닥을 가로지르는 하나의 손금이 있는 네모진 작은 손 등의 독특한 특징이 있다. 그리고 X결함 증후군(Fragile X syndrome)으로 X염색체 형성 결함에 의한 것으로 남성의 경우 얼굴이 길고 귀가 크고 고환이 큰 외모를 지니고 있는 것이 특징이다.

(2) 산전원인

정상적인 태아의 발달을 위해서는 산모의 신체적 · 정신적 건강이 필요하다. 산모의 만성적 질환과 조절되지 않는 당뇨, 빈혈, 고혈압, 장기간의 술, 마약 섭취 등은 태아의 정상적인 뇌 발달을 저해한다.

(3) 주산기 원인

36주 이하의 임신기간의 조산아 또는 2.5kg 이하의 미숙아는 유아 사망률이 높을 뿐 아니라 지적장애의 발현율이 정상아에 비해 10배 정도 높은 것으로 보고되고 있다. 또한 난산(출산아는 스스로 호흡할 능력이 없으므로 출산이 지연되면 탯줄이 꼬이거나 목 등에 감길 수 있는데 이때 산소결핍이 일어날 수 있음)이 영향을 미친다. 그리고 겸자분만이 원인이 될 수 있는데, 겸자분만은 기계를 이용하여 의도적인 방법으로 아기를 잡아 당겨 출산을 촉진시키는 것으로 아기의 머리를 잡아당기기 때문에 뇌에 손상을 주는 경우이다.

(4) 출생 후 원인

출산 후 원인으로는 첫째, 중증 황달이 영향을 미칠 수 있다. 일반적으로 가벼운 황달은 보통 아이들도 출산 후 2~3일 후에 나타났다가 없어지는 경험을 하지만 중증 황달로 심해지게 되면 아이에게 치명적일 수 있다. 둘째, 뇌염과 뇌막염이다. 뇌나 뇌의 막에 염증이 생겨 뇌의 손상과 함께 발달에 영향을 미친다. 셋째, 유독가스나 약물 등이 영향을 미친다. 연탄가스에 중독이 되는 경우, 독극물 등에 의해 중독이 되는 경우이다. 마지막으로 교통사고나 추락사고에 의하여 뇌 외상을 입는 경우이다.

(5) 환경적 원인

특이한 기질적 원인 없이 부모와의 신뢰관계가 형성되지 못하였거나 열악한 환경 조건에 의하여 발생될 수 있으며, 최저의 문화 수준에 처하게 되면 아동은 문화실조아가 될 수 있다. 이 외에도 고열을 수반한 질병, 영양실조 등이 원인으로 작용할 수 있다.

4) 지적장애의 치료

근본적으로 지능은 향상되지는 않는다. 하지만 조기발견 및 치료 등이 발생을 예방할 수 있다. 예로 페닐케톤뇨증(PKU)이나 갑상선 기능저하증 같은 대사장애는 조기의 음식조절과 호르몬 추가 공급 등으로 치료할 수 있다. 더불어 가장 중요한 것은 일반인의 지적장애에 대한 인식을 높이는 것이다.

2. 학습장애(Learning Disorders)

사례

권OO은 남자아이로 현재 초등학교 1학년이다. 출산 예정일보다 2주 늦게 유도분만을 시도하다가 제왕절개술로 아이를 분만하였지만 황달로 인해 3일간 incubator에 있었다. 아이의 사회적 미소(social smile)는 정상이었으며, 걷기는 돌 전에 가능하였으며, 대소변도 14개월에 가리는 등 신체발달 상태는 정상이었다. 언어발달에 있어서는 "엄마"라는 말은 10개월에 가능하였으나 그 후 발달이 늦었으며 부정확하게 발음을 하곤 했다. 유치원에 입학하여 3개월 동안 또래에게 관심을 보이지 않고 혼자 노는 경우가 많았으나 책이나 교구에는 관심을 보였다. 그 후 자기가 관심 있는 놀이는 또래와 함께 하였으며, 초등학교에 입학해서는 또래들이 사용하는 말을 이해하지 못하는 경우가 있었다. 선생님의 전달사항은 집에 와서 간단하게 전할 수 있으며, 수업시간에 지우개를 뜯거나 낙서하는 행동과 딴 생각을 하며 집중을 하지 못하는 경우가 많았다. 자신이 제대로 수행하지 못하면 "도와 달라"는 부탁은 한다. 한편 어머니가 예전에 꾸중한 일을 두고두고 얘기하는 모습을 보이며, 스티커제도에 의한 보상이나 상장에 대한 의미도 잘 모른다. 심리평가 결과 전체 IQ가 82로 '보통 하 수준(Low Average Level)'에 해당되는 지적 능력을 보였으며, 기초학습기능 검사를 통한 학습능력에서는 전반적 학습수행 수준이 자신의 실제 연령(만 6세)과 학년(1학년)에 비해 다소 저조한 수행을 보이고 있으며, 자신의 IQ 수준(82)에 입각하여 환산한 조정된 정신연령(5.33세)에 비해서 특히 정보처리 능력과 셈하기 능력이 더욱 저조한 수행을 보이는 것으로 나타났다.

1) 학습장애의 정의

학습장애란 용어는 1963년 미국 일리노이대학 교수였던 Samuel Kirk 박사가 처음으로 사용하였다. 이전까지 학습장애를 지칭하기 위해 '뇌손상'이나 '미세 뇌 기능 이상'이라는 용어들을 사용하였으나, 이들 용어가 내포하고 있는 부정적 의미 때문에 많은 사람들이 이런 용어 사용을 반대하였다. 현재 많은 전문가들에 의해 받아들여지고 있는 학습에 대한 정의는 미국 교육부에서 제안한 학습장애인데, 그 정의는 다음과 같다. "학습장애란 구어나 문어의 사용이나 이해와 관련된 기본적 인지기능의 장애를 말한다. 이 같은 인지기능의 장애는 듣기, 말하기, 읽기, 쓰기, 산수 등의 학습기능 수행에 어려움을 초래한다. 학습장애는 지각장애, 뇌손상, 미세 뇌 기능이상, 난독증, 발달실어증 같은 상태를 포함한다. 하지만 시각장애, 청각장애, 운동장애, 지적장애, 정서장애로 인한 학습결손 그리고 환경, 문화, 경제적 결핍으로 인한 학습결손은 학습장애에 포함시키지 않는다"(미국 교육부, 1977).

위와 같이 학습장애는 일반적인 학습수행의 문제와 분리시켜 그 중 특정한 유형의 학업 수행 문제에 국한시키고 있으며, 학습의 기본이 된다고 믿어지는 기초적 심리과정에서의 문제를 학습부진의 원인으로 가정하여 신경생리학적 원인의 가능성을 강하게 시사하고 있다(대구광역시정신지체인애호협회, 2004). 따라서 학습장애는 읽기, 산술, 쓰기를 평가하기 위해 개별적으로 시행된 표준화 검사에서 나이 그리고 지능에 비해 기대되는 수준보다 성적이 현저하게 낮게 나오게 될 때 진단내려진다. 주의해야 할 점은 이들은 정상적인 지능과 신체 상태를 가지고 있으면서 공부, 언어 등에 장애가 있다는 것이다.

2) 학습장애의 진단과 특성

학습장애에는 읽기장애, 산술장애, 쓰기장애, 기타 학습장애로 나눌 수 있는데, 각각에 대한 특징은 다음과 같다.

읽기장애는 지능은 정상이고, 지각장애가 없고, 정상적인 수업을 받았음에도 불구하고, 글자를 인지하지 못하거나, 느리게 또는 부정확하게 글을 읽고, 글을 이해하는 능력이 떨어지는 경우에 해당된다. 학령기 아동의 5% 정도 이상이 읽기장애를 나타내며, 대략 학습장애의 5분의 4가 읽기장애에 해당된다. 산술장애는 학습장애의 5분의 1에 해당되며, 지능지수를 고려하지만 산술능력에 상당한 장애가 있는 경우이다. 쓰기장애의 유병률을 밝히는 것은 쉽지 않으며, 또한 다른 학습장애를 동반하지 않은 쓰기장애는 매우 드문 것이 특징이다. 쓰기장애는 나이와 지능지수 및 학력을 고려하여도 예상외로 쓰기 능력에 장애가 있는 경우이다. 기타 학습장애는 읽기장애, 산술장애, 쓰기장애에 포함되지 않지만 학습능력에 문제가 있거나 그 정도가 낮은 경우를 말한다.

3) 학습장애의 원인

학습장애는 학습의 기회나 교육적인 환경 자극이 부족한 경우, 집중력 저하, 우울증 및 불안 등 정서적 문제, 신경학적 이상에 의한 경우 등이 그 원인일 수 있다. 또한 학습과 관련이 있는 뇌의 특정 영역에 결함이 있거나 발육지연 또는 장애가 있는 경우, 부모가 조기에 자녀의 능력과 적성을 잘 알지 못하는 경우에도 나타날 수 있다.

(1) 읽기장애

학령기 아동의 5% 정도에게서 나타나는데, 남자아이가 3~4배 정도 더 많다. 주로 언어발달 장애가 동반되고, 정확한 원인이 밝혀지지는 않았지만 가족력, 인플루엔자 감염, 측두엽 · 두정엽 등 대뇌반구 이상, 경련성 질병, 뇌성마비 등 신경학적 질병 등과 관련이 있는 것으로 추정하고 있다. 지능이 발달한 아동은 조기에 치료한 경우에는 예후가 좋지만 초등학교 3학년 이후까지 방치하면 성인기에도 장애가 남을 수 있다.

(2) 산술장애

보통은 정상적이지만 수학과 관련한 능력만 뚜렷이 저하한다. 정상 지능을 가진 아동의 1~5% 정도에게 나타나는데, 여자아이들이 좀 더 많다. 다른 학습장애 또는 언어장애를 동반할 수 있다. 정확한 원인은 밝혀지지 않았지만 인지적 · 정서적 · 교육적 · 사회적 등 여러 요인이 복합적으로 작용하는 것으로 알려져 있다. 적절한 치료를 받지 않으면 합병증으로 우울장애, 행동장애 등을 동반하기도 한다.

(3) 쓰기장애

학령기 아동의 3~10% 정도에게서 나타나며, 가족력에 의한 경우가 많다. 이는 뇌의 정보 전달부위에 문제가 있기 때문인 것으로 추정된다. 행동장애, 주의력결핍 과잉운동장애, 우울장애 등과 함께 나타나기도 한다.

4) 학습장애의 치료

학습장애의 치료는 먼저 정확한 평가가 필요하며, 그 평가에 기초하여 특수교육을 실시하는 것이 매우 중요하다. 특수교육을 실시할 때 교육과정의 수정이나 조정이 필요하며, 아동의 개별적 요구에 따라 제공해야 할 유형을 결정할 필요성이 있다. 모든 아동은 다른 아동 및 성인과 관계를 형성해야 하고, 자신이 다른 사람과 무엇이 다르고 어떤 것이 유사한지를 인식할 필요가 있다. 또한 다양한 방법을 이용하여 문제를 해결하도록 아동을 격려해야 한다. 그들은 상황을 파악하여 대처하는 데 어려움이 있으므로 이에 대한 지도와 연습이 필요하다.

3. 의사소통장애(Communication Disorders)

사례

이OO는 남자아이로 나이는 만 3세 9개월이다. 예정일보다 10일 늦게 유도분만으로 출산을 시도하였으나 반응이 없어 제왕절개술로 출산하였으며 출생 당시 몸무게가 2.67kg이었다. 옹알이, 사회적 미소는 정상적인 시기에 보였으며, 걷는 것은 22~24개월쯤 가능하였으며, 현재도 걷는 것은 불완전하여 뒤뚱거리며, 혼자 걷기를 싫어해서 안거나 업어달라고 한다. 또한 언어발달이 늦어 현재 상태로서는 단어로 표현하는 것은 알아들을 수 있으나 장문으로 표현하는 것은 알아듣기 힘들어서 웅얼거리는 정도로 표현한다. 사용하는 단어는 "똥", "동그라미" 등 단어로 표현하는 것은 가능한 상태이다. 한편 엄마에 따르면 혀와 혀 밑이 많이 붙어 있어 발음하는 데 장애가 있을 가능성이 있다고 한다. 심리학적 평가결과 시각-운동협응검사(VMI)에서 VMI에 있는 도형의 모방은 2.6세 수준으로 자신의 실제 연령에 비해 상당히 저조한 결과를 보였다. 이러한 결과는 검사에 대한 낮은 관심으로 인하여 저조한 결과를 보였을 가능성을 고려하여 여러 번 반복 시행하였으나 평가결과가 달라지지 않는 것으로 보아 시각-운동 통합능력 발달의 지체가 시사되는 것으로 나타났다. 사회성숙도검사에서 사회연령이 2.95세(SQ=75.6)로 자신의 실제 연령에 비해 사회 적응적 발달이 다소 저조한 상태로 특히 의사소통 능력의 발달이 가장 낮은 것으로 나타났다.

1) 의사소통장애의 정의와 특성

의사소통장애는 말장애와 언어장애로 나눌 수 있고, 이는 다시 각각 기능장애 유형에 따라 범주가 분리된다(정대영, 2011). 말과 언어는 공존체계이고, 한 체계의 문제가 다른 체계에 영향을 미치므로 많은 아동이 말장애와 언어장애를 중복으로 가질 가능성이 높다. 장애인 등에 대한 특수교육법(2023)에서는 의사소통장애를 가진 아이들을 첫째, 언어의 수용 및 표현능력이 인지능력에 비해 현저하게 부족한 사람, 둘째, 조음능력이 현저히 부족하여 의사소통이 어려운 사람, 셋째, 말 유창성이 현저히 부족하여 의사소통이 어려운 사람, 넷째, 기능적 음성장애가 있어 의사소통이 어려운 사람으로 분류하고 있다.

의사소통장애는 표현성 언어장애, 말소리장애, 아동기 발병 유창성장애(말더듬), 사회적(실용적) 의사소통장애로 구분할 수 있는데 특징은 다음과 같다 표 11-2 .

표 11-2 의사소통장애의 종류와 특징

종류	특징
언어장애	언어장애의 핵심 특징은 어휘, 문장구조, 담론에 대한 이해와 생성의 결함으로 인해 언어의 습득과 사용에 어려움을 겪는 것이다. 언어 결함은 말로하는 의사소통, 글로 하는 의사소통이나 몸짓 언어에서 분명하게 나타난다.
말소리장애	말소리를 생성하는 것은 음소를 뚜렷하게 소리내어 구어를 조합하는 것이다. 말하기 위해서는 언어음에 대한 음성학적 지식, 조음기관의 움직임과 더불어 말하기 위한 호흡과 발성을 조절하는 능력이 모두 필요하다. 말소리장애는 기본적으로 이질적인 장애로서 음성학적 장애와 조음장애를 포함하며, 말소리장애는 언어음의 생성이 아동의 연령과 발달 단계에 기대되는 수준에 맞지 않을 때 진단된다.
아동기 발병 유창성장애 (말더듬)	아동기 발병 유창성장애의 필수증상은 연령에 부적절한 말의 유창성과 말 속도 장애이다. 이 장애는 음이나 음절을 자주 반복하거나 길게하는 특징이 있다. 말의 비유창성의 다른 형태로는 깨어진 단어, 소리를 동반하거나 동반하지 않는 말 막힘, 돌려말하기, 과도하게 힘주어 단어 말하기, 단음절 단어의 반복이 있다. 말의 유창성장애는 학업적 · 직업적 성취나 사회적 의사소통을 방해한다.
사회적 (실용적) 의사소통 장애	사회적 의사소통장애는 실용성 또는 언어 및 의사소통의 사회적 사용 문제가 가장 큰 특징이다. 사실적 문맥에서 언어적 · 비언어적 의사소통의 사회적인 규칙을 이해하고 따르거나 듣는 사람이나 상황적 요구에 따라 언어를 바꾸며, 대화를 나누고 이야기를 하기 위한 규칙을 따르는데 결함을 보인다. 사회적 의사소통의 결함은 효과적인 의사소통, 사회적 참여, 사회적 관계의 발전, 학업적 성취 또는 직업적 수행에 있어 기능적인 제한을 야기한다.

2) 의사소통장애의 원인과 치료

의사소통장애의 원인에는 여러 가지가 있는데, 말과 언어장애는 기질적인 문제 때문에 발생할 수 있다. 즉, 신체의 특정 기관이나 부분의 손상, 기능장애, 기형으로 인하여 말장애와 언어장애가 일어날 수 있다. 기능적 의사소통장애는 특정 신체적 조건으로 설명되지 않으며, 그 원인이 명확하게 밝혀지지 않고 있다. 아동의 환경은 적절한 의사소통기술을 학습할 기회를 제공하기도 하지만 부적절한 의사소통기술을 습득하기도 한다. 일부 전문가들은 기능적 의사소통장애는 주로 환경적 영향에 의한 것으로 보고 있다.

4. 자폐스펙트럼장애(Autism Spectrum Disorders)

영화로 이해하는 자폐증

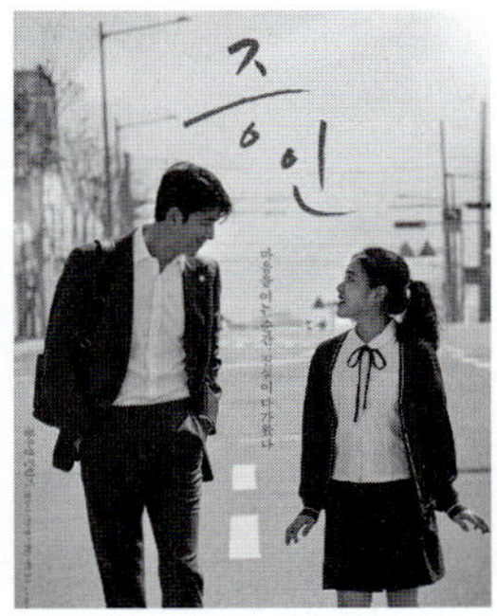

■ **증인: 2019년**

신념은 잠시 접어두고 현실을 위해 속물이 되기로 마음먹은 민변 출신의 대형 로펌 변호사 '순호', 파트너 변호사로 승진할 수 있는 큰 기회가 걸린 사건의 변호사로 지목되자 살인 용의자의 무죄를 입증하기 위해 유일한 목격자인 자폐 소녀 '지우'를 증인으로 세우려 한다. 자기만의 세계에 빠져 의사소통이 어려운 '지우', '순호'는 사건 당일 목격한 것을 묻기 위해 '지우'를 찾아가지만, 제대로 된 인사조차 나누지 못한다. 하지만 그날의 이야기를 듣기 위해 지우에게 다가가려 노력하는 '순호', 시간이 흐를수록 조금씩 '지우'에 대해 이해하게 되지만 이제 두 사람은 법정에서 변호사와 증인으로 마주해야 하는데…

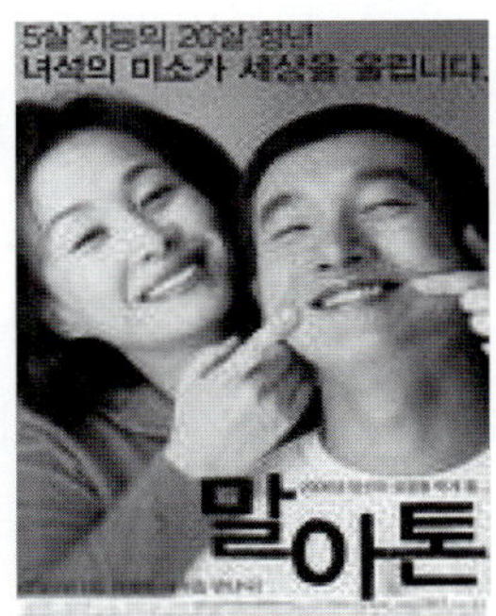

■ **말아톤: 2005년**

얼룩말과 초코파이를 좋아하는, 겉보기엔 또래 아이들과 다른 것 하나 없는 귀엽고 사랑스럽기만 한 초원. 어느날 초원이는 자폐증이라는 진단을 받게 되고, 엄마 경숙은 감당할 수 없는 현실 앞에 좌절한다. 그러나 경숙은 초원이가 달리기에 만큼은 정상인보다도 월등한 능력을 가지고 있음을 발견하고, 달릴 때 만큼은 남들과 다르지 않은 아들의 모습에 희망을 갖고 꾸준히 훈련시킨다.

사례

김OO는 남자아이로 만 6세이다. 임신 당시 생활의 어려움으로 인하여 임신 중 스트레스가 많았으며, 양수가 일찍 터져 아이를 예정일보다 한달이나 빨리 3.1kg으로 출산하였다. 아이는 사회적 미소가 거의 없었으며, 옹알이의 양도 적었고, "엄마"라는 말은 두 돌이 지나서야 가능했다. 대소변 가리기는 만 4세쯤에 하였으나 현재도 급하면 소변을 싸는 행동을 보인다. 아이는 언어발달이 늦어 현재 "까까", "맘마", "코" 등 몇 개의 단어만을 사용할 수 있으며, 이해능력도 저조하여 1개의 지시는 따르나 2개의 지시를 내리면 화를 내고 수행하지 못하며, 어려운 말도 이해하지 못한다. 또한 자신이 원하는 대로 해주지 않으면 머리를 박는 자해행동을 하며, 어린이집에서 자신보다 어린아이들의 장난감을 빼앗기는 하나 함께 어울리지는 못하며, 주의가 산만하고 한곳에 집중하지 못한다. 심리검사 결과 실제 연령에 비해서 사회적응적 발달(사회연령=2.64세, 사회성 지수=42.24)이 상당히 지체되어 있으며, 자폐증 척도 결과 34.5점으로 "중간 정도의 자폐 수준"에 해당되는 것으로 나타났다. 아이의 실제 생활에서 타인에 대한 관심이 제한적이고, 상당히 저조한 수준의 의사소통능력을 가지고 있어서 대인관계가 거의 이루어지지 못하는 것으로 나타났다.

1) 자폐성장애의 정의와 특성

일반적으로 발달장애는 "발달이 평균으로부터 유의미하게 일탈되어 신체적, 정신적 또는 두 가지 영역 모두에서 심각하고 만성적인 장애가 지속될 가능성이 있는 장애" 혹은 "발달이 성장에 따른 기능적 발전과정으로 일정하고 예측 가능한 양상으로 진행되는 것임에 반해 어느 특정 질환 또는 장애를 지칭하는 것이 아니라 해당하는 나이에 이루어져야 할 정상적인 발달이 성취되지 않은 상태로 발달선별검사에서 해당 연령대의 정상적인 기대치보다 약 25% 이상 뒤처져 있는 경우"로 보고 있다.

Kanner(1943)가 처음 사회성과 의사소통, 자기만의 행동에 빠져있는 자폐성장애를 진단한 이후 지속적으로 자폐성장애의 정의를 체계화하려는 노력이 이어지고 있다. 그러나 자폐성장애의 경우 그 범위와 특성이 매우 다양하여 아직까지 논란을 보이는 영역도 남아있다. 자폐성장애는 핵심적으로 낮은 사회적 의사소통과 상동행동이란 의미 없는 신체활동을 지속하며 생의 초기에 출현하는 것으로 정의할 수 있다.

DSM-5의 가장 큰 특징은 과거 DSM-IV-TR(2000) 진단기준의 하위 범주였던 자폐장애, 아스퍼거장애, 레트장애, 소아기 붕괴성장애, 비전형적 전반적 발달장애를 하나의 연속된 장애로 인정하며 자폐스펙트럼(autism spectrum disorder)이라는 용어를 사용하고 있다는 것이다. 자폐스펙트럼이라는 용어는 자폐성장애 안에 분류되던 하위 장애들을 독립된 장애가 아닌 지능, 사회적 의사소통 손상 정도에 따른 연속선 상에 있는 장애로 인정하고 있음을 의미한다.

현재까지의 자폐성장애의 정의를 살펴보면 생에 초기에 출현하며 사회적 의사소통과 사회적 상호작용에 어려움을 나타내며, 제한적이고 반복적인 행동, 활동, 관심을 보이는 것으로 요약할 수 있다.

DSM-5에서는 자폐스펙트럼이라는 용어로 정의하고 사회적 의사소통 및 제한적, 반복적 행동에 따라 세 단계로 구분하고 있다 표 11-3. 또한 지능의 손상, 의학적 유전적 상태나 환경 요인 등의 수반 여부, 장애와 관련된 다른 신경발달장애 또는 정신행동장애, 운동장애의 여부 등에 따라 자폐스펙트럼장애를 세분화한다.

표 11-3 자폐스펙트럼장애의 분류

수준	특징
3수준	사회적 의사소통 및 제한적 반복적 행동으로 매우 많은 도움과 지지가 필요함
2수준	사회적 의사소통 및 제한적 반복적 행동으로 상당한 도움과 지지가 필요함
1수준	사회적 의사소통 및 제한적 반복적 행동으로 도움과 지지가 필요함

2) 자폐성장애의 원인과 치료

자폐증은 뇌의 발달장애로 인해 발생되는 질병으로 보고 있지만 원인은 아직까지 확실하지 않다. 초기에는 정신사회적 원인이 중요한 것으로 간주되었으나 최근에는 중추신경계의 장애로 보는 것이 일반적이다. 현재까지 알려진 자폐증의 원인으로는 유전적 요소, 출생 전후의 감염이나 환경적 독소, 자궁 내에서 발달하는 동안 초기 영아기 동안에 일어나는 뇌손상 또는 뇌이상으로 알려져 있다. 더하여 자폐증이 도파민, 세로토닌 등의 신경전달물질의 비정상적인 농도 때문이라는 증거를 제시하는 학자들도 있다.

자폐증 치료는 조기에 시작할수록 예후가 좋은 것으로 보고되고 있다. 약물과 더불어 교육을 실시하게 되는데 부모, 보호자, 치료자 등 주변 사람들이 일관되게 시행하고 다양한 환경에서 적용할 때 가장 효과적으로 작용할 수 있다. 자주 사용되는 기법으로는 첫째, 응용행동분석이다. 다른 사람과의 효율적인 의사소통을 유발할 수 있는 어떤 행동을 할 경우 그것에 보상을 함으로써 그 행동이 반복되어 학습이 일어나도록 하는 것이다. 둘째는 그림 교환의 의사소통체계로 아이가 원하는 행동을 그림으로 가져오게 하고, 그것을 보호자가 말하고 아이가 따라하게 유도함으로써 말을 하지 않는 아이에게 대화를 유도하고 의사소통 방식을 교육하는 방법이다. 마지막으로 사회성 발달을 향상시키기 위한 방법으로 자폐를 가진 아이들의 마음을 읽고 감정을 이해하는 것이 중요하다. 자폐를 가진 아이들의 치료는 자폐의 정도와 가족이 이용 가능한 주변 자원 등 여러 가지 요인을 효과적으로 이용할 때 아이가 최상의 환경에서 치유가 이루어질 수 있다.

5. 주의력결핍 과잉행동장애

(Attention deficit/hyperactivity disorder: ADHD)

사례

이OO는 남자아이로 초등학교 2학년이다. 출생 후 전반적인 발달에서 문제점은 보이지 않았다. 출산 후 맞벌이를 해야 했기 때문에 아이는 외할머니가 주로 돌보아 주었으며, 외할머니는 외손주의 응석을 많이 받아주는 편이었고, 부모 또한 아이가 해 달라는 대로 해 주는 편이어서 자신의 욕구가 충족되지 않으면 참지 못하고 고집을 부리는 행동을 보였다. 초등학교 입학 후 아이는 매우 산만하고 부모의 말을 귀담아 듣지 않고, 학교에 갔다가 오면 가방을 던져 놓고 집안을 이리저리 오가며 뛰고 사용한 물건을 정리할 줄 몰라 엄마가 혼을 내는 경우가 많았다. 그런데 얼마 전 담임선생이 부모에게 아이가 수업 중 주의집중이 부족하고, 옆에 있는 친구와 이야기를 나누고, 수업시간에도 교실 이곳 저곳을 돌아다닌다고 하면서 병원에 가서 심리검사를 받아 보는 것이 어떻겠냐는 제안을 하였다.

1) ADHD의 정의와 특성

위 예에서 보는 것과 같이 매우 산만하고 부주의한 행동을 나타낼 뿐 아니라 자신의 행동을 적절히 통제하지 못하고 충동적인 과잉행동을 나타내는 경우를 주의력결핍 과잉행동장애(ADHD)라고 한다. 즉, 낮은 집중력으로 인한 짧은 주의집중기간, 충동성 및 과다활동이 그 특징적 증상이다.

이러한 아동은 지능 수준에 비해 학업성취도가 낮고 또래 아이들에게 거부당하거나 소외될 가능성이 매우 높다. 또한 학습장애, 의사소통장애 및 운동조정장애를 동반하는 경우가 많다. 그리고 이 장애를 지닌 아동들은 가정과 학교에서 크고 작은 말썽과 사고를 자주 일으키기 때문에 부모나 교사로부터 꾸중과 처벌을 받기 쉽다. 따라서 부정적 자아개념을 형성하고 정서적으로 불안정하며, 공격적이고 반항적인 행동을 나타내는 경향이 있는데, ADHD를 지닌 아동의 40~50%가 나중에 품행장애의 진단을 받기도 한다. 구체적인 주의력결핍 증상과 과잉행동 및 충동 증상은 표 11-4, 표 11-5 과 같다.

표 11-4 주의력결핍 증상

1. 부주의로 실수를 자주 한다.
2. 집중을 오래 유지하지 못한다.
3. 다른 사람의 말을 잘 경청하지 못한다.
4. 과제를 끝까지 완수하지 못한다.
5. 계획을 세워 체계적으로 일을 진행하는 데 어려움이 있다.
6. 공부 및 숙제 등을 하기 싫어한다.
7. 필요한 물건을 자주 잃어버린다.
8. 외부 자극에 쉽게 흐트러진다.
9. 해야 할 일을 자주 잊어버린다.

※ 위의 9가지 증상 중 최소 6가지 증상을 만족시켜야 함

표 11-5 과잉행동 및 충동 증상

1. 가만히 앉아 있지를 못한다.
2. 자리를 뜬다.
3. 지나치게 뛰거나 기어오른다.
4. 활동에 조용히 참석하지 못한다.
5. 목적이 없는 활동을 끊임없이 행한다.
6. 지나치게 말을 많이 한다.
7. 질문이 끝나기도 전에 대답을 한다.
8. 차례를 기다리지 못한다.
9. 다른 사람의 활동을 방해한다.

※ 위의 9가지 증상 중 최소 6가지 증상을 만족시켜야 함

2) ADHD가 아이의 생활에 미치는 영향

주의력결핍 과잉행동장애가 있는 경우 아이의 생활에 영향을 미치는데, 그 영향으로는 첫째, 학업수행능력을 방해한다. 다시 말해 이 장애를 가지고 있는 경우 60~80%가 기대보다 낮은 학업수행의 저하를 초래하게 된다. 둘째는 부모와의 지속적인 갈등을 유발한다. 구체적으로 자녀를 학대하거나 혹은 잦은 처벌로 인해 아이는 자존심 저하를 경험하게 되고, 고립감, 반항적, 공격적인 경향이 발달하거나 오히려 우울이나 불안 증상으로 발전할 수 있다. 셋째, 또래관계의 어려움을 경험할 수 있다. 이 장애로 인해 친구들로부터 따돌림을 당하거나 혹은 또래들에 대해 공격적 성향으로 바뀔 수도 있다. 마지막으로 교사와의 갈등을 경험할 수 있는데, 따돌림을 경험하거나 골치 아픈 아이로 낙인 받을 수 있다.

3) ADHD의 원인과 치료

주의력결핍 과잉행동장애의 원인은 아직 확실하게 밝혀지지는 않았다. 그러나 최근 뇌기능장애와 관련 있다는 것에 많은 연구자들이 동의를 하고 있다. 소인으로 소아의 기질, 유전적-가족적 요인, 소아가 처한 사회가 요구하는 일상의 행동방식 등이 제기되고 있다. 치료로는 약물치료, 정신사회적 치료가 효과적인 것으로 나타나고 있다. 특히 행동치료의 원칙에 따라 아동이 이해할 수 있고 예상할 수 있는 상벌체계를 수립하는 등 행동조정을 시도하는 것이 효과적이다.

주의력결핍 과잉행동장애에 대처법으로는 먼저 그 아이가 과제를 싫어하거나 끝까지 못하는 것은 신경학적 어려움 때문이라는 것을 인정하고 약물치료와 함께 이차적으로 공존하는 정신적인 문제를 치료하는 것이다. 또한 이 장애가 있는 아이들을 정상 또래의 아동과 같이 취급하지 말고 개별적인 특성에 맞춰 지도해야 한다. 더불어 아이의 자존심이 상하지 않게 해주어야 하고, 자녀의 양육방식에 일관성을 유지하여야 하며, 학교에서 부적절하게 취급당하고 있지 않는지 확인해야 하며, 아이의 학습스타일을 이해하여 그것에 맞추어 주거나 학습을 흥미를 높이기 위해 학습의 보조 수단을 이용하는 것도 효과적인 대처방법이다.

글상자 11-1

❖ 주의력결핍장애 아동들의 학습 특징

- 처음에는 잘하다가 시간이 지날수록 못한다.
- 부주의하여 실수를 잘한다.
- 대충 급하게 해버린다.
- 문제를 끝까지 풀지 못한다.
- 시간 개념이 부족하여 시험시간을 맞추지 못한다.
- 문제 내용을 잘 파악하지 못한다.
- 중요한 핵심이 무엇인지 혼동한다.
- 유사한 문제에서 실수를 자주 한다.
- 싫어하는 것은 끝까지 피해버린다.
- 해야 될 과제를 미룬다.
- 잘 잊어버린다.

6. 급식 및 식이장애

(Feeling and Eating Disorders)

1) 급식 및 식이장애의 정의와 특성

유아나 아동 중에는 엄마 젖이나 음식을 잘 먹지 않아서 부모들이 걱정하는 경우가 많은데, 이처럼 유아나 어린 아동이 영양분을 섭취하는 행동에 있어서 비정상성을 나타내는 경우를 급식 및 식이장애라고 한다. 청소년기 이후에 음식 섭취 행동의 장애가 나타나는 경우는 섭식장애로 진단된다.

급식 및 식이장애는 크게 2가지 유형, 즉 이식증과 되새김장애로 구분되는데 특징은 다음과 같다 표 11-6 .

표 11-6 유아기 또는 소아기의 급식 및 섭식장애의 종류 및 특징

종류	특징
이식증	영양분이 없는 물질이나 먹지 못할 것(예: 종이, 천, 흙, 머리카락 등)을 적어도 1개월 동안 비영양성 물질을 지속적으로 먹는 경우이다. 섭취하는 물질은 나이에 따라 다양하다. 유아와 어린 아동은 전형적으로 종이, 헝겊, 머리카락, 끈, 회반죽, 흙 등을 먹는 반면, 나이가 더 든 아동은 동물의 배설물, 모래, 곤충, 나뭇잎, 자갈 등을 먹기도 한다. 이식증은 흔히 지적장애를 동반하는 경우가 많은데, 지적장애가 심할수록 이식증의 빈도도 증가한다.
되새김장애	음식을 반복적으로 게우고 다시 씹는 행동을 나타낸다. 부분적으로 소화된 음식을 위장장애나 뚜렷한 구역질 반응이 없는 상태에서 입 밖으로 뱉어 내거나 되씹은 후 삼키는 행동이 나타난다. 되새김장애가 있는 아동은 평소에 안절부절못하고 배고픔을 느낀다. 많은 양의 음식을 섭취하지만 먹은 후에는 토하므로 체중감소와 영양실조가 일어날 수 있고 심한 경우 사망에 이를 수도 있다.

2) 급식 및 식이장애의 원인 및 치료

이식증은 가정의 경제적 빈곤, 부모의 무지와 무관심, 아동의 발달지체와 밀접한 관련이 있으며, 개입에는 부모와 아동에 대한 교육이 매우 중요하다. 되새김장애는 부모의 무관심, 정서적 자극의 결핍, 스트레스가 많은 생활환경, 부모-아동관계의 갈등이 주요 원인으로 알려져 있다. 되새김장애는 아동의 생명을 위협하는 장애가 될 수 있으므로 영양학적 개입과 행동치료를 통해 신속하게 치료하는 것이 매우 중요하다.

7. 틱장애(Tic Disorder)

사례

김OO는 남자아이로 초등학교 3학년이다. 출생 후 전반적인 발달과정에서의 문제는 보이지 않았지만 잠을 자기 전 소리를 내면서 잠이 드는 버릇이 있었다. 초등학교에 입학 후 2학년부터 입을 위아래로 쩍 벌리는 버릇이 생겼다. 비교적 편안함을 느끼는 상황에서는 심하지 않았지만 시험기간에는 더욱 심해져 부모님께 지적을 많이 당한다. 최근에는 어깨를 갑자기 움츠리는 행동이 더 늘었다고 하며, 김군은 이런 행동을 하지 않으려고 애쓰지만 어떤 순간이 되면 자신도 모르게 갑자기 이런 행동들이 나타나서 당황을 하게 된다고 불편감을 호소하고 있다.

1) 틱장애의 정의와 특성

위의 예에서 보는 것과 같이 얼굴 근육이나 신체 일부를 갑작스럽게 움직이거나 이상한 소리를 내는 이상행동을 반복적으로 나타내는 경우를 틱장애라고 한다. 즉, 틱은 불수적으로 갑자기 빠르게 반복적이고 불규칙하게 움직이는 상동적 근육의 움직임이나 발성을 의미하는 것으로 스트레스에 의해 악화되고, 차분하게 활동하는 동안에는 억제되는 것이 그 특징이다. 틱의 종류는 크게 5가지로 구분하고 있는데 구체적인 내용은 표 11-7, 그림 11-1 과 같다.

이러한 틱은 당사자에게 저항할 수 없는 것으로 경험되기도 하지만 경우에 따라서는 일시적으로 억제될 수도 있다. 모든 형태의 틱은 스트레스를 받는 동안 악화되는 반면, 편안한 상태로 어떤 활동에 집중할 때는 감소한다.

틱장애는 뚜렛장애(tourette's disorder), 만성 운동 또는 음성 틱장애(chronic motor or vocal tic disorder), 일과성 틱장애(transient tic disorder) 및 기타 틱장애로 구분하고 있다. 뚜렛장애는 틱장애 중에서 가장 심각한 유형으로, 다양한 운동 틱과 하나 또는 하나 이상의 음성 틱이 1년 이상 지속될 때를 의미하고 운동 틱과 음성 틱이 동시에 나타나기도 하고, 따로 나타나기도 하는 것이 그 특징이다. 만성 운동 또는 음성 틱장애는 동시에 1~3개의 근육군이 틱을 보이거나 또는 음성 틱이 적어도 1년 이상 있는 경우를 말하며, 복합 음성 틱은 복합 운동 틱보다 드물고, 음성 틱은 소리가 크거나 격렬하지 않고 뚜렛장애처럼 사람들의 눈에 잘 띄지 않는 것이 그 특징이다. 그리고 일과성 틱장애는 단일의 또는 다양한 운동 틱이나 음성 틱이 하루에 여러 번 나타나는 것을 말하고, 초기에는 눈을 깜빡거리거나 얼굴을 씰룩거린다. 일반적으로 얼굴에서 시작하여 목, 상지, 하지로 틱이 이동한다. 마지막으로 기타 틱장애는 틱장애가 있으나 특수한 틱장애의 진단기준에 맞지 않는 경우에 진단을 내리게 된다.

표 11-7 틱장애의 종류 및 특징

종류	특징
단순 운동 틱	하나의 근육집단이 수축되어 나타나는 것으로 눈 깜빡거리기, 어깨 움츠리기, 얼굴 찡그리기, 머리 휘젓기, 목을 경련하듯이 갑자기 움직이기 등이 나타난다.
단순 음성 틱	갑자기 소리를 내는 행동으로서 헛기침하기, 꿀꿀거리기, 킁킁거리기, 콧바람불기 등의 소리를 나타낸다.
복합 운동 틱	여러 근육집단의 수축과 관계되는 것으로 특이한 얼굴표정 짓기, 손짓하는 행동, 뛰어오르기, 만지기, 발 구르기, 대상의 냄새 맡기 등을 비롯하여 상당한 복잡한 행동(예: 갑자기 한 손을 높이 들었다가 목 뒤를 만진 뒤 고개를 뒤로 젖히는 행동)이 나타나기도 한다.
복합 음성 틱	관계없는 단어나 구절을 반복하기, 외설스런 단어를 반복하기 등이 나타난다.
기타	• 외설증 : 사회적으로 용납되지 않는 흔히 외설적인 단어 사용하기 • 동의 반복증 : 자기 자신만의 소리나 단어를 반복하기 • 반향 언어증 : 마지막 들은 소리, 단어 또는 구절을 반복하기

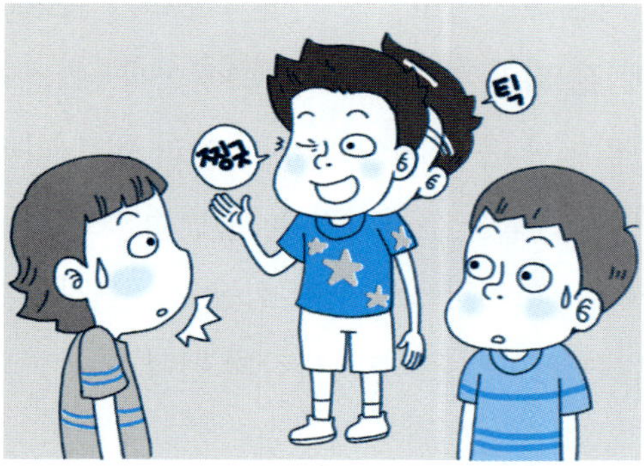

단순 운동 틱: 하나 혹은 소수의 근육군이 관여한다. 눈 깜빡거림, 눈알 빠르게 움직이기, 머리 흔들기, 코찡긋 하기, 머리 뒤로 젖히기 등

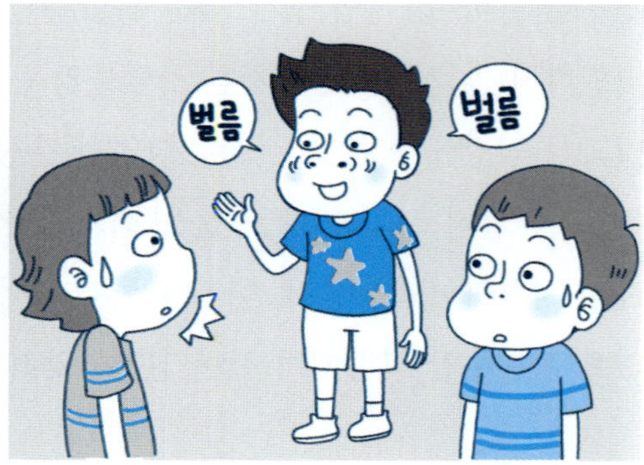

복합 운동 틱: 여러 근육이 동시에 수축하고 마치 의도한 행동처럼 보일 수 있다. 냄새 맡는 것처럼 콧구멍 벌렁거리기, 자신의 치는 행동, 갑자기 일어나는 행동 등

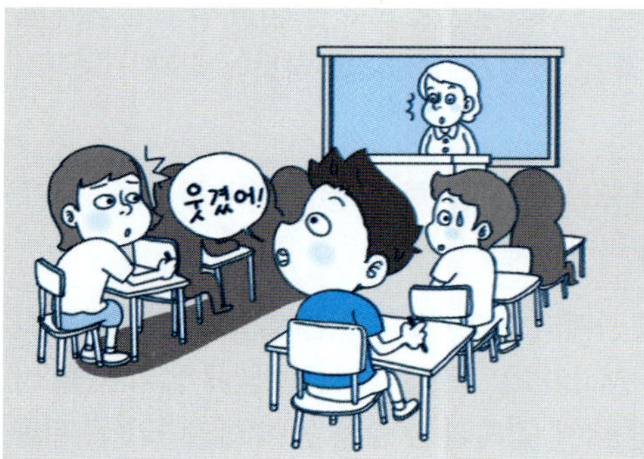

단순 음성 틱: 빠르고 의미 없는 소리를 내는 것이다. 가래 뱉는 소리, 킁킁거리는 소리, 기침소리, 쉬소리, 침 뱉는 소리 등

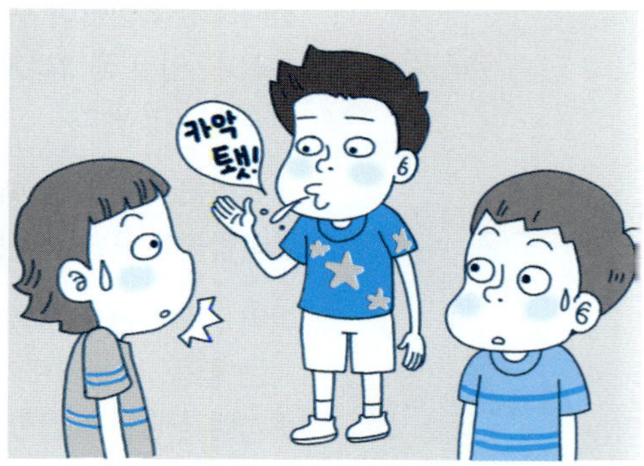

복합 음성 틱: 자신도 모르게 사회적 상황과 맞지 않는 관계가 없는 단어나 구, 절 등을 말하는 것이다. 에고, 웃겼어 등

그림 11-1 틱의 분류와 대표적인 행동

출처: 보건복지부, 대한의학회.

2) 틱장애의 원인과 치료

아이가 가벼운 틱 증상을 보이는 경우에는 자연히 사라지는 경우가 많으므로 그런 행동을 무시하는 것이 좋다. 그러나 틱이 심해져서 아동에게 정서적인 문제를 야기

하면 전문가의 평가와 치료를 받아야 한다. 주변 환경에서 주어지는 긴장이나 불안감을 제거해 주는 지지적 심리치료나 가족치료가 흔히 사용된다.

틱장애에서 가장 심각한 유형인 뚜렛장애의 원인은 아직 확실히 밝혀지지 않았으며, 최근 신경전달물질 특히 도파민과 매우 밀접한 관련성이 있는 것으로 알려져 있다. 또한 뇌의 구조적 이상, 즉 기저핵의 이상은 헌팅턴 병과 같이 다수의 운동장애를 유발하는데 틱도 기저핵의 손상과 관련될 가능성이 제기되고 있다. 뚜렛장애의 가장 효과적인 치료방법은 약물치료이다. 그러나 증상이 가벼울 경우 약물치료를 하지 않으며, 심리치료는 대체로 행동장애나 적응문제가 있을 때 적용되지만 효과가 그리 크지 않은 것으로 보고되고 있다.

8. 배설장애(Elimination Disorder)

1) 배설장애의 정의 및 특성

배설장애는 일정 기간 동안 대변과 소변을 가리는 행동에 장애가 있는 것을 의미한다. 배설기능의 정상적인 발달단계는 먼저 야간에 대변을 가리고, 둘째, 주 · 야간에 대변을 가리고, 셋째, 주 · 야간에 소변을 가리고, 마지막으로 야간에 소변을 가리는 순서로 발달하게 된다. 대소변 가리기는 지적 능력, 사회성숙도, 문화적 요소 및 부모와 자녀 간의 심리적 상호 교류가 영향을 미치게 된다. DSM-5에서는 유분증과 유뇨증으로 구분하고 있는데 그 구체적인 특징은 표 11-8 과 같다.

표 11-8 배설장애의 종류와 특징

종류	특징
유분증 (encopresis)	4세 이후로 적어도 연속 3개월 동안 최소한 매달 1회 이상 대변 조절이 되지 않는 경우이다. 즉, 4세 이상의 아동이 대변을 적절치 않은 곳(옷이나 마루)에 반복적으로 배설을 하는 경우를 말한다.
유뇨증 (enuresis)	배변훈련이 끝나게 되는 5세 이후에도 아동이 신체적인 이상이 없음에도 불구하고 옷이나 침구에 반복적으로 소변을 보는 것을 의미하며, 적어도 연속 3개월 동안 주 2회 이상의 빈도로 소변조절이 되지 않아야 한다. 이러한 유뇨증은 밤에만 나타나는 야간형 유뇨증(야뇨증), 낮에만 나타나는 주간형 유뇨증, 밤과 낮 구분 없이 나타나는 주 · 야간형 유뇨증이 있다.

2) 배설장애의 원인과 치료

유분증은 다양한 심리사회적 스트레스(예: 입학이나 동생의 출산, 부모 불화, 부모와의 이별, 병에 걸리거나 입원 경험 등)에 의해 촉발될 수 있다. 또한 대체로 주의가 산만하고 집중력이 낮으며 과잉행동을 보인다는 점에서 유분증이 뇌신경 발달의 지연과 관련된다는 주장도 제기되고 있다. 유분증 치료에는 대변가리기 훈련, 행동치료, 심리치료가 적용된다.

유뇨증은 복합적인 원인에 의해 나타나므로 적절한 평가를 통해 다양한 치료방법이 적용되어야 한다. 유뇨증의 치료에는 행동치료적 기법이 매우 효과적인 것으로 알려져 있다. 잠자리 요나 기저귀에 전자식 경보장치(bell and pad)를 하여 소변이 한 방이라도 떨어지면 경보음이 울려 잠자는 아동을 깨우게 하는 방법이 가장 안전하고 효과적인 방법으로 알려져 있다. 일반적으로 약물치료는 유뇨증 치료에 잘 적용되지 않지만 다른 치료법이 효과를 거두지 못할 경우에 마지막 방법으로 드물게 사용하기도 한다.

연습문제

1. 지적장애의 진단기준은 무엇인가?

2. 학습장애는 무엇이며, 종류에는 어떤 것들이 있는가?

3. 자폐증의 진단기준은 무엇인가?

4. 주의력결핍 과잉행동장애가 아동의 생활에 미치는 영향은 무엇인가?

5. 틱장애의 정의와 종류를 생각해 보고, 틱이 시작될 때 아이들에게 어떻게 하는 것이 효과적인지 생각해 봅시다.

chapter 12

성인기 주요 이상행동

DSM-5에서는 정신장애를 크게는 22가지로 분류하고 있다고 하였는데, 22가지의 정신장애는 모든 발달단계에서 나타날 수 있다. 그러나 본 장에서는 성인기에 주로 나타나는 이상행동, 즉 조현병, 우울증, 양극성장애, 알코올 장애 및 성격장애에 대해 주로 살펴볼 것이다.

주요 정신장애는 조현병, 우울증과 양극성장애인데, 그 이유는 이 세 가지 범주의 정신장애로 전문가의 도움을 가장 많이 요청하기 때문이다. 또한 이 세 가지 범주의 정신장애는 주로 잦은 재발 등으로 만성화되는 경향이 있으며, 직장생활 등 사회생활에 매우 부정적인 영향을 미치는 정신장애들이다.

보건복지부(2018)에 따르면, 2017년 연령별 인구 10만 명당 알코올로 인한 사망자는 30대(2.7명)부터 급증해 50대(22.8명)에 가장 많았으며, 성인의 고위험 음주율은 1회 평균 음주량이 남자 7잔, 여자 5잔 이상이며, 주 2회 이상 음주율은 14.2%로 나타났다. 청소년 음주도 증가 추세를 보여, 대학생 고위험 음주율은 20.2%로 성인보다 높고, 1회 음주량이 10잔 이상인 경우도 38.4%로 성인(15%)의 2.5배나 되는 것으로 나타났다.

■ **지구를 지켜라: 2003년**

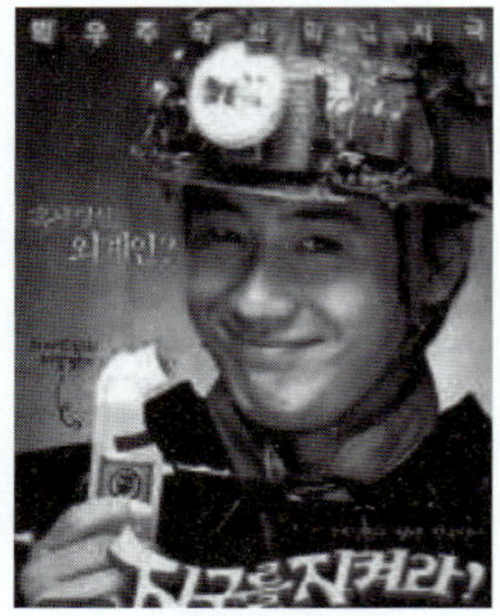

병구는 외계인으로 인해 지구가 곧 위험에 처 할 거라고 믿는다. 이번 개기월식까지 안드로메다 왕자를 만나지 못하면 지구에는 아무도 살아 남지 못할 엄청난 재앙이 몰려올 것이다. 병구는 외계인이라고 200% 믿어 의심치 않는 유제화학의 사장 강만식을 납치한다. 이제 외계인의 지구 파괴 음모를 밝히려는 병구의 일생일대 최대의 프로젝트가 시작된다. 개기월식까지는 네 시간, 월식이 끝나면 지구도 끝이다. 과연 병구는 우주에서 가장 아름다운 별, 지구를 지킬 수 있을까?

■ **뷰티플마인드(A Beautiful Mind): 2002년**

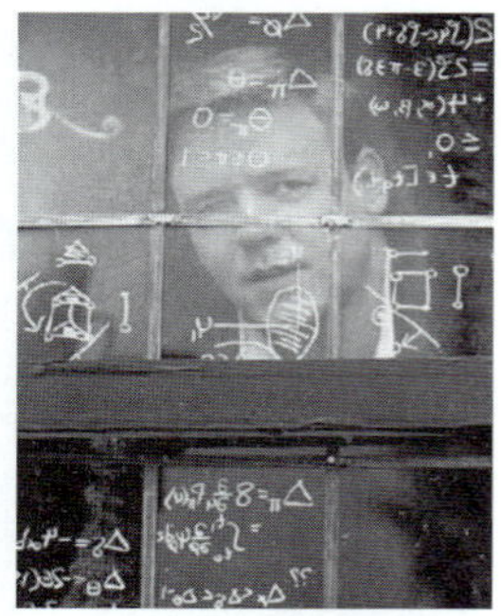

실제로 조현병을 앓고 있으면서 1949년 스물일곱 장짜리 논문 하나로 150년 역사의 경제학 이론을 뒤집고, 신경제학의 새로운 패러다임을 만든 천재 수학자 존내쉬의 일대기를 다룬 영화이다.

■ **버디(Birdy): 1984년**

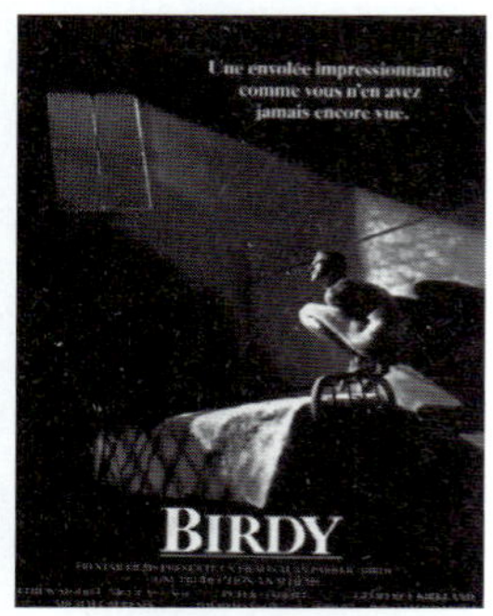

베트남전에서 얼굴 부상을 입고 제대한 친구의 치료를 위해 방문해 달라는 연락을 받는다. 병원에 도착해 만난 친구 버디는 한 자세로 웅크린 채 아무 말도 하지 않았고, 친구를 알아보지도 못했다. 어린 소년 시절의 일들을 이야기해 보지만 버디는 다른 세계에서 온 사람처럼 이해하지 못하는 행동들만 보이고 있다.

글상자 12-1

❖ 통계로 보는 조현병, 분열형 및 망상성 장애

표 12-1 의료기관 이용 현황 (단위: 명)

구분	2006년	2007년	2008년	2009년	2010년	2011년	2014년	2017년	2019년	2021년	2023년
합계	118,473	121,789	123,174	127,975	123,540	127,322	135,925	136,010	148,218	148,471	148,093
0세	–	–	30	64	0	13	3	1	2	0	0
1 ~ 9세	273	192	164	111	68	26	23	32	26	51	40
10 ~ 19세	4,018	4,159	4,181	4,166	3,608	3,437	3,200	3,075	3,006	2,768	2,814
20 ~ 29세	18,645	18,348	17,999	17,731	16,466	16,329	16,922	18,090	18,867	18,469	17,451
30 ~ 39세	35,422	34,753	32,924	32,882	30,561	29,670	28,011	17,430	26,316	25,733	25,692
40 ~ 49세	28,547	29,536	30,479	32,595	32,188	33,484	36,442	35,213	32,728	30,433	28,817
50 ~ 59세	15,806	17,375	18,576	20,501	21,265	23,349	27,242	29,148	30,795	31,097	31,571
60 ~ 64세	4,951	5,227	5,580	6,004	6,039	6,434	8,180	10,560	11,941	12,984	13,040
65 ~ 69세	4,215	4,844	4,927	5,068	4,782	4,952	6,014	6,943	7,812	9,466	10,307
70 ~ 74세	2,861	3,231	3,592	3,824	3,775	4,075	4,957	5,161	5,642	5,948	6,402
75세 이상	3,735	4,124	4,722	5,029	4,788	5,553	7,931	10,352	11,083	11,522	11,959

출처: 국민건강보험, 건강보험심사평가원(2022). 2021 건강보험통계연보.

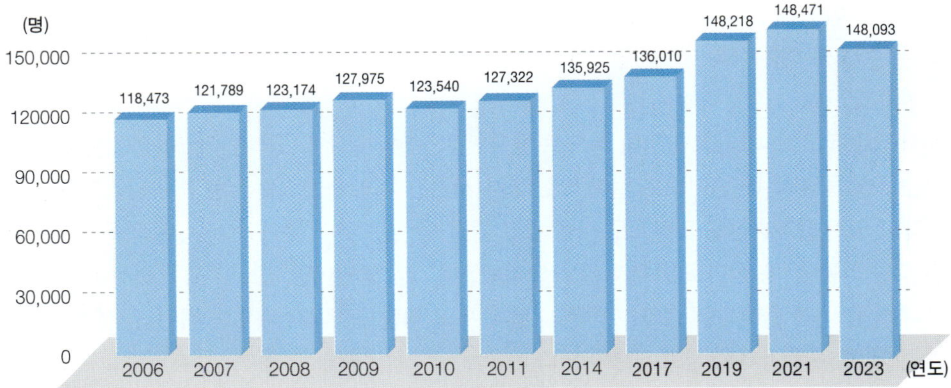

그림 12-1 의료기관 이용 현황

1. 조현병(Schizophrenia)

사례

“여름방학을 앞두고 학기말 시험. 시험공부를 하다가 머리를 식히려 기숙사에서 나와 친구의 자취방으로 향하였다. 길을 걷는데 비닐껍질이 내 발부리에 차였다. ‘자유시간’이라 쓰여 있었다.

‘지금까지 공부 열심히 했으니까 이제부터는 자유시간이야. 맘껏 놀라구!’ 하고 그 쓰레기는 내게 말했다. ‘그냥 비닐껍질이야’라고 해버리지 못하고 ‘누가 이런 메시지를 내게…’ 하는 혼란에 빠졌다.

그런 기묘한 일은 친구의 자취방에 도착해서도 계속되었다. 모두들 암암리에 내 얘기를 하는 게 아닌가? 내 흉도 보고 그들이 절대로 알 수 없는 내 얘기까지. ‘이건 모함이야!’ 나는 뛰쳐 나오듯 그 방을 나와 기숙사 휴게실로 달려갔다. 그런데 세상에 텔레비전에서도 내 얘기를… 처음엔 내가 친구들에게 실수한 게 있어 따돌리는 것으로 생각했다. 그런데 그 충격에서 벗어나기도 전에 온 세상이 내 얘기라니.

‘누구야? 누가 나를 이렇게 괴롭히는 거야!’ 난 몹시 혼란스럽고 화가 나 있었다. 그 다음 순간 ‘어떻게?’라는 의문에 봉착했다. ‘방금 내가 방에서 혼자 했던 일들까지 들먹이는 것을 보면 나를 미행하고 방도 도청했구나.’ 라는 결론에 도달했다. 그리고는 ‘왜?’라는 의문이 생겼다. 혼란스러운 가운데 나에 대하여 생각해 보게 되었다.

‘누군가 나의 나쁜 점들을 벌하려 하나 보다.’

다음엔 친구, 아니 진정한 동지가 필요했다. 하지만 그 누구도 내 편에 서서 진상을 시원스럽게 밝혀주는 이도 나의 입장과 처지를 이해해 주는 이도 없었다.

‘너 무슨 소릴 하는 거야? 그게 말이 돼?’ 이구동성이었다. ‘나만 빼놓고 이미 조직(?)이 단단하게 짜여졌구나.’

시험이고 뭐고 보따리를 싸 엄마 품으로 돌아왔건만 엄마까지도 그러는 게 아닌가. 난 상처를 주는 그들을 피해 내 방안으로 틀어 박혔다. 사사건건 나의 수치스런 부분까지 공공연히 떠들어대고 있는 텔레비전도 라디오도 이젠 결코 즐길 수 있는 것이 못되었다. 서로 의사소통이 잘 안 되는 가운데 ‘왜 학기도 마치지 않고 돌아왔느냐’, ‘왜 방안에만 있느냐’고 오히려 내가 묻고픈 것들을 내게 물어대던 엄마는 이젠 나를 진짜로 악당들(?)에게 내주어 버렸다. 정신병원차가 집에 와 나를 강제로 끌고 간 것이었다.

출처: 대한신경정신의학회(1997). 한그루 싱싱한 소나무처럼. p.7-8.

1) 조현병의 특징

앞의 수기에서처럼 조현병은 망상, 환청, 혼란스런 사고와 언어를 비롯한 여러 부적응적 증상들을 나타내는 매우 심각한 정신장애이다. 즉, 초기에 적절하고 집중적인 치료를 받지 못하여 만성화되면, 한 인간을 황폐화시켜 사회에 적응하기 어렵게 만드는 심리장애이다.

표 12-2 DSM-5의 조현병 진단기준

A. 다음 증상 중 둘(혹은 그 이상)이 1개월의 기간(성공적으로 치료가 되면 그 이하) 동안의 상당 부분의 시간에 존재하고, 이들 중 최소한 하나는 (1) 내지 (2) 혹은 (3)이어야한다.
(1) 망상
(2) 환각
(3) 와해된 언어(예: 빈번한 탈선 혹은 지리멸렬)
(4) 극도로 와해된 또는 긴장성 행동
(5) 음성증상(예: 감퇴된 감정 표현 혹은 무의욕증)

B. 장애의 발병 이래 상당 부분의 시간 동안 일, 대인관계 혹은 자기관리 같은 주요 영역의 한 가지 이상에서 기능 수준이 발병 전 성취된 수준 이하로 현저하게 저하된다(혹은 아동기 또는 청소년 기에 발병하는 경우, 기대 수준의 대인관계적 · 학문적 · 직업적 기능을 성취하지 못함).

C. 장애의 지속적 징후가 최소 6개월 동안 계속된다. 이러한 6개월의 기간은 진단기준 A에 해당하는 증상(예: 활성기 증상)이 있는 최소 1개월(성공적으로 치료되면 그 이하)를 포함해야 하고, 전구 증상이나 잔류 증상의 기간을 포함할 수 있다. 이러한 전구기나 잔류기 동안 장애의 징후는 단지 음성증상으로 나타나거나, 진단 기준 A에 열거된 증상의 2가지 이상이 약화된 형태(예: 이상한 믿음, 흔치 않은 지각 경험)로 나타날 수 있다.

D. 조현정동장애와 정신병적 양상을 동반한 우울 또는 양극성 장애는 배제된다. 왜냐하면 ① 주요 우울 또는 조증 삽화가 활성기 증상과 동시에 일어나지 않기 때문이거나, ② 기분 삽화가 활성기 증상 동안 일어난다고 해도 병의 활성기 및 잔류기 전체 지속 기간의 일부에만 존재하기 때문이다.

E. 장애가 물질(예: 남용약물, 치료약물)의 생리적 효과나 다른 의학적 상태로 인한 것이 아니다.

F. 자폐스펙트럼장애나 아동기 발병 의사소통장애의 병력이 있는 경우, 조현병의 추가 진단은 조현병의 다른 필요 증상에 더하여 뚜렷한 망상이나 환각이 최소 1개월(성공적으로 치료되면 그 이하) 동안 있을 때에만 내려진다.

출처: 권준수 외(2015). 정신질환의 진단 및 통계편람. 학지사. p.106.

조현병의 발병은 10대 후반에서 30대 초반에 가장 많이 나타나며, 발병률에서의 남녀 차이는 없다. 조현병은 발병률이 세계적으로 0.2~1% 정도이고, 우리나라의 경우 현재 조현병 환자가 10~40만 명 정도로 추정되는 매우 흔한 정신장애 중의 하나이다. 조현병의 주요 증상으로는 망상, 환각, 와해된 언어, 극도로 와해된 또는 긴장성 행동, 음성증상이다. 이들 증상 중 2가지 이상의 증상이 6개월 간 지속되고, 그로 인하여 사회생활이나 직업생활을 제대로 못할 때, 조현병으로 진단받게 된다. DSM-5에서의 조현병 진단기준은 표 12-2 와 같다.

2) 양성증상과 음성증상 구분

최근 조현병의 병인론적 이해, 치료 및 예후 등에 관한 정보를 얻기에 적절한 분류 준거로 알려져 새롭게 주목받고 있는 분류방법은 1980년에 크로우(Crow)에 의해 분류된 양성증상(positive symptom)과 음성증상(negative symptom)이다.

양성증상은 해에, 음성증상은 달에 비유된다. 그 이유는 양성증상은 일반인에게 없거나 경미하게 나타나는 데 비해 많아져서 문제가 있는 증상들이고, 음성증상은 있어야 하는데 없어져서 문제가 생기는 증상들이기 때문이다. 조현병 환자는 양성증상과 음성증상 모두를 가지고 있는데 초기에는 양성증상에만 집중하기 때문에 음성증상을 잘 알아차리지 못한다. 따라서 해와 달이 같이 있으면 달이 보이지 않는 것처

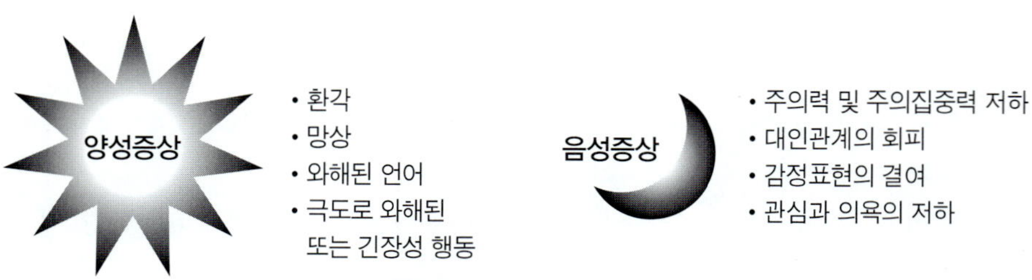
양성증상
• 환각
• 망상
• 와해된 언어
• 극도로 와해된 또는 긴장성 행동
음성증상
• 주의력 및 주의집중력 저하
• 대인관계의 회피
• 감정표현의 결여
• 관심과 의욕의 저하

그림 12-2 조현병의 양성증상과 음성증상

럼 양성증상을 해, 음성증상을 달에 비유하는 것이다.

양성증상과 음성증상은 최근 여러 연구자들에 의해 연구되고 있는 것으로 조현병 환자들이 보이는 증상을 환청, 망상, 사고장애와 같은 양성증상과 정서적 둔마, 언어의 빈곤, 욕구의 상실과 같은 음성증상으로 구분한다. 양성증후군은 신경전달물질인 도파민의 과잉활동과 관련이 있을 가능성이 높고, 음성증후군은 뇌세포의 구조적 손상이나 뇌의 위축과 같은 신경적 이상과 관련이 있을 가능성이 높다. 이런 주장에 대한 증거는 양성증후군은 항정신병 약물에 잘 반응하여 예후가 좋은 경향이 있으나, 음성증후군은 항정신병 약물에 잘 반응하지 않아 만성적 경과를 밟는 경향이 나타난다는 것이다. 양성증상과 음성증상에 대해 자세히 살펴보면 다음과 같다.

(1) 양성증상(positive symptom)

양성증상이란 일반인들에게는 없는 사고, 감정, 또는 행동이 나타나거나, 일반인들에게는 경미한 정도로 나타나는 사고, 감정, 또는 행동이 심하게 나타나는 것을 말한다. 대표적인 4가지 양성증상은 망상, 환각, 지리멸렬, 이상한 행동이다.

① 망상(delusion)

망상은 사실과는 다른 잘못된 생각을 사실로 믿는 것이다. 즉, 불합리하며 잘못된 생각 또는 신념을 말한다. 망상의 종류는 다음과 같다.

- 피해망상

다른 사람들이 자신을 해치려 한다고 믿는 것이다. 누군가 자신을 고의적으로 괴롭힌다거나, 미행한다거나, 모함한다거나, 감시한다거나, 조롱한다고 생각하는 것이다. 흔히 정보기관, 권력기관, 단체에서 자신을 감시하거나 미행한다고 주장하는 경우가 많다.

● 관계망상

주위에서 일어나는 어떤 사건이나 다른 사람의 행동이 자신과 특별한 관계가 있다고 믿는 것이다. 즉, 상대방이 자신을 쳐다보는 것이 자신에게 관심이 있다는 증거라거나, 자신을 경멸하는 것이라고 믿는 것이다. 예로 TV나 라디오의 뉴스, 중요한 인물이나 지나가는 사람의 언급이 자신과 관련이 되어 있다고 진술하는 경우가 많다.

● 조종망상

자신이 다른 사람의 마음을 읽을 수 있고 다른 사람에게 텔레파시로 영향을 미칠 수 있다고 믿는 것이다.

● 피조종망상

자신의 생각과 행동이 다른 사람에 의해 조종당하고 있다고 믿는 것이다. 예로 우주에 있는 외계인이 자신에게 매일 명령을 내리기 때문에 자신이 그렇게 행동을 하고 있다고 하는 경우이다.

● 과대망상

자신이 위대한 인물이라거나 혹은 특별한 권력이나 돈을 가졌다고 믿는 것이다. 자신이 신, 대통령, 중요인물, 특수인, 도사, 지도자, 초능력 보유자 등 과대한 능력이나 신분 혹은 처지에 있는 것으로 믿는 것이다.

● 신체망상

아무런 근거 없이 자신의 신체부위가 이전과는 달라졌다고 믿거나 혹은 자신의 몸에 큰 이상이 생겼다고 믿는 것이다. 예로 자신의 심장이 사라졌다고 하는 경우이다.

● 질투망상

오셀로 증후군(Othello syndrome)이라고도 한다. 이것은 자신의 배우자나 사랑하는 사람이 부정하다고 믿는 것이다.

● 연애망상

누군가 자신을 사랑한다고 믿거나, 존재하지 않는 사람 또는 죽은 사람이 자신을 사랑한다고 믿거나 혹은 유명한 인사가 신분 때문에 자신을 몰래 사랑하고 있다고 믿는 것이다.

● 빙의망상

귀신, 악령, 동물이 자신의 몸속에 들어와 지배한다고 믿는 것이다.

이처럼 망상의 종류는 다양하다. 그런 망상 중에서 다른 사람이 자신을 괴롭힌다는 피해망상과 자신과 아무런 관련이 없는 일을 자신과 관계된 것으로 생각하는 관계망상이 가장 흔하다. 그 다음으로 자신이 특별한 임무를 지닌 위대한 인물이라고 믿는 과대망상이 흔하다. 그 외에 신체망상, 조종망상, 피조종망상, 색정망상 등도 흔하게 나타나는 망상 중의 하나이다.

② 환각(hallucination)

외부의 자극이 없는데도 외부에서 자극이 들어온 것처럼 지각하는 것이 환각이다. 환각은 시각, 청각, 촉각, 후각, 미각 등 우리가 지닌 오감각 기관을 통해 모두 가능하며 그것이 느껴지는 기관에 따라 환시, 환청, 환후, 환미, 환촉이라 한다. 조현병 환자에게서는 환청이 70% 정도로 가장 흔하며, 그 다음으로는 20% 정도의 환시가 흔하다.

③ 지리멸렬(incoherence)

말에 조리가 없고 두서가 없어 환자와 대화를 나누어도 그가 무슨 말을 하려는지 이해할 수 없는 경우를 말한다. 환자가 말을 횡설수설하는 것은 말하는 그 순간에 생각이 뒤죽박죽 혼란되어 있기 때문이며, 따라서 환자에게 사고장애(생각의 장애)가 있음을 의미한다. 즉, 사고 진행이 와해되어 논리적 연결이 없고 의미론적으로도 파괴된 언어로, 구나 단어들이 흩어진 상태이다. 그 예가 말비빔(word salad)이다.

④ **이상한 행동**(bizzare behavior)

환자가 상식적으로 납득할 수 없는 행동을 하는 것을 의미한다. 전문가들은 이를 기괴한 행동, 기이한 행동, 와해된 행동, 혼란된 행동 등으로 표현한다. 혼자서 중얼거리거나, 바보같이 혼자 실실 웃거나, 정처 없이 거리를 헤매거나, 똑같은 행동을 계속 반복하거나, 부적절한 자세로 뻣뻣하게 가만히 있는 행동 등을 예로 들 수 있다. 환자가 이상한 행동을 보이는 이유는 망상, 환각, 심한 불안감이나 공포 등이 원인인 경우가 많다.

(2) 음성증상(negative symptom)

음성증상이란 일반인들에게는 있는 사고, 감정, 또는 행동이 나타나지 않거나, 매우 경미한 정도로 나타나는 것을 말한다. 어떤 증상들을 음성증상으로 분류할 것인지에 대해서는 전문가들마다 다르지만 일반적으로 감정표현의 결여, 언어의 빈곤, 무감동, 무쾌락, 주의집중의 결함으로 분류하고 있다.

① 감정표현의 결여(blunted affect)

얼굴표정이나 목소리에 변화가 없는 것으로 전문가들은 이를 '정동의 둔마'라고도 한다. 얼굴표정이 경직되어 있고 무덤덤하며, 목소리는 높낮이가 없이 단조롭다. 신나는 이야기를 할 때나 슬픈 이야기를 할 때에도 무덤덤한 표정과 단조로운 목소리로 이야기한다.

② 언어의 빈곤(alogia)

말이 전혀 없거나, 한두 마디로 끝낸다. 새로운 화제를 꺼내지 못하며, 화제를 꺼내더라도 계속 이어가지 못한다. 상대방의 질문에 대하여 예, 아니오 정도로 대답하고, 간신히 한두 마디를 할 수 있는 정도이다. 대화 도중에 종종 말이 끊어지고, 종종 상대방이 무슨 질문을 했는지, 또는 자신이 무슨 말을 하다 말았는지 잊어버려서, 재차 질문을 하곤 한다.

③ 무감동(apathy)

주변에서 일어나는 일 그리고 자신의 내부에서 일어나는 반응(개인적 경험이나 정신병적인 경험) 등에 무관심하다. 일에 대한 동기가 없다. 아무것도 하지 않고 계속해서 잠만 잔다. 신문이나 잡지를 보지 않는 것은 물론이고, 심하면 TV도 보지 않고, 음악도 듣지 않는다. 다른 사람과 함께 있는 것을 싫어하고, 사람 있는 자리를 피한다.

④ 무쾌락(anh onia)

즐기려 하지 않는다. 아무런 취미활동이나 놀이도 하지 않는다. 이전에 좋아하던 일들도 하지 않는다. 기껏해야 TV 보기처럼 자신은 아무것도 하지 않고 수동적으로 가만히 있으면 되는 활동만 한다.

⑤ 주의집중 결함(inattention)

보통사람들도 주의집중이 안 되는 경우가 흔히 있다. 따라서 다소의 주의집중 부족을 음성증상이라고 하지 않고, 심한 주의집중 결함만을 음성증상으로 본다.

주의집중에 결함이 생기면 한 가지 일을 꾸준히 하지 못하며, 쉽게 주의가 분산된다. 따라서 환자는 몇 분 이상 대화를 유지하지 못하며, 책을 읽어내지 못하고, 수업을 끝까지 듣지 못하고, 영화를 끝까지 보지 못한다. 한 가지 일을 10분 이상 계속해서 하도록 하면, 불안해하고 초조해하며, 혼자서 엉뚱한 짓을 하거나, 소리를 지르거나, 결국 가만히 앉아 있지 못하고 일어나서 왔다갔다 하거나 방에서 나가 버린다. 주의집중에 결함이 있는 환자는 흔히 '머리가 아프다', '기억력이 없다'고 호소한다.

3) 조현병의 치료

1952년에 Chlorpromazine이 개발된 이래 항정신병 약은 정신장애를 가진 사람들을 치료하는 데 중요한 역할을 해왔다. 정신장애는 약물을 복용하지 않을 때 5년 내에 재발할 가능성이 70~80%에 이르며, 또한 약물복용을 하지 않는 상황에서는 다른 치료법이 효과를 보지 못한다는 연구가 보고되고 있다. 이처럼 항정신병 약물은 정신장애의 생물학적 취약성을 직접 바꿀 수는 없지만 재발에 대한 취약성을 완화시키는 데 중요한 역할을 한다.

꾸준한 약물복용의 중요성에도 불구하고 정신장애를 가진 사람들은 약물에 대한 오해와 편견, 부작용 때문에 약물복용을 중단하거나, 처방된 약물을 임의적으로 조절하는 경우가 많다. 그러므로 정신장애를 가진 사람들이 약물에 대한 올바른 지식을 가지고 약물복용의 필요성을 깨달아 스스로 약물을 관리하고 약물 부작용에 대한 대처법을 익히는 교육이 필요하다. 이런 교육을 통해 재발과 입원을 방지할 수 있다.

약을 지속적으로 복용하는 환자 중 25% 정도는 완전히 증상이 없어지지만 그 외 많은 사람들은 지속되는 증상으로 고통받는다. 그러나 이들 가운데 많은 사람들은 증상에 대한 효과적인 대처법을 사용하여 증상이 있음에도 불구하고 사회활동을 하며 살아간다. 이와 반대로 적절한 대처법을 찾지 못해 증상으로 고통받는 사람들도 있다. 그러므로 중요한 것은 꾸준한 약물복용에 더하여, 자신의 증상을 알고, 그 증상에 대해 효과적으로 대처하는 것이다.

종합하면 정신장애를 가진 사람들에게는 꾸준한 약물 복용과 자신의 증상을 잘 관리하는 것이 중요하다고 할 수 있다.

2. 우울증과 양극성장애(Depression and Bipolar Disorders)

사례

K씨는 30대 후반의 남성이다. 그는 20대 후반에 결혼을 하였는데, 결혼 당시 부인은 연예시절 직장에서 밤을 새우는 일도 많았지만 그래도 결혼을 하면 우리 가족을 위해 열심히 일할 것 같아 투정을 부리지는 않았다고 한다. 결혼 후에도 "출 · 퇴근하는 시간에 열심히 일해서 빨리 승진을 해야지!" 하면서 퇴근 후 집에 오지 않고 회사에서 잠을 자고 일을 하는 등 직장생활을 열심히 하는 것처럼 보였다. 그러던 어느날 출근을 하는데 교통 정체로 차가 움직이지 않아서 차와 차 사이를 긁으면서 지나가는 바람에 10대가량의 차량 파손이 있었다고 한다. "왜 그런 행동을 했느냐?"는 부인의 질문에 "빨리 가서 일을 해야 하는데 차가 정체되어 빨리 회사에 가려고 그랬지"라고 대답을 해서 그때부터 부인이 좀 이상하다는 생각을 가졌다고 한다. 그런 사건 이후 회사에서 실직을 하였고, 자신은 공무원 시험을 봐야 한다면서 관련 서적을 사서 매일 새벽까지 공부를 한다고 하였지만 부인이 보기에는 공부가 아니라 그냥 책을 뒤척거리기만 했다고 한다. 그 이후 돈만 생기면 만두와 김밥을 사서 지역사회의 관공서(파출소와 지역주민센터)에 무료로 음식을 나누어주고, 어떤 날은 관공서에 가서 "누구 때문에 먹고 사는데 자신에게 관심을 가져주지 않느냐! 내가 높은 사람이 되어서 너희들 모두를 문책할 거야!"라고 하면서 소란을 피우는 행동이 잦아졌다.

영화로 이해하는 우울증과 양극성장애

- **멜랑콜리아: 2011년**

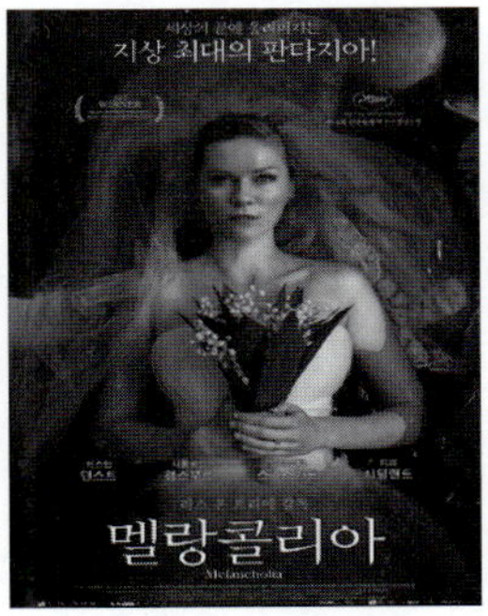

유능한 카피라이터인 저스틴은 결혼을 했지만 고질적인 우울증 때문에 결혼생활을 망쳐버린다. 상태가 심해지자 그녀는 결국 언니인 클레어 집에서 함께 살게 된다. 클레어는 동생을 극진히 돌보지만 정작 자신도 거대행성이 지구로 날아와서 종말을 맞이하게 될 것이라는 두려움에 사로잡혀 있다.

■ 츠레가 우울증에 걸려서: 2011년

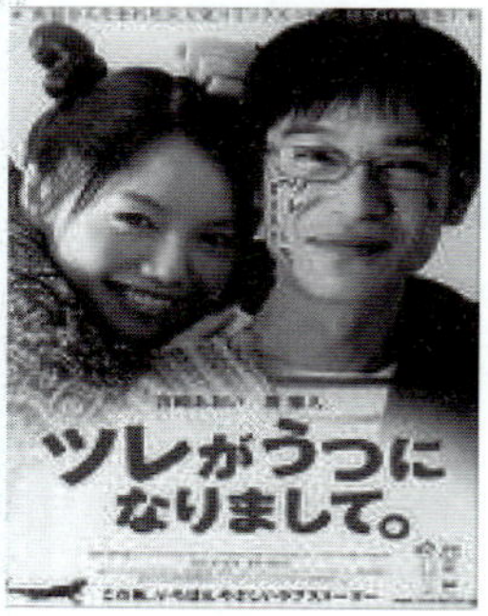

평범한 외국계 소프트웨어 회사원 '미키오'와 겨우 연재를 지속하는 만화가 '하루코' 부부. 어느 날부터인가 남편 미키오에게 알 수 없는 무력감과 통증이 찾아오고 이내 '우울증' 판정을 받는다. '마음의 감기'에 걸린 남편을 위해 하루코는 그녀의 가족과 애완동물 '이구'와 함께 서두르지 않고 남편의 재활을 돕는다. 우울증에 걸린 남편을 대신해 생활전선에 뛰어든 아내의 이야기를 잔잔하게 풀어나가며 부부관계에 대해 돌이켜보는 계기를 만든다. 중간 중간 나오는 하루코의 일러스트와 함께 우울증의 증상과 치료의 과정을 차근차근 밟아나가며 간병을 하는 아내 또한 성장해 간다는 또 다른 교훈을 준다.

■ Mr. Jones: 2002년

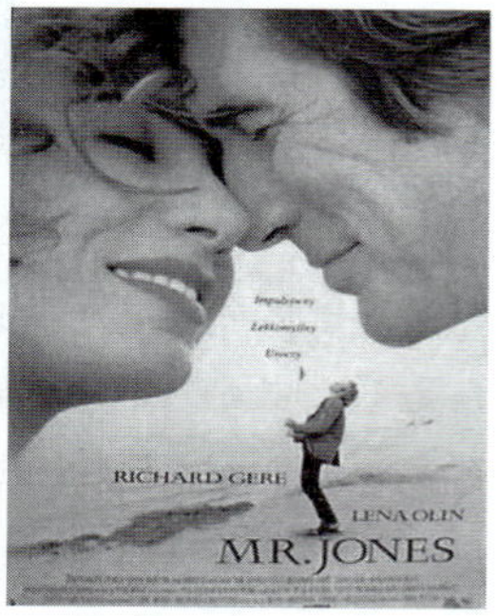

존스는 환각 상태에 빠지면 위험한 일을 저지르는 정신질환자이다. 그는 공사 현장에서 일을 하다가 갑자기 공중묘기를 펼치다 죽을 뻔하기도 하고, 여자와 데이트를 하다가 연주회에서 난동을 부리기도 한다. 그를 치료하던 레비는 그에게 연민을 느끼고 둘은 관계를 가지게 된다. 하지만 동료 의사가 환자와 관계를 갖는 것은 레비의 경력에 위험이 된다고 말하고는 다른 병원으로 이송시킨다. 존스는 완성된 건물에서 다시 공중묘기를 하려하고, 레비는 뒤늦게 자신이 그를 사랑하고 있음을 발견하고 의사직을 포기한 채 존스를 찾아 나선다.

■ 처음 만나는 자유: 2000년

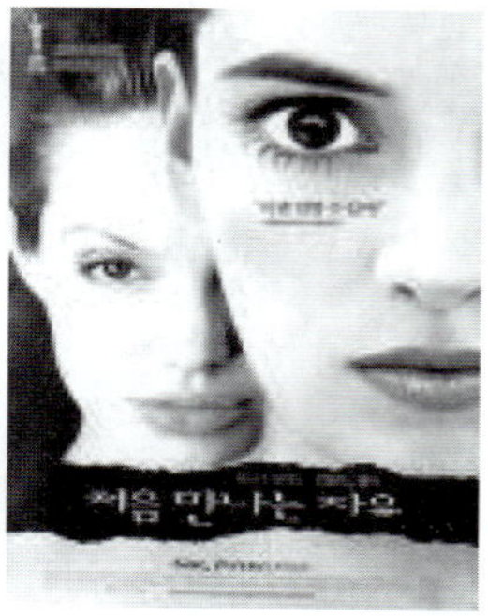

18살인 수잔나 케이슨(위노나 라이더)은 사회와의 괴리를 느끼고 우울증과 불면증에 시달린다. 어느날 두통 때문에 다량의 수면제를 복용한 그녀는 '자살 미수'로 판정되고 정신병원에 감금된다. 그곳에서 마약과 헤로인 복용으로 끊임없는 방황을 거듭하고 탈출의 귀재 리사(안젤리나 졸리)를 만나고 그밖에 그녀보다 훨씬 심각한 정신 상태에 놓인 소녀들을 만난다. 마음속에 자기만의 비밀을 품고 있으면서 누구의 말에도 귀 기울이지 않는 수잔나와 리사는 차츰차츰 가까워지고 조금씩 자신의 모습을 드러낸다.

글상자 12-2

❖ 통계로 보는 우울증과 양극성장애

표 12-3 의료기관 이용 현황 (단위: 명)

구분	2006년	2007년	2008년	2009년	2010년	2011년	2014년	2017년	2019년	2021년	2023년
합계	565,545	603,226	596,160	620,369	644,160	667,728	717,234	810,365	962,882	1,114,697	1,259,485
0세	3	3	237	95	0	145	1	2	0	0	2
1 ~ 9세	5,329	3,752	2,193	1,775	1,482	1,220	885	1,062	1,653	1,910	2,621
10 ~ 19세	27,183	29,894	26,221	28,622	28,445	28,558	25,014	24,711	47,478	57,019	75,239
20 ~ 29세	57,597	62,003	57,789	57,867	58,921	59,893	61,703	92,099	141,410	200,617	222,065
30 ~ 39세	89,355	92,072	84,043	83,348	83,922	83,267	84,334	97,069	122,176	158,975	202,802
40 ~ 49세	113,252	116,002	110,698	109,398	107,436	106,373	107,681	115,501	131,434	150,247	182,877
50 ~ 59세	104,453	112,928	115,502	121,928	130,235	138,706	143,782	141,454	148,999	150,362	162,457
60 ~ 64세	45,231	46,395	48,658	51,895	55,554	57,428	63,044	75,731	85,798	90,870	89,018
65 ~ 69세	47,800	53,619	54,797	56,346	57,331	57,837	62,078	67,661	71,584	84,097	89,885
70 ~ 74세	38,145	43,061	47,103	52,281	55,674	59,925	66,285	63,689	69,006	72,194	72,837
75세 이상	37,203	43,497	48,919	56,814	65,160	74,376	102,427	131,386	143,344	148,406	159,582

출처: 국민건강보험, 건강보험심사평가원(2022). 2021 건강보험통계연보.

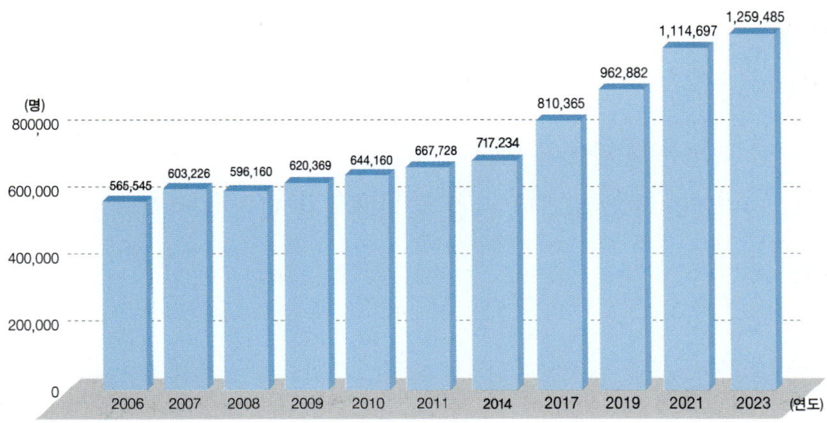

그림 12-3 의료기관 이용 현황

우리는 누구나 기분의 변화를 경험한다. 자신이 원하는 일이 이루어졌을 경우 즐겁고 신바람이 날 때가 있으며, 반대로 실패와 좌절을 경험할 경우 기분이 침체되고 불행감을 경험하게 된다. 이처럼 기분이 지나치게 가라앉거나 반대로 고양된 기분 상태가 지속되어 현재 생활의 적응에 심각한 어려움을 겪게 되는 경우를 우울증과 양극성 장애로 구분할 수 있다.

1) 우울증(Depression)

먼저 표 12-4 의 자가평가 우울척도(Zung)를 통해 자신의 우울 정도를 파악해 보자. 자가평가 우울척도 상에서 자신의 우울 정도는 어느 정도인가? 정상인가, 아니면 전문가의 도움을 받을 정도로 매우 심각한 상태인가? 그리고 당신은 살아오면서 일을 하기 싫고, 몸조차 움직이기 싫은 우울감을 경험한 적이 있는가?라고 누군가 질문을 한다면 전혀 없다고 대답하는 사람은 아무도 없을 것이다.

연구에 의하면 우울증은 남성의 5~12%, 여성의 10~25%가 평생 한 번은 경험한다고 보고하고 있다. 우리는 일상생활에서 누구나 우울감, 좌절감 등을 느끼며 살아간다. 그러나 이런 감정을 느낀다고 우울증은 아니다. 이런 감정들은 대개 그 정도가 심하지 않고 짧은 기간 동안에만 지속되기 때문이다. 그러나 우울한 기분, 비관적인 생각, 불면증, 식욕감퇴 등의 현상이 수주에서 2주 연속으로 지속되면 우울증으로 간주한다.

우울증이란 용어는 진단명이 아니라 우울증상을 의미한다. 따라서 DSM-5에서의 우울증 진단기준 표 12-5 과 우울증 환자에게서 나타나는 특징은 다음과 같다 그림 12-4 .

표 12-4 자가평가 우울척도

◈ 아래의 항목들은 흔히 일상생활에서 느낄 수 있는 경험들을 열거한 것입니다. 각 항목을 주의 깊게 읽고 요즈음(오늘을 포함해서 지난 2주 동안) 당신이 경험한 정도를 아래와 같이 그 정도에 따라 적당한 숫자에 ∨표 해 주십시오.

번호	문 항	아니다 (1)	가끔 그렇다 (2)	자주 그렇다 (3)	항상 그렇다 (4)
1	나는 매사에 의욕이 없고 우울하거나 슬플 때가 있다	1	2	3	4
2	나는 하루 중 기분이 가장 좋은 때는 아침이다	4	3	2	1
3	나는 갑자기 얼마동안 울음을 터뜨리거나 울고 싶을 때가 있다	1	2	3	4
4	나는 밤에 잠을 설칠 때가 있다	1	2	3	4
5	나는 전과 같이 밥맛이 있다(식욕이 좋다)	4	3	2	1
6	나는 매력적인 여성(남성)을 보거나, 앉아서 얘기하는 것이 좋다	4	3	2	1
7	나는 요즈음 체중이 줄었다	1	2	3	4
8	나는 변비 때문에 고생한다	1	2	3	4
9	나는 요즈음 가슴이 두근거린다	1	2	3	4
10	나는 별 이유 없이 잘 피로하다	1	2	3	4
11	내 머리는 한결 같이 맑다	4	3	2	1
12	나는 전처럼 어려움 없이 일을 해낸다	4	3	2	1
13	나는 안절부절못해서 진정할 수가 없다	1	2	3	4
14	나의 장래는 희망적이라고 생각한다	4	3	2	1
15	나는 전보다도 더 안절부절못한다	1	2	3	4
16	나는 결단력이 있다고 생각한다	4	3	2	1
17	나는 사회에 유용하고 필요한 사람이라고 생각한다	4	3	2	1
18	내 인생은 즐겁다	4	3	2	1
19	내가 죽어야 다른 사람들 특히 가족들이 편할 것 같다	1	2	3	4
20	나는 전과 다름없이 일하는 것이 즐겁다	4	3	2	1

- 39점 이하 : 평균
- 40~49점 : 경한 우울
- 50~59점 : 중등 우울(심리치료 요망)
- 60점 이상 : 심한 우울(심리치료 요망)

표 12-5 DSM-5의 주요우울장애 진단기준

A. 다음의 증상 가운데 5가지(또는 그 이상)의 증상이 2주 연속으로 지속되며 이전의 기능 상태와 비교할 때 변화를 보이는 경우, 증상 가운데 적어도 하나는 (1)우울 기분이거나 (2)흥미나 즐거움의 상실이어야 한다.

주의점 : 명백한 다른 의학적 상태로 인한 증상은 포함되지 않아야 한다.

(1) 하루 중 대부분 그리고 거의 매일 지속되는 우울 기분에 대해 주관적으로 보고(예: 슬픔, 공허감 또는 절망감)하거나 객관적으로 관찰됨(예: 눈물흘림)(주의점: 아동 · 청소년의 경우는 과민한기분으로 나타나기도함)

(2) 거의 매일, 하루 중 대부분, 거의 또는 모든 일상 활동에 대해 흥미나 즐거움이 뚜렷하게 저하됨

(3) 체중 조절을 하고 있지 않은 상태에서 의미 있는 체중의 감소(예: 1개월 동안 5% 이상의 체중 변화)나 체중의 증가, 거의 매일 나타나는 식욕의 감소나 증가가 있음(주의점: 아동에서는 체중 증가가 기대치에 미달되는 경우)

(4) 거의 매일 나타나는 불면이나 과다 수면

(5) 거의 매일 나타나는 정신운동 초조나 지연(객관적으로 관찰 가능함, 단지 주관적인 좌불안석 또는 처지는 느낌뿐만이 아님)

(6) 거의 매일 나타나는 피로나 활력의 상실

(7) 거의 매일 무가치감 또는 과도하거나 부적절한 죄책감(망상적일 수도 있는)을 느낌(단순히 병이 있다는데 대한 자책이나 죄책감이 아님)

(8) 거의 매일 나타나는 사고력이나 집중력의 감소 또는 우유부단함(주관적인 호소나 객관적인 관찰 가능함)

(9) 반복적인 죽음에 대한 생각(단지 죽음에 대한 두려움이 아닌), 구체적인 계획 없이 반복되는 자살 사고, 또는 자살 시도나 자살 수행에 대한 구체적인 계획

B. 증상이 사회적, 직업적, 또는 다른 중요한 기능 영역에서 임상적으로 현저한 고통이나 손상을 초래한다.

C. 삽화가 물질의 생리적 효과나 다른 의학적 상태로 인한 것이 아니다.

주의점 : 진단기준 A부터 C까지는 주요우울 삽화를 구성하고 있다.

주의점 : 중요한 상실(예: 사별, 재정적 파탄, 자연재해로 인한 상실, 심각한 질병이나 장애)에 대한 반응으로 진단기준 A에 기술된 극도의 슬픔, 상실에 대한 반추, 불면, 식욕 저하, 그리고 체중의 감소가 나타날 수 있고 이는 우울 삽화와 유사하다. 비록 그러한 증상이 이해될 만하고 상실에 대해 적절하다고 판단된다 할지라도 정상적인 상실 반응 동안에 주요우울 삽화가 존재한다면 이는 주의 깊게 다루어져야 한다. 이러한 결정을 하기 위해서는 개인의 과거력과 상실의 고통을 표현하는 각 문화적 특징을 근거로 임상적인 판단이 필요하다.

D. 주요우울 삽화가 조현정동장애, 조현병, 조현양상장애, 망상장애, 달리 명시된, 또는 명시되지 않는 조현병 스펙트럼 및 기타 정신병적 장애로 더 잘 설명되지 않는다.

E. 조증 삽화 혹은 경조증 삽화가 존재한 적이 없다.

출처: 권준수 외(2015). 정신질환의 진단 및 통계편람. 학지사. p.169.

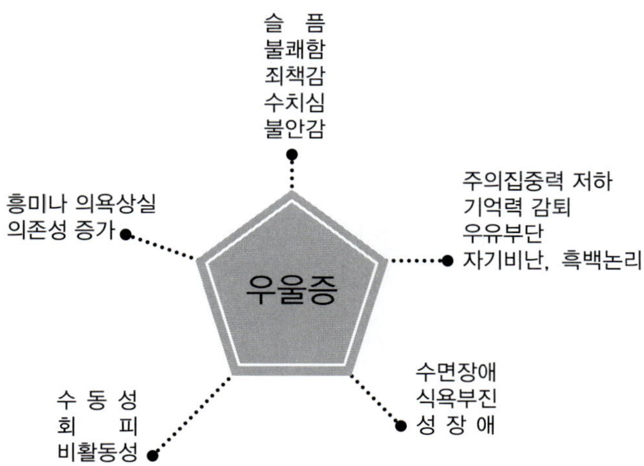

그림 12-4 우울증 환자에게 나타나는 특성

이런 우울증 특징은 정서적 증상, 인지적 증상, 행동적 증상, 신체 증상으로 세분화할 수 있다.

(1) 정서 증상

우울한 기분은 우울증의 기본 증상이며, 광범위한 영역에 걸쳐 관심과 즐거움을 상실한다. 그러므로 환자들은 우울하다, 희망이 없다, 기운이 없다, 무가치하다고 느낀다. 이러한 기분은 아침에 심하고, 저녁에는 조금 나아진다. 아동이나 노인은 짜증, 신경질, 화내기 등으로 표현되기도 한다.

(2) 사고 증상

우울증을 가진 사람들은 자신이나 세상에 대해 부정적인 생각을 가지고 있다. 즉, 자존감이 낮고 자기비하가 심하다. 매사를 비관적으로 생각하며, 일이 잘못되면 자기탓을 하고 불필요한 죄책감을 느낀다. 사고의 흐름에 문제가 있어 낮은 목소리로 질문에 답하거나, 늦게 하거나 짧게 대답을 한다.

(3) 행동 증상

흥미나 즐거움의 상실뿐 아니라 생활 전반에 걸쳐 무엇이든 시작하는 것이 어렵다. 가족, 친구들과의 관계를 멀리할 뿐 아니라 에너지 저하로 하던 업무를 마치지 못하고, 학교생활이나 직장생활을 제대로 하지 못한다. 또한 타인의 칭찬이나 보상에도 관심이 없어지고 자살에 대한 생각을 많이 하고 자살을 시도하게 된다.

(4) 신체 증상

잠을 자는 동안 자주 깨어, 밤새도록 자신의 문제에 대해 생각한다. 그로 인해 수면장애를 호소하게 된다. 식욕이나 체중 감소를 호소하는 경우가 많고, 때로는 식욕, 체중, 수면 증가를 호소하는 경우도 있다. 여자에게는 월경불순이나 성욕 감퇴가 나타나며 남자에게는 성불능이 나타나는 경우도 있다.

(5) 인지 증상

지남력의 이상은 없으나 질문에 대답할 기운이 없거나 흥미가 없다. 또한 집중력 저하와 건망증을 호소한다.

(6) 소아, 청소년 우울증 증상

학교공포증, 부모에 대한 지나친 집착 등이 소아 우울증의 증상일 경우가 있다. 이들은 자신의 우울증을 학업능력 저하, 물질남용, 무단결석, 가출 등으로 나타내기도 한다.

(7) 노년기 우울증 증상

노년기 우울증은 낮은 사회경제적 위치, 배우자 상실, 신체질환 및 사회적 고립과 상관이 높다. 그러나 노년기 우울증에 대한 치료는 희박한데, 그 이유는 일반적으로 성인들보다 신체증상을 더 호소하기 때문이다.

2) 양극성장애(Bipolar Disorders)

양극성장애는 우울한 기분 상태와 고양된 기분 상태가 교차되어 나타나는 경우를 말한다. 즉, 조증과 우울증이 번갈아 나타날 때 이를 양극성장애라고 하며, 조울증(Manic-depressive illness)이라고도 한다. 기분과 활동 수준 장애의 삽화가 최소한 2회 이상 반복되는 경우로 어떤 삽화는 기분의 고양과 활력 및 활동의 증가(조증 상태)를 나타내고, 어떤 삽화는 기분의 저조와 활력 및 활동의 감소(우울증 상태)가 나타나기도 한다. 조증 상태에서 정상 상태가 되었다가 우울증 상태로 전환되기도 하며, 조증 상태에서 우울증 상태로 바로 전환되기도 한다. 드물게는 조증과 우울증이 혼합되어 나타나기도 한다. DSM-5에서의 조증 삽화와 경조증 삽화의 특징은 표 12-6 과 같다 (우울 상태에 대해서는 우울증 참조).

표 12-6 DSM-5의 조증 삽화와 경조증 삽화의 특징

1. 자존감의 증가 또는 과대함
2. 수면에 대한 욕구감소(예: 단 3시간의 수면으로도 충분하다고 느낌)
3. 평소보다 말이 많아지거나 끊기 어려울 정도로 계속 말을 함
4. 사고의 비약 또는 사고가 질주하듯 빠른 속도로 꼬리를 무는 듯한 주관적인 경험
5. 주관적으로 보고하거나 객관적으로 관찰되는 주의산만(예: 중요하지 않거나 관계없는 외적 자극에 너무 쉽게 주의가 분산됨)
6. 목표 지향적 활동(직장이나 학교에서의 사회적 활동 또는 성적 활동) 또는 정신운동 초조(예: 목적이나 목표없이 부산하게 움직임)
7. 고통스러운 결과를 초래할 가능성이 높은 활동에의 지나친 몰두(예: 과도한 쇼핑 등 과소비, 무분별한 성행위, 어리석은 사업 투자 등)

출처: 권준수 외(2015). 정신질환의 진단 및 통계편람. 학지사. p.132.

(1) 조증의 특징

조증 증상의 일반적인 양상은 우울증에서 나타내는 증상과 정반대이다. 구체적으로 들뜨고 과대적이고 또는 과민하고 흥분하기 쉽다. 자신의 들뜬 기분이 방해받을 때는 쉽게 화를 내고 짜증을 내는 경우가 많다. 조증을 가진 사람들은 지나치게 술을 과음하는 경우가 많고, 억제력의 상실로 인해 지나치게 전화를 사용하거나 어떤 경우에는 상대방의 입장을 전혀 고려하지 않고, 늦은 시간이나, 새벽에 전화를 하기도 한다. 도박판에 병적인 정도로 몰두하거나 공공 장소에서 옷을 벗기도 한다.

조증을 가진 사람이 종교적, 정치적, 성적 또는 피해적 사고에 몰두하여 망상에 빠지기도 하며, 드물게는 퇴행하여 대소변을 가지고 장난을 하는 경우도 종종 있다.

조증보다 가벼운 형태를 경조증이라고 한다. 경조증은 사회적, 직업적 기능 면에서 심한 손상을 보이지는 않지만 생활 기능 면에서 증상이 없었을 때는 보이지 않았던 명확한 변화를 보인다.

(2) 양극성장애의 유형

양극성장애는 제I형 양극성장애, 제II형 양극성장애 및 순환성장애로 구분된다.

① 제 I 형 양극성장애

제I형 양극성장애이란 '심한 조증 상태'와 '심한 우울증 상태'가 번갈아 나타나는 경우이다. 흔히 조증 상태에서 과대망상이 나타나며, 다른 정신병 증상들을 보일 수도 있다. 발병 초기에는 2년에 한 번 정도 조증과 우울증이 나타나지만, 치료를 소홀히 할 경우 발병의 빈도가 잦아진다. 약물치료를 꾸준히 받아야 하며, 종종 사회복귀를 위한 재활치료가 필요하다.

② 제 II 형 양극성장애

제II형 양극성장애이란 '가벼운 조증 상태'와 '심한 우울증 상태'가 번갈아 나타나는 경우이다. 가벼운 조증 상태를 경조증이라 한다. 경조증 상태에서는 정력적이고 장시간 일을 해도 지치지 않고 잠도 적게 잔다. 그렇다고 판단력이 떨어지거나, 직장생활이나 사회생활에서 큰 문제를 일으키지도 않는다. 하지만 우울 상태는 정도가 심각해서 사회생활을 못한다.

③ 순환성장애

순환성장애란 '가벼운 조증 상태'와 '가벼운 우울증 상태'가 번갈아 나타나는 경우이다. 순환성장애는 은근히 오랫동안 지속되는데, 심한 경우 평생동안 지속되는 경우도 있다.

3) 양극성장애의 치료

우울증에 대한 치료에는 약물치료와 인지치료가 효과적이라고 알려져 있다. 우울증을 치료하는 대표적인 약물로는 삼환계 항우울제, MAO 억제제, 세로토닌 재흡수

억제제이다. 인지치료에서는 우울한 내담자의 사고내용을 정밀하게 탐색하여 인지적 왜곡을 찾아내어 교정함으로써 보다 더 현실적이고 긍정적인 사고와 신념을 지니도록 유도한다. 인지치료가 우울증을 가진 내담자의 심리치료에 매우 긍정적이라는 연구결과들이 많이 발표되었다.

양극성장애를 치료하는 대표적인 방법은 Lithium과 같은 항조증 약물을 사용하는 약물치료이다. 특히 조증 상태로 인해 자신과 타인에게 커다란 피해를 줄 가능성이 있는 제I형 양극성장애는 입원치료와 약물치료가 우선적으로 고려되어야 한다. 양극성장애는 재발의 가능성이 높기 때문에 지속적인 약물치료와 더불어 증상관리 및 스트레스를 관리하는 능력을 향상시킬 수 있는 교육 프로그램 등이 제공되어야 한다.

3. 알코올성 관련 장애(Alcohol related Disorder)

사례

J씨는 40대 중반의 남성이다. 그는 20대부터 술을 마시기 시작하였으며, 술자리가 그에게는 좋은 사람들을 만날 수 있는 장소라고 생각하면서 즐기는 편이었다. 결혼 후에도 거의 매일 술을 마셨으며, 특히 직장에서 일이 풀리지 않고 스트레스가 많은 날은 마시는 술의 양이 많아졌다. 그 이후 이제는 저녁에 술을 마시지 않으면 불안하고 초조하여 잠을 쉽게 들 수 없었고, 술을 마시면 이러한 불안감이 감소되는 것처럼 생각되었다. 매일 술을 마신 탓에 J씨는 아침에 술이 덜 깬 상태에서 출근을 하는 날이 많아졌으며, 회사에 가서도 퇴근시간만 기다리다 퇴근 후 바로 술집으로 가서 술을 마셨다. 그러다 술로 인해 출근도 하지 않고 아침부터 술집에서 술을 마시는 행동을 보이다가 회사로부터 권고사직을 받았다. 이런 모습에 화가 난 부인이 화를 내면서 잔소리를 하자 부인을 구타하는 일까지 발생되었다. 다음날 후회가 되어 부인에게 다시는 술을 마시지 않겠다고 각서까지 작성하였지만 며칠이 지나지 않아 술을 마시고 그런 모습을 나무라는 가족들에게 폭행을 하는 일이 반복되었다.

영화로 이해하는 알코올 장애

■ 당신이 잠든 사이에: 2008년

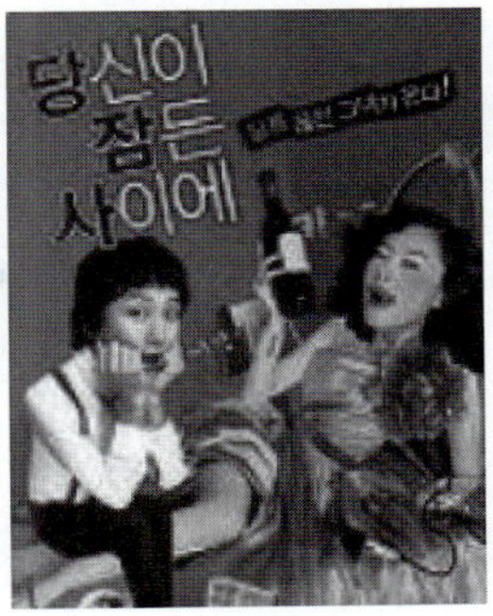

당신이 잠든 사이에는 술만 마시면 필름이 끊겨 사고 치고, 직장에서도, 연애에서도 아웃 당할 위기에 빠진 유진과 그녀의 뒷수습만 10년째인 만만한 흑기사 같은 남자 철진의 이야기를 그린 취중 코미디이다.

■ 라스베가스를 떠나며: 1996년

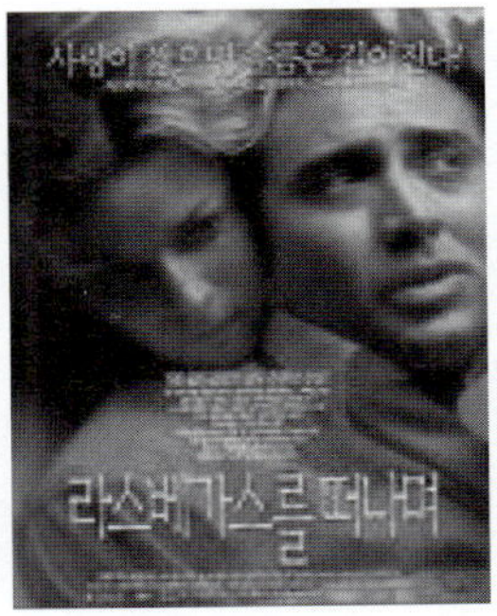

가족을 모두 잃어버린 알코올중독자 벤은 아무런 간섭없이 술을 마시다 죽기 위해 라스베가스로 간다. 그러던 중 길에서 창녀 세라와 만나 서로의 상처를 어루만지며 사랑을 키워간다. 하지만 폭음을 일삼는 벤에게 결국 죽음은 점점 가까워오고, 사랑하는 사람의 죽음을 그냥 두고만 볼 수 없었던 세라는 그를 막으려고 한다. 벤은 그녀가 자신에게 너무 헌신하는 것이 가슴 아파 일부러 못된 짓을 일삼는다.

■ 남자가 사랑할 때: 1994년

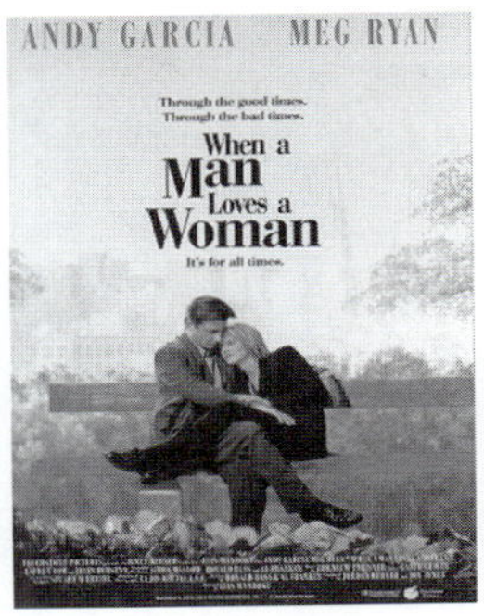

파일럿 남편을 둔 남부러울 것 없는 여인 앨리스. 그러나 오랫동안 집을 비워야 하는 남편의 직업 때문에 혼자 있게 되는 시간이 많아지면서 외로움을 술로 달래기 시작한다. 급기야 조금씩 마시던 술로 인해 앨리스는 알코올중독이 되고 만다. 그 후 가정은 엉망이 되고, 부부 사이도 멀어진다. 그러던 중 알코올중독자 가정 모임에서 앨리스와 남편은 터놓고 이야기를 하며 서로의 진실을 알게 된다.

글상자 12-3

❖ 통계로 보는 알코올사용에 의한 정신 및 행동장애

표 12-7 의료기관 이용 현황 (단위: 명)

구분	2006년	2007년	2008년	2009년	2010년	2011년	2014년	2017년	2019년	2021년	2023년
합계	55,520	60,771	63,724	68,820	70,335	72,857	76,338	74,625	74,908	61,983	66,157
0세	3	4	12	12	2	5	2	2	3	0	1
1 ~ 9세	21	12	13	12	19	15	2	14	3	3	6
10 ~ 19세	477	619	671	768	918	1,058	1,291	1,705	1,833	683	123
20 ~ 29세	3,399	3,754	3,758	4,016	4,160	4,064	4,624	5,804	6,766	5,200	5,720
30 ~ 39세	9,287	10,136	9,995	10,425	10,098	9,758	9,260	9,199	9,344	8,165	8,498
40 ~ 49세	16,953	18,126	18,399	19,769	19,037	19,005	18,193	16,040	15,073	12,890	13,780
50 ~ 59세	13,604	14,982	16,615	18,324	19,633	21,300	22,867	20,135	19,462	15,374	15,912
60 ~ 64세	4,749	4,951	5,375	5,816	6,244	6,622	7,515	8,372	8,802	7,546	7,574
65 ~ 69세	3,687	4,343	4,593	4,820	4,713	4,996	5,192	5,537	5,624	5,188	5,780
70 ~ 74세	2,062	2,325	2,576	2,951	3,227	3,535	4,098	3,727	3,737	3,372	3,382
75세 이상	1,278	1,519	1,717	1,907	2,284	2,499	3,291	4,090	4,258	3,552	3,766

출처: 국민건강보험, 건강보험심사평가원(2022). 2021 건강보험통계연보.

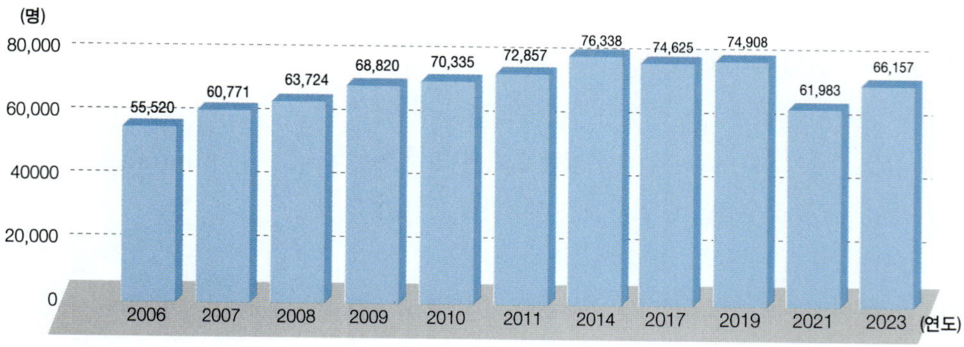

그림 12-5 의료기관 이용 현황

우리나라 문화는 다른 문화에 비해 술에 대해 관대하고, 알코올 문제를 심각하게 생각하지 않는 경향이 있다. 그러나 실제로 우리나라의 음주문제는 상당히 심각한 수준에 있다. 조사결과에 의하면 한국 성인의 대부분은 음주자이고, 폭음률은 미국의 자료와 비교해 볼 때 3배 이상으로 나타나고 있다. 또한 우리나라 성인의 32.2%가 음주와 관련하여 개인적 · 심리적 · 사회적 문제를 경험하고 있는 것으로 나타났으며, 성인 중 4.2%가 알코올 중독자로 선별되어, 약 139만 명이 알코올 중독자인 것으로 추정되고 있다(보건복지부, 2018).

술은 우리의 신체뿐만 아니라 심리적, 사회적 영향을 미치게 되는데, 그 중에서 술이 우리 인체에 미치는 영향은 표 12-8 과 같다.

표 12-8 술이 인체에 미치는 영향

1. 지방간, 간염, 간경화, 간암, 췌장염, 췌장암을 일으킨다.
2. 식도정맥류, 위염, 위궤양, 위출혈을 일으킨다.
3. 영양분의 흡수를 방해하고 비타민을 파괴하여 영양실조가 된다.
4. 오래 마시면 기억장애, 지능의 퇴보, 성격장애, 알코올 중독을 일으킨다.
5. 술에 취한 상태에서는 사고가 발생할 확률이 높다.

특히 알코올은 청소년에게 신체 및 정신에 부담을 줄 뿐만 아니라 과도하게 마시면 태아 출생 시 기능 저하, 또는 과운동, 발한, 떨림, 얼굴과 사지에 경련 등과 같은 이상을 초래한다.

알코올 중독은 그가 속한 사회가 인정하는 수준을 넘는 술을 마시고, 그 때문에 건강과 대인관계에 장애가 있는 만성행동장애로 볼 수 있다.

글상자 12-4

❖ 알코올과 임신

알코올에 대한 신체 반응에서 여성은 남성보다 혈중농도가 훨씬 높다. 이는 남성에 비해 여성은 체내 수분함량이 낮아 희석시키는 농도가 느리기 때문이다. 여성의 만성 음주는 각종 비타민과 무기질의 결핍 이외에도 단백질 부족과 술 자체의 독성 때문에 난소 기능이 감소되어 무월경과 불임증이 올 수 있고, 일단 임신 후에도 자연유산이 되기 쉽다. 임신부가 섭취한 알코올은 조직과 체내에 균등히 분포되므로 태반을 자유로이 통과하고 태아 혈액에도 순환하게 되어 태아의 발육장애, 성장지연, 구순열, 안면형성기형, 지적장애 등을 일으키며 심하면 유산을 야기시킨다.

알코올 관련 장애(alcohol related disorders)는 알코올 사용으로 인해 발생되는 다양한 심리적 장애를 말하며, 크게 알코올 사용장애와 알코올 유도성 장애로 분류된다. 알코올 사용장애는 알코올 의존과 남용으로 나누어지며, 알코올 유도성 장애에는 알코올 중독, 알코올 금단, 그리고 다양한 알코올 유도성 장애들이 포함된다.

알코올 중독은 물질관련 및 중독장애에 속한다. 물질(substance)이란 뇌에 영향을 주어 의식이나 마음을 변화시키는 것이다. 알코올 중독 또는 알코올리즘이란 일반사회에서 허용되는 영양적 또는 사회적 용도 이상의 술을 계속 마심으로써 신체적, 정신적 및 사회적 기능을 해치는 만성적 행동장애이다. 미국의학협회(American Medical Association)는 알코올리즘을 "지속적이고 과다한 음주와 직접적으로 관련된 상당한 기능장애가 특징적으로 나타나는 질병으로, 기능장애란 생리적, 심리적 및 사회적 기능장애를 말한다. 즉, 알코올리즘은 전형적으로 환자의 정신기능, 신체적 건강, 환경에의 적응에 장애를 가져오는 약물의존의 한 형태"로 정의하고 있다. 그리고 세계보건기구(WHO)에서는 알코올리즘을 지속적, 주기적으로 술을 마시려는 강박행동으로 보고 있다.

알코올 중독의 증상은 다양하여 일정하게 말하기가 어렵다. 초기에는 증상을 잘 인지하지 못하고, 본인도 부인한다. 그러나 직장 동료와 가족들은 과음을 잘 인지한다. 환자는 점진적으로 직업능률의 저하, 일상생활 습관의 변화, 생산성 감퇴, 지각이나 무단결석, 기분 변동이 심하고, 성격 변화 등을 나타내기 시작한다. 점차적으로 얼굴에 붉은 반점, 딸기코, 에스트로겐(estrogen)의 증가로 인해 손바닥이 붉어지는 등 신체적 변화가 일어난다. 심해지면 지방간이 되어 간이 커지고, 빈번히 감염 증세가 나타나고, 기억상실이 나타나며, 자주 사고를 당하거나 몸에 상처를 입고, 교통사고를 일으키거나, 법정 문제까지 발생하게 된다. 여기서 더 진행되면 간기능 장애가 악화되어 황달과 복수가 나타나는데, 이쯤 되면 대개 실직을 하거나 가정이 파탄하게 된다. DSM-5에서의 알코올 중독의 자기진단표와 진단기준은 다음과 같다 표 12-9, 표 12-10.

알코올 중독의 필수 증상은 알코올 섭취 동안 또는 그 직후에 임상적으로 심각한 부적응적 행동 변화나 심리적 변화가 발생해야 한다는 것이다. 이런 변화에 따라 불투명한 말투, 운동조정장애, 불안정한 보행, 안구진탕, 집중력 및 기억력 손상, 혼미 또는 혼수를 보이며, 이런 증상들이 의학적 상태로 인한 것이 아니라 술로 인한 것이어야 한다. 알코올 장애는 크게 알코올 남용과 알코올 의존으로 구분된다.

표 12-9 알콜올문제 자기진단법(AUDIT)

번호	문항	0점	1점	2점	3점	4점
1	얼마나 술을 자주 마십니까?	전 혀 안마심 ( )	월1회 미만 ( )	월 2~4회 ( )	주 2~3회 ( )	주4회 ( )
2	술을 마시면 한 번에 몇 잔 정도 마십니까?	전 혀 안마심 ( )	소주 1~2잔 ( )	소주 3~4잔 ( )	소주 5~6잔 ( )	소주 7~9잔 ( )
3	한번에 소주 한 병 또는 맥주 4병 이상 마시는 경우는 얼마나 자주 있습니까?	없음 ( )	월1회 미만 ( )	월 1회 ( )	주 1회 ( )	거의 매일 ( )
4	지난 일년간 한 번 술을 마시기 시작하면 멈출 수 없었던 때가 얼마나 자주 있었습니까?	없음 ( )	월1회 미만 ( )	월 1회 ( )	주 1회 ( )	거의 매일 ( )
5	지난 일년간 평소 같으면 할 수 있던 일을 음주 때문에 실패한 적이 얼마나 자주 있었습니까?	없음 ( )	월1회 미만 ( )	월 1회 ( )	주 1회 ( )	거의 매일 ( )
6	지난 일년간 술을 마신 다음날 일어나기 위해 해장술이 필요했던 적은 얼마나 자주 있었습니까?	없음 ( )	월1회 미만 ( )	월 1회 ( )	주 1회 ( )	거의 매일 ( )
7	지난 일년간 음주 후에 죄책감 든 적이 얼마나 자주 있었습니까?	없음 ( )	월1회 미만 ( )	월 1회 ( )	주 1회 ( )	거의 매일 ( )
8	지난 일년간 음주 때문에 전날 밤에 있었던 일이 기억나지 않았던 적이 얼마나 자주 있었습니까?	없음 ( )	월1회 미만 ( )	월 1회 ( )	주 1회 ( )	거의 매일 ( )
9	음주로 인해 자신이나 다른 사람이 다친 적이 있었습니까?	없음 ( )	-	있지만 지난일년간에는 없었다 ( )	-	지난 일년간 있었다 ( )

10	친척이나 친구, 의사가 당신이 술마시는 것을 걱정하거나 당신에게 술끊기를 권유한 적이 있었습니까?	없음 ( )	-	있지만 지난일년간에는 없었다 ( )	-	지난 일년간 있었다 ( )

● 문항의 구성

1~3번 : 음주소비 및 형태 – 점수의 합이 4점 이상 – 위험음주로 분류

4~6번 : 의존증상 – 점수의 합이 4점 이상 – 알코올 의존이 있거나 발병되고 있음

7~10번 : 생활 상의 문제 – 점수의 합이 4점 이상 – 고위험 혹은 해로운 음주로 규정

● 점수별 평가 (총점)

0~11점 : 정상음주자

12~14점 : 상습적인 과음주로 주의를 요망

15~25점 : 문제음주 혹은 잠재적인 알코올 중독 환자로 판단됨

26점 이상 : 알코올 중독 환자로 판단됨

표 12-10 DSM-5의 알코올 중독 진단기준

A. 최근의 알코올 섭취가 있다.

B. 알코올을 섭취하는 동안, 또는 그 직후에 임상적으로 심각한 문제적 행동 변화 및 심리적 변화가 발생한다(예: 부적절한 성적 또는 공격적 행동, 기분 가변성, 판단력 손상).

C. 알코올을 사용하는 동안 또는 그 직후에 다음 징후 혹은 증상 중 한 가지(혹은 그 이상)가 나타난다.

(1) 불분명한 언어

(2) 운동 실조

(3) 불안정한 보행

(4) 안구진탕

(5) 집중력 또는 기억력 손상

(6) 혼미 또는 혼수

D. 징후 및 증상은 다른 의학적 상태로 인한 것이 아니며, 다른 물질 중독을 포함한 다른 정신질환으로 더 잘 설명되지 않는다.

출처: 권준수 외(2015). 정신질환의 진단 및 통계편람. 학지사. p.544.

1) 알코올 남용

알코올 남용이란 급성 중독이나 음주 후의 영향 때문에 학교나 직장 또는 가정에서 학업과 직무 수행에 장애를 경험하게 되고, 자녀 양육이나 가사를 태만히 하게 된다. 음주 때문에 흔히 결석을 하거나 결근을 한다. 지속적인 알코올 섭취가 그들에게 심각한 사회적 문제나 대인관계 문제를 발생시키고 있음을 알면서도 계속 술을 마시게 된다. 이들은 술이 깬 다음 후회를 하지만 이러한 행동을 반복하는 것이 특징이다.

2) 알코올 의존

알코올 의존은 술 섭취와 연관해서 내성, 금단, 강박적인 행동이 동반되는 경우를 말한다. 알코올 금단 증상은 계속 먹어 오던 술을 끊은 뒤 몇 시간 혹은 며칠 이내에 손떨림이 증가하거나, 불면증, 오심과 구토, 일시적인 환각, 불안 등으로 사회적, 직업적인 기능을 제대로 유지할 수 없는 경우를 말한다. 알코올 금단 증상이 불쾌하고 강렬하기 때문에 알코올 의존 상태에 있는 사람은 알코올이 신체와 정신에 대하여 나쁜 영향을 미침에도 불구하고 흔히 이런 금단 증상을 피하거나 해소하기 위해 계속 술을 마시게 된다.

3) 알코올 중독의 치료

알코올 중독은 중독자가 치료를 원하지 않으면 도움을 줄 수 없다. 알코올 중독의 치료 원칙은 첫째, 환자가 술에 대해 무기력하다는 사실을 인식하게 하고 둘째, 중독에 대한 지식을 제공하며 셋째, 완전한 단주를 유지하도록 자신을 관리하는 능력과 기술을 갖출 수 있게 환자를 도와주는 것이다.

알코올 중독의 치료에서 일단 술과 격리하고 해독을 하는 것이 무엇보다 중요하다. 술을 끊으면 심각한 금단 증상이 생길 수 있기 때문에 대개 입원치료 상황에서 치료를 하는 것이 안전하다. 또한 중독자는 대부분 영양결핍이 동반되므로 적절한 영양공급을 해주어야 하고 금단 증상을 줄이기 위해 정신과적 약물치료도 병행해야 한다.

입원치료와 약물치료에 더하여 다양한 치료 프로그램이 제공되어야 한다. 먼저 환자를 정신과적으로 면밀히 평가한 후 치료계획을 수립하고, 개인면담, 교육, 집단치료, 인지행동치료, 환경치료, 심리극 등의 심리재활치료를 통해 환자 스스로 자신과 알코올 중독에 대해 알고 미래에 대한 계획을 세우도록 하는 것이 중요하다. 이런 치료는 입원 상황에서 끝나는 것이 아니라 퇴원 후에도 재발 방지를 위해 금주모임과 더불어 계속되어야 한다. 환자의 치료에 가족과 주변 사람들의 이해와 치료를 위한 참여가 절대적으로 필요하다. 가족들도 환자로부터 고통받고 길들여져서 적절한 치료적 도움을 받아야 하는 경우가 많다. 따라서 가족교육이나 가족치료에 적극적으로 참여할수록 가족과 환자 모두 도움을 받게 된다.

요약하면 알코올 중독에 대한 치료는 약물치료, 입원치료, 정신사회적 치료가 있으며, 무엇보다 같은 경험을 가진 사람들의 모임인 금주단체에 가입함으로써 실제적인 도움을 얻을 수 있다.

글상자 12-5

❖ 알코올 중독에 대한 사회적 지지와 안전망

● 단주친목(익명의 알코올 중독자들: AA)

알코올 중독자들이 환자 스스로 알코올 문제를 해결하기 위한 자조모임이다. 오랜 역사를 바탕으로 잘 계획된 치료 프로그램을 가지고 있다. 전국적으로 여러 곳에서 모임을 가지고 있다.

● 가족친목(AL-ANON)과 자녀친목(ALATEEN)

알코올 환자 가족들이 서로 돕고 환자 치료에 도움이 되기 위한 자족모임과 자녀들의 모임이다. 즉, 상호 원조를 제공하고 공통적인 문제해결에 도움을 주는 방법을 토론하기 위해 정기적으로 만나는 알코올 중독자 가족들로 구성된 자조조직(self help organization)이다.

4. 성격장애(Personality Disorder)

사례

O양은 현재 사회과학을 전공하고 있는 대학원 석사과정으로 40대 초반이다. 그녀는 매우 냉정하고 무미건조한 여성으로 이성관계에 대한 관심이 없으며, 공부에만 몰두한다. 학문적으로는 매우 유능하여 다수의 논문과 책을 집필하는 등 두각을 나타내고 있지만 지나치게 까다롭고 개인적이어서 친하게 지내는 사람이 없다. 일주일 동안 대학원생들이 모여서 공부를 하고 있는 연구실에 O양이 들어오면 매일 인사를 하였지만 인사를 받아주지 않아 연구실에 있는 사람들이 매우 불편하고 화난 감정을 가지게 되었다. 다음날 화가 난 동료들이 인사를 하지 않자 O양은 "왜 인사를 하지 않느냐? 내가 그렇게 쉽게 보이냐"라고 하면서 따지자 동료들이 매우 난처한 표정을 지었다. O양은 동료들이 자신의 연구내용을 도용하거나 표절할 수 있다는 의심 때문에 논문 파일을 USB에 담아 항상 지니고 다니며, 수업시간에 자신을 비판한 동료에게 그동안 지난날 자기와 밥을 같이 먹지 않았고, 비오는 날 우산이 있는지에 대해 물어보지 않았다고 하면서 심한 욕설을 새벽 12시와 2시에 메일로 보내 괴롭히는 일이 많아졌다. 이와 같은 일로 O양은 여러명의 적을 만들었고 동료들로부터 따돌림을 당하고 있지만 본인은 그런 상황이 불편하지 않는 것처럼 행동을 하고 있다.

영화로 이해하는 성격장애

■ **숨바꼭질: 2013년**

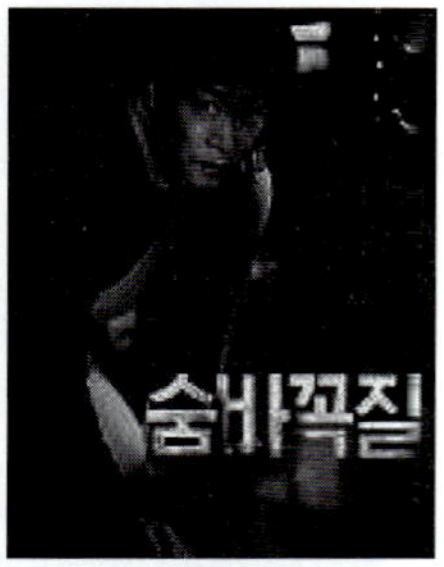

고급 아파트에서 완벽한 가정을 꾸리고 사는 성공한 사업가 '백성수'는 하나뿐인 형 백성철에 대한 비밀과 지독한 결벽증을 가지고 있다. 어느 날 성수는 형의 실종 소식을 듣고 수십 년 만에 찾아간 형의 아파트에서 집집마다 새겨진 이상한 암호와 형을 알고 있는 '주희' 가족을 만난다. "제발 그 사람한테 제 딸 좀 그만 훔쳐보라고 하세요" 어린 딸과 단 둘이 살고 있는 '주희'는 자신의 집을 훔쳐보는 누군가의 존재를 느끼며 두려움에 떨고 있다. 낡은 아파트의 암호를 찬찬히 살펴보던 '성수'는 그것이 그 집에 사는 사람의 성별과 수를 뜻하는 것을 알게 된다. 우리 집게 나 말고 다른 사람이 살고 있다! 형의 아파트를 뒤로 한 채 자신의 안락한 집으로 돌아온 그날, '성수'는 형의 아파트에서 봤던 암호가 자신의 집 초인종 옆에서 새겨진 것을 발견한다. 사라진 형. 숨바꼭질 암호. 서로 다른 두 가족에게 찾아온 충격적 진실. 가족을 지키기 위한 두 가장의 숨가쁜 사투가 시작된다!

성격의 발달은 인생주기에 따라 출생, 성장, 성숙, 노쇠, 사망의 생물학적 단계에 따라 이루어지며 각 발달단계마다 개인의 독특한 주어진 환경과 심리적 적응과정에 따라 매우 다양하고 복잡한 성격의 변화를 초래한다.

개인의 성격은 나이에 따른 특정적 시기에 주어진 위기를 잘 극복해야 다음 단계로 발전하게 되며 그 과업을 수행하지 못하면 발달이 중단되어 고착되거나 퇴행하여 그 결과 감정적, 인지적, 도덕적, 사회적 기능에 병적인 비적응적 행동 또는 정신질환이 나타나게 된다. 이러한 성격 유형은 병적인 것으로 규정되어질 수 있으며 일정하게 분류되어 기술, 명명되어질 수 있다. DSM-5에서의 성격장애의 진단기준은 다음과 같다 표 12-11.

표 12-11 DSM-5의 성격장애 진단기준

A. 내적 경험과 행동의 지속적인 유형이 개인이 속한 문화에서 기대되는 바로부터 현저하게 편향되어 있다. 이러한 형태는 다음 중 2가지(또는 그 이상)에서 나타난다.
  (1) 인지(즉, 자신과 다른 사람 및 사건을 지각하는 방법)
  (2) 정동(즉, 감정 반응의 범위, 불안전성, 적절성)
  (3) 대인관계 기능
  (4) 충동 조절
B. 지속적인 유형이 개인의 사회 상황의 전 범위에서 경직되어 있고 전반적으로 나타난다.
C. 지속적인 유형이 사회적, 직업적, 또는 다른 중요한 기능 영역에서 임상적으로 현저한 고통이나 손상을 초래한다.
D. 유형은 안정적이고 오랜 기간 동안 있어 왔으며 최소한 청년기 혹은 성인기 초기부터 시작된다.
E. 지속적인 유형이 다른 정신질환의 현상이나 결과로 더 잘 설명되지 않는다.
F. 지속적인 유형이 물질(예: 남용약물, 치료약물)의 생리적 효과나 다른 의학적 상태(예: 두부 손상)로 인한 것이 아니다.

출처: 권준수 외(2015). 정신질환의 진단 및 통계편람. 학지사. p.705.

1) 성격장애의 특징

성격장애란 성격적으로 성숙되어 있지 못하거나 성격의 구조가 왜곡되어 있어 사회생활이나 직업활동에서 자기 능력을 발휘하지 못하거나 적응하지 못하며, 대인관계나 직장생활에 문제를 야기할 뿐만 아니라 사회적 준거나 규범에서 일탈된 행동을 하는 것을 말한다.

이들의 성격장애는 심하게 체질화되어 있고 확고하며 융통성이 없기 때문에 자신과 환경에 대한 지각이나 관계 맺음에 있어 비적응적 양상을 보여 타인에 대한 배려나 이해심이 없고 관계되는 사람을 화나게 만들어 결국 관계 악화라는 악순환을 되풀이하게 된다.

2) 성격장애의 분류

DSM-5에 의한 성격장애는 크게 A군, B군, C군 3가지 증상군으로 나누어 설명된다. A군에는 편집성 성격장애, 조현성 성격장애, 조현형 성격장애의 유형이 속하며, 이들은 괴상하고 별난 경향을 보이는 성격을 지니고 있으며 일반적으로 자신의 느낌에 대한 책임을 거부하고 타인에게 전가하며 사람을 불신하고 의심하며 결국 사회적으로 퇴행하여 인간적인 상호관계를 회피한다.

B군에는 반사회성 성격장애, 경계성 성격장애, 연극성 성격장애, 자기애성 성격장애의 유형이 속하며, 극적이고 감상적이거나 변덕스러운 성격을 가진 사람들로서 이들은 자신만이 중요하고 독특하다는 생각을 하면서 사회적 규범에 순응할 능력이 없어 반사회적이고 비행적인 행동을 계속한다.

C군에는 회피성 성격장애, 의존성 성격장애, 강박성 성격장애의 유형이 속하며, 불안하거나 두려워 보이는 사람들의 집합체로서 이들은 사회적으로 퇴행을 초래할 정도로 수줍어하거나 강박적인 제고집을 주장하기도 한다. 자신의 욕구를 타인의 것에 종속시키고 타인에게 자신의 중요한 생의 부분에 대한

책임까지 전가하며 자신의 일이 잘못될 경우에는 타인에게 가혹한 비난을 행사한다.

(1) 편집성 성격장애(paranoid personality disorder)

편집성 성격의 특징은 타인에 대한 지속적인 불신과 의심이다. 항상 타인의 행동에서 숨겨진 동기와 의미를 찾고자 하며 자신을 괴롭히고 착취하고 해치려 한다고 예상하여 그 증거를 탐색한다. 이들은 예민하고 의심과 질투심이 많으며 논쟁을 잘하고 늘 긴장되어 있다. 또한 자신의 어려움을 남의 탓으로 돌리고 자신의 책임이나 잘못을 받아들이지 않는다. 이 경우에 속하는 사람은 주로 고집쟁이, 소송을 좋아하는 괴짜, 배우자에 대한 병적인 질투심을 갖는 자 등이다. 편집성 성격장애자는 사회적 관계에서의 고립 양상과 대인관계에서의 제한된 감정표현이 광범위하게 나타나며, 이런 양상이 성인기 초기에 시작되며 다양한 상황에서 드러나며, 구체적인 행동 특징은 다음과 같다 표 12-12 .

표 12-12 편집성 성격장애의 행동 특징

1. 충분한 근거없이 다른 사람이 자신을 관찰하고 해를 끼치고 기만한다고 의심한다.
2. 친구들이나 동료들의 충정이나 신뢰에 대한 근거 없는 의심에 사로잡혀 있다.
3. 어떠한 정보가 자신에게 나쁘게 이용될 것이라는 잘못된 두려움 때문에 다른 사람에게 비밀을 털어놓기를 꺼린다.
4. 보통 악의 없는 말이나 사건에 대해 자신의 품위를 손상하는 또는 위협적 의미가 있는 것으로 해석 한다.
5. 지속적으로 원한을 품는다. 즉, 모욕이나 상처줌 혹은 경멸을 용서하지 못한다.
6. 다른 사람에겐 분명하지 않은 자신의 성격이나 평판에 대한 공격으로 지각하고 곧 화를 내고 반격한다.
7. 정당한 이유 없이 애인이나 배우자의 정절에 대해 반복적으로 의심한다.

출처: 권준수 외(2015). 정신질환의 진단 및 통계편람. 학지사. p.708.

(2) 조현성 성격장애(schizoid personality disorder)

조현성 성격은 타인과의 관계형성 능력과 적절히 반응하는 능력에 심각한 장애가 있어 사회적 관계를 형성하지 못한다. 이들은 사회적 참여에 관심이 없고 타인의 칭찬, 비난에 무관심하며 극도로 내성적이고 빈약한 정서를 갖고 있어 다른 사람이 볼 때 괴팍스럽고 외톨이로 보인다. 이들 대부분은 두 부류의 특성을 지니고 있는데 겉으로는 냉정하고 무반응함 속에서 예민하고 부드러운 성질이 있음이 발견된다. 구체적인 행동 특징은 다음과 같다 표 12-13 .

표 12-13 조현성 성격장애의 행동 특징

1. 가족과의 관계를 포함해서 친밀한 관계를 바라지 않고 즐기지도 않는다.
2. 항상 혼자서 하는 행위를 선택한다.
3. 다른 사람과의 성적 경험에 대한 관심이 거의 없다.
4. 거의 모든 분야에서 즐거움을 취하려 하지 않는다.
5. 일차 친족 이외의 친한 친구가 없다.
6. 다른 사람의 칭찬이나 비난에 무관심하다.
7. 감정적 냉담, 유리 혹은 단조로운 정동의 표현을 보인다.

출처: 권준수 외(2015). 정신질환의 진단 및 통계편람. 학지사. p.712.

(3) 조현형 성격장애(schizotypal personality disorder)

조현형 성격은 사고, 인지, 대화, 행동에서 오랫동안 지속된 기이함이 그 특징이다. 또한 이들은 특이한 지각과 사고과정을 가지고 있어 기괴한 환상이나 어린 시절의 선입관, 마술적 사고, 관계망상, 피해의식, 착각, 이인증을 나타내며 일반 사람들이 보기에도 행동, 사고, 지각, 의사소통에 괴이성이 나타나고 사회적 기능과 직업적 기능에 한계를 가져와 사회적 고립 상태가 된다. 임상적 양상은 조현성 성격장애와 조현병 사이의 경계 영역에 해당된다. 이들은 흔히 미신, 사이비 종교에 사로잡혀 있고 자신을 초능력자라고 믿음으로써 점성가, 사교집단의 광신자로서 역할을 하는 경우도 있다.

조현형 성격장애는 친밀한 대인관계에 대한 고통, 그러한 관계를 맺는 제한적 능력에서 드러나는 사회적 대인관계에서의 손상, 인지적 · 지각적 왜곡, 기이한 행동 등 광범위한 양상이 성인기 초기에 시작되며, 여러 가지 상황에서 나타나는데 구체적인 행동 특징은 다음과 같다 표 12-14.

표 12-14 조현형 성격장애의 행동 특징

1. 관계사고를 보인다(심한 망상적인 관계망상은 제외).
2. 행동에 영향을 주며, 소문화권의 기준에 맞지 않는 이상한 믿음이나 마술적인 사고를 갖고 있다(예: 미신, 천리안, 텔레파시 또는 육감 등에 대한 믿음, 다른 사람들이 내 느낌을 알 수 있다고 함, 아동이나 청소년에서는 기이한 공상이나 생각에 몰두하는 것).
3. 신체적 착각을 포함한 이상한 지각 경험을 한다.
4. 이상한 생각이나 말을 한다(예: 모호하고, 우회적, 은유적, 과장적으로 수식된, 또는 상동적인).
5. 의심하거나 편집성 사고를 가지고 있다.
6. 부적절하고 제한된 정동을 보인다.
7. 기이하거나 편향되거나 괴이한 행동이나 외모를 지닌다.
8. 일차 친족 이외에 친한 친구나 측근이 없다.
9. 친하다고 해서 불안이 감소하지 않으며 자신에 대한 부정적인 판단보다는 편집증적인 공포와 관계되어 있는 과도한 사회적 불안을 나타낸다.

출처: 권준수 외(2015). 정신질환의 진단 및 통계편람. 학지사. p.715.

(4) 반사회성 성격장애(antisocial personality disorder)

반사회성 성격장애는 무책임하고 반사회적 행동과 타인의 권리를 해치는 행동을 지속적으로 보인다. 이들은 지적 능력의 장애나 사고장애는 보이지 않는다. 그러나 지나치게 자기중심적이며, 거짓말을 하고 남의 물건을 훔치고, 남의 약점을 협박한다. 또한 냉담하며, 냉소적이고 타인의 감정이나 권리, 고통을 무시한다. 이들은 현재의 문제나 미래에 대한 현실적 관심이 결여되어 있고, 감정이입의 결여, 과도한 자기 주장, 피상적 겉치레 등 전통적인 정신장애의 개념이 포함되어 있는 것이 특징이다. 반사회성 성격장애는 범죄, 공격적 행동이 일반적으로 드러나는 감옥이나 법정 같은 곳에서 두드러지게 나타난다. 구체적인 행동 특징은 다음과 같다 표 12-15 .

표 12-15 반사회성 성격장애의 행동 특징

1. 체포의 이유가 되는 행위를 반복하는 것과 같은 법적 행동에 관련된 사회적 규범에 맞추지 못한다.
2. 반복적으로 거짓말을 한다. 가짜 이름 사용, 자신의 이익이나 쾌락을 위해 타인을 속이는 사기성이 있다.
3. 충동적이거나, 미리 계획을 세우지 못한다.
4. 신체적 싸움이나 폭력 등이 반복됨으로써 나타나는 불안정성 및 공격성을 보인다.
5. 자신이나 타인의 안전을 무시하는 무모성을 나타낸다.
6. 일정한 직업을 갖지 못하거나 혹은 당연히 해야 할 재정적 의무를 책임감 있게 다하지 못하는 것 등의 지속적인 무책임성을 보인다.
7. 다른 사람을 해하거나 학대하거나 다른 사람 것을 훔치는 것에 대해 아무렇지 않게 느끼거나 이를 합리화하는 등 양심의 가책이 결여되어 있다.

출처: 권준수 외(2015). 정신질환의 진단 및 통계편람. 학지사. p.719.

(5) 경계성 성격장애(borderline personality disorder)

경계성 성격은 정서, 행동 및 대인관계의 불안정과 주체성의 혼란으로 모든 면에서 변동이 심한 이상성격으로 신경증과 조현병 사이의 경계선 상에 있다고 할 수 있다. 이들은 평상시에도 기분의 변동이 심하여 대인관계가 불안정하고 강렬하며 의존과 증오심을 동시에 갖고 있어 행동 면에서도 매우 돌발적이고 통제력이 상실되어 예측할 수 없다. 또한 낭비, 성적 문란, 도박, 약물남용, 도둑질, 과식 등의 행동을 보이며 때로는 타인으로부터 동정과 분노의 표시 그리고 자신의 불안정한 정서를 가라앉히기 위해 자해행위, 자살위협을 하기도 한다. 경계성 성격장애는 대인관계, 자아상 및 정동에서의 불안정성, 심한 충동성이 광범위하게 나타나며, 구체적인 행동 특징은 다음과 같다 표 12-16 .

표 12-16 경계성 성격장애의 행동 특징

1. 실제 혹은 상상 속에서 버림받지 않기 위해 미친 듯이 노력한다.
2. 과대이상화와 과소평가의 극단 사이를 반복하는 것을 특징으로 하는 불안정하고 격렬한 대인관계의 양상을 나타낸다.
3. 정체성 장애: 자기 이미지 또는 자신에 대한 느낌의 현저하고 지속적인 불안정성을 보인다.
4. 자신을 손상할 가능성이 있는 최소한 2가지 이상의 경우에서의 충동성(예: 소비, 물질 남용, 좀도둑질, 부주의한 운전, 과식 등)을 보인다.
5. 반복적 자살 행동, 제스처, 위협 혹은 자해 행동을 보인다.
6. 현저한 기분의 반응성으로 인한 정동의 불안정(예: 강렬한 삽화적 불쾌감, 과민성 또는 불안이 보통 수시간 동안 지속되며 아주 드물게 수일간 지속)을 보인다.
7. 만성적인 공허감을 나타낸다.
8. 부적절하고 심하게 화를 내거나 화를 조절하지 못한다(예: 자주 울화통을 터뜨리거나 늘 화를 내거나, 자주 신체적 싸움을 한다).
9. 일시적이고 스트레스와 연관된 피해적 사고 혹은 심한 해리 증상을 보인다.

출처: 권준수 외(2015). 정신질환의 진단 및 통계편람. 학지사. p.723.

(6) 연극성 성격장애(hysterionic personality disorder)

남자보다 여자에게서 더 명확히 나타나는 이 성격은 자신에 대한 관심을 지속적으로 끌고 싶어 하고 작은 일에도 흥분된 정서적 반응을 보이는 것이 특징이다. 이들은 외향적이고 자기중심적, 자기과시적이며 허영심이 많다. 또한 대인접촉은 처음에는 강력하고 맹목적이나 일단 관계가 형성되면 매우 요구가 많고 무성의하며 자기중심적이 되어 자신의 소망이 만족되지 않으면 괴로움과 소외, 우울증에 빠지게 된다. 구체적인 행동 특징은 다음과 같다 표 12-17 .

표 12-17 연극성 성격장애의 행동 특징

1. 자신이 관심의 중심에 있지 않는 상황을 불편해 한다.
2. 다른 사람과의 관계 행동이 자주 외모나 행동에서 부적절하게 성적, 유혹적 내지 자극적인 것으로 특징지어 나타낸다.
3. 감정이 빠른 속도로 변화하고 피상적으로 표현된다.
4. 자신에게 관심을 집중시키기 위해 지속적으로 외모를 사용한다.
5. 지나치게 인상적이고 세밀함이 결여된 형태의 언어를 사용한다.
6. 자기극화, 연극성 그리고 과장된 감정의 표현을 보인다.
7. 피암시적이다. 즉, 다른 사람이나 상황에 의해 쉽게 영향을 받는다.
8. 실제보다도 더 가까운 관계로 생각한다.

출처: 권준수 외(2015). 정신질환의 진단 및 통계편람. 학지사. p.727-728.

(7) 자기애적 성격장애(narcissitic personality disorder)

자기애적 성격은 자신의 중요성과 능력에 대해 매우 과장된 인식을 갖고 있어 자신의 재능, 성취도, 중요성을 과장하거나 행동으로 표현하며, 타인들로부터 존경과 찬사를 받고자 하는 과대망상적 요구를 갖고 있다. 따라서 자신에 대한 비판에 매우 예민하여 사소한 일에도 심한 분노, 수치심, 모욕감, 열등감, 공허감 등 과장된 반응을 일으키며 또한 이들은 타인의 입장을 이해하는 감정이입의 기능이 결핍되어 냉정하고 잔인하면서도 죄책감을 느끼지 않고 행동한다. 구체적인 행동 특징은 다음과 같다 표 12-18 .

표 12-18 자기애적 성격장애의 행동 특징

1. 자신의 중요성에 대한 과대한 느낌을 가진다(예: 성취와 능력에 대해서 과장한다, 적절한 성취 없이 특별대우 받기를 원한다). 2. 무한한 성공, 권력, 명석함, 아름다움, 이상적인 사랑과 같은 공상에 몰두한다. 3. 자신의 문제는 특별하고 특이해서 다른 특별한 높은 지위의 사람(또는 기관)만이 그것을 이해할 수 있고 또는 관련해야 한다는 믿음을 가지고 있다. 4. 과도한 숭배를 요구한다. 5. 특별한 자격이 있는 것 같은 느낌을 가진다(즉, 특별히 호의적인 대우를 받기를, 자신의 기대에 대해 자동적으로 순응하기를 불합리하게 기대한다). 6. 대인관계에서 착취적이다(즉, 자신의 목적을 달성하기 위해서 타인을 이용한다). 7. 감정이입의 결여: 타인의 느낌이나 요구를 인식하거나 확인하려고 하지 않는다. 8. 다른 사람을 자주 부러워하거나 다른 사람이 자신을 시기하고 있다는 믿음을 가지고 있다. 9. 오만하고 건방진 행동이나 태도를 보인다.

출처: 권준수 외(2015). 정신질환의 진단 및 통계편람. 학지사. p.730-731.

(8) 회피성 성격장애(avoidant personality disorder)

회피성 성격장애의 특징은 사람들과 새로운 경험, 나아가 자신이 익숙한 것들까지도 회피하고자 한다. 또한 이들은 남들로부터 모욕, 수치, 거절, 배척 당할 것 같은 사회적 상황에 대해 극도의 예민성과 두려움을 가지고 있다. 즉, 지나친 열등콤플렉스로 인해 타인에 대한 애정과 인정을 열망하지만 상대방으로부터의 거절에 지나치게 민감하여 사회적 관계의 형성이 어렵다. 구체적인 행동 특징은 다음과 같다 표 12-19 .

표 12-19 회피성 성격장애의 행동 특징

1. 비판이나 거절, 인정받지 못함 등 때문에 의미 있는 대인 접촉과 관련된 직업적 활동을 회피한다.
2. 자신을 좋아한다는 확신 없이는 사람들과 관계하는 것을 피한다.
3. 수치를 당하거나 놀림 받음에 대한 두려움 때문에 친근한 대인관계 이내로 자신을 제한한다.
4. 사회적 상황에서 비판의 대상이 되거나 거절되는 것에 대해 집착한다.
5. 부적절감으로 인해 새로운 대인관계 상황에서 제한된다.
6. 자신을 사회적으로 부적절하게, 개인적으로 매력이 없는, 다른 사람에 비해 열등한 사람으로 바라 본다.
7. 당황스러움이 드러날까 염려하여 어떤 새로운 일에 관여하는 것, 혹은 개인적인 위험을 감수하는 것을 드물게 마지못해서 한다.

출처: 권준수 외(2015). 정신질환의 진단 및 통계편람. 학지사. p.734.

(9) 의존성 성격장애(dependent personality disorder)

의존성 성격장애를 가진 사람은 독립적 기능을 발휘하지 못하고 자신의 욕구를 타인의 욕구에 계속 의존하고 자신의 삶의 주요한 영역에 대한 책임을 타인에게 지우며 자신감이 결여되어 혼자 있을 때 심하게 괴로움을 느낀다. 이들은 염세적이고 수동적이며 성적, 공격적 느낌을 표현하는 데 두려움을 갖고 있는 것이 특징이다. 구체적인 행동 특징은 다음과 같다 표 12-20.

표 12-20 의존성 성격장애의 행동 특징

1. 타인으로부터의 과도히 많은 충고, 또는 확신 없이는 일상의 판단을 하는 데 어려움을 겪는다. 2. 자신의 생활 중 가장 중요한 부분에 대해 타인이 책임질 것을 요구한다. 3. 지지와 칭찬을 잃는 것에 대한 공포 때문에 타인과의 의견 불일치를 표현하는데 어려움을 나타낸다 4. 계획을 시작하기 어렵거나 스스로 일을 하기가 힘들다. 5. 타인의 돌봄과 지지를 지속하기 위해 불쾌한 일이라도 자원해서 한다. 6. 혼자서는 자신을 돌볼 수 없다는 심한 공포 때문에 불편함과 절망감을 느낀다. 7. 친밀한 관계가 끝나면 자신을 돌봐 주고 지지해 줄 근원으로 다른 관계를 시급히 찾는다. 8. 자신을 돌보기 위해 혼자 남는 데 대한 공포에 비현실적으로 집착한다.

출처: 권준수 외(2015). 정신질환의 진단 및 통계편람. 학지사. p.737.

(10) 강박성 성격장애(obsessive-compulsive personality disorder)

강박적 성격을 지닌 사람은 초자아(superego) 기능이 매우 엄격하여 감정적 억제, 규칙성, 고집, 완고함, 책임감을 과장되게 느껴 완전주의를 추구한다. 일과 생산성을 즐거움보다 중요하게 생각하지만 사소하고 세부적인 것에 마음이 사로잡혀 아무리 우수한 결과도 이들을 만족시키지 못하며 타인들에 대해서도 이러한 완벽을 요구함으로 대인관계를 저해한다. 강박적 성격에서 순종이나 정확한 행동은 흔히 적개심 충동에 대한 방어이다. 구체적인 행동 특징은 다음과 같다 표 12-21 .

표 12-21 강박성 성격장애의 행동 특징

1. 내용의 세부, 규칙, 목록, 순서, 조직 혹은 스케줄에 집착되어 있어 활동의 중요한 부분을 놓친다.
2. 완벽함을 보이나 이것이 일의 완수를 방해한다.
3. 여가 활동이나 친구 교제를 마다하고 일이나 성과에 지나치게 열중한다.
4. 지나치게 양심적임, 소심함 그리고 도덕 윤리 또는 가치관에 관해 융통성이 없다.
5. 감정적인 가치가 없는데도 낡고 가치 없는 물건을 버리지 못한다.
6. 자신의 일하는 방법에 대해 정확하게 복종적이지 않으면 일을 위임하거나 함께 일하지 않으려 한다.
7. 자신과 타인에 대해 돈 쓰는 데 인색하다. 돈을 미래의 재난에 대해 대비하는 것으로 인식한다.
8. 경직되고 완강함을 보인다.

출처: 권준수 외(2015). 정신질환의 진단 및 통계편람. 학지사. p.741.

연습문제

1. 조현병의 진단기준은 무엇인가?

2. 조현병의 양성증상과 음성증상에는 어떤 증상들이 있는가?

3. 본인의 자가평가 우울척도에서의 우울 정도는 어떠하며, 우울증 증상에는 어떤 것들이 있는가?

4. 알코올 남용과 의존의 차이점은 무엇인가?

5. 알코올이 태아에 미치는 영향은 무엇인가?

6. 성격장애는 크게 A군, B군, C군의 3가지 증상군으로 구분된다. 각각의 군에는 어떤 성격장애가 포함되는가?

chapter 13

노년기 주요 이상행동

노년기가 되면 다양한 변화들을 경험하게 된다. 경험하게 되는 변화로는 첫째, 신체적 변화를 경험한다. 즉, 노화 현상으로 특히 호흡기와 순환기 기능의 약화, 감각기관의 퇴화(청각, 시각 등), 수면시간이 감소하게 된다. 둘째, 심리적 변화를 경험하게 되는데 지능이 저하되고, 기억력이 감퇴하며, 문제해결능력의 감퇴 및 조심성의 증가와 의존성이 증가된다. 마지막으로 은퇴로 인해 사회적 변화를 경험하게 되고, 조부모로서의 역할을 수행해야 한다. 이와 같은 변화들로 인해 노년기에도 다양한 정신장애를 경험할 수 있는데 대표적인 것이 치매와 노년기 우울증이다.

특히 고령사회에 접어든 우리나라에서 치매환자가 꾸준히 증가하면서 사회적 부담이 심화되고 있으며, 더욱이 2030년 생산가능인구(15~64세) 100명이 치매환자 4명을 돌봐야 하는 상황에 이를 것으로 전망돼 치매 발생을 예방하는 정책이 강화되어야 한다고 주장하고 있다.

또한 일반적인 성인에게서 나타나는 우울증에 비해 노인성 우울증은 기억장애나 집중력장애가 심해 마치 치매처럼 보이기도 한다. 이런 이유로 노인성 우울증을 가성치매라 부르기도 하는데, 반대로 치매가 우울증으로 오인되는 경우도 많다.

1. 치매(Dementia)

영화로 이해하는 치매

■ 로망: 2019년

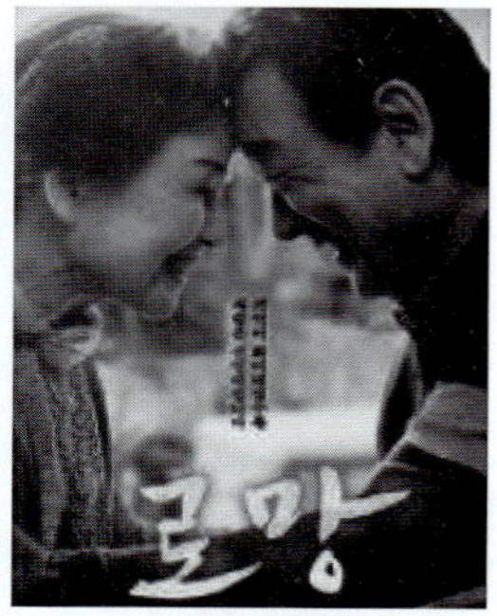

75세 조남봉과 71세 이매자는 치매 부부이다. 결혼 45년차, 몸도 마음도 닮아진 부부는 이제 세상에 단 둘만 있는 것처럼 살아가게 된다. 한평생 가족을 위해 아등바등 살아온 45년차 노부부가 동반 치매를 선고한 세월의 뒤통수에도 둘만이 간직한 부부의 첫 로망을 기억하며 생의 아름다움을 꽃 피워내는 이야기이다. 노부부의 일대기와 그 연장선을 다시금 시작하는 자녀 세대 부부의 모습을 통해 저마다의 시간을 살아가는 부부의 동고동락을 엮어내며, 전 세대를 관통하는 삶과 가족, 그리고 사랑에 관한 감동 메시지를 선사한다.

■ 어웨이 프롬 허(Away from Her): 2006년

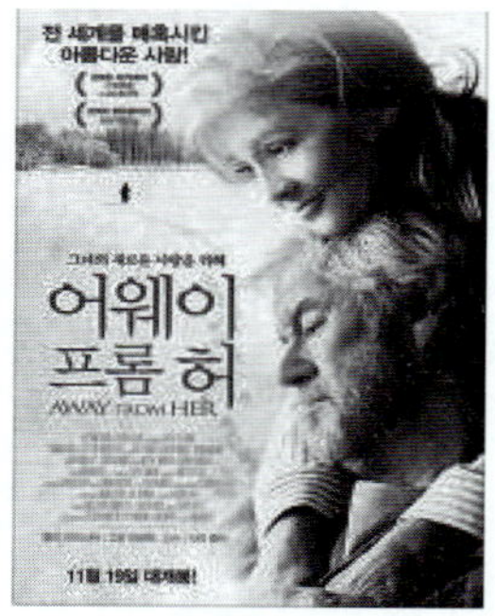

44년이라는 긴 시간을 함께한 부부 그랜트와 피오나에게 뜻하지 않은 불행이 찾아온다. 아내 피오나가 알츠하이머에 걸린 것이다. 피오나는 자진해서 요양원에 입원하고 그랜트는 어쩔 수 없이 그녀의 결정을 받아들인다. 그러나 기억을 잃은 피오나가 요양원에서 다른 남자와 사랑에 빠지게 되고, 아무리 애써도 아내의 기억을 돌이킬 수 없음을 깨닫게 된 그랜트는 자신이 할 수 있는 마지막 일이 아내를 보내주는 것임을 깨닫게 되는데...

글상자 13-1

❖ 통계로 보는 치매

표 13-1 의료기관 이용 현황 (단위: 명)

구분	2006년	2007년	2008년	2009년	2010년	2011년	2014년	2017년	2019년	2021년	2023년
합계	75,724	98,020	128,813	163,594	201,181	243,314	350,985	464,383	553,461	607,925	671,447
0세	1	-	65	45	0	55	1	1	0	0	1
1 ~ 9세	8	6	9	3	0		3	4	4	5	6
10 ~ 19세	13	13	4	50	11	12	14	22	16	12	8
20 ~ 29세	39	30	19	31	31	62	68	57	49	61	56
30 ~ 39세	104	100	151	162	180	217	198	194	154	159	127
40 ~ 49세	707	743	789	868	925	946	908	764	621	561	569
50 ~ 59세	2,920	3,370	3,972	4,688	5,324	6,057	6,295	6,039	5,174	4,469	4,430
60 ~ 64세	4,194	4,492	5,427	6,564	8,020	8,821	8,852	9,551	10,074	9,898	9,667
65 ~ 69세	9,047	10,905	13,077	15,391	17,352	18,953	19,771	20,822	21,552	22,511	23,844
70 ~ 74세	14,486	17,826	22,352	28,070	32,763	38,259	47,017	43,986	46,729	48,813	48,789
75세 이상	44,209	60,535	82,948	107,721	136,572	169,932	267,859	382,943	469,088	521,426	583,949

출처: 국민건강보험, 건강보험심사평가원(2022). 2021 건강보험통계연보.

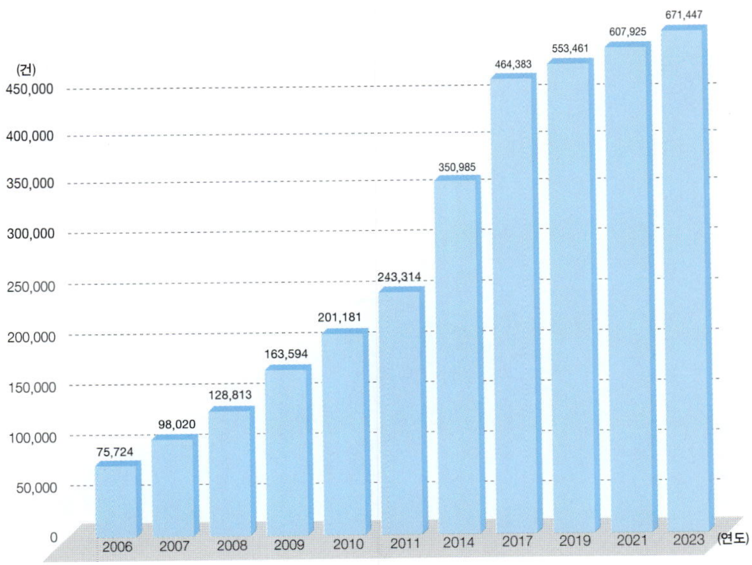

그림 13-1 의료기관 이용 현황

글상자 13-2

❖ 통계로 보는 알츠하이머병

표 13-2 의료기관 이용 현황 (단위: 명)

구분	2006년	2007년	2008년	2009년	2010년	2011년	2014년	2017년	2019년	2021년	2023년
합계	9,067	11,714	15,108	17,654	19,580	22,375	26,914	43,808	54,690	62,398	68,700
0세	2	-	9	2	0	0	0	0	0	0	0
1 ~ 9세	-	-	-	0	0	0	2	3	0	0	1
10 ~ 19세	2	1	-	4	0	0	6	2	0	0	0
20 ~ 29세	4	1	6	0	1	0	3	5	3	3	1
30 ~ 39세	7	6	13	12	9	6	10	15	10	11	15
40 ~ 49세	75	81	95	94	74	68	62	60	50	35	51
50 ~ 59세	393	469	604	629	704	704	665	828	797	740	815
60 ~ 64세	602	622	849	894	894	968	895	1,280	1,418	1,512	1,620
65 ~ 69세	1,134	1,432	1,796	1,956	1,927	2,007	1,817	2,396	2,616	2,961	3,303
70 ~ 74세	1,826	2,300	2,964	3,482	3,521	3,972	4,217	4,926	5,467	5,888	6,059
75세 이상	5,023	6,802	8,772	10,581	12,450	14,640	19,247	34,293	44,329	51,248	56,835

출처: 국민건강보험, 건강보험심사평가원(2022). 2021 건강보험통계연보.

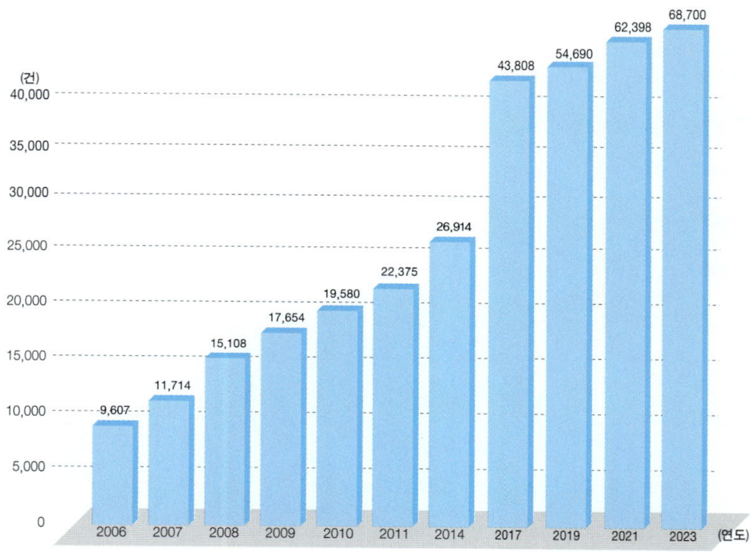

그림 13-2 의료기관 이용 현황

사례

K씨는 40대 회사원으로 요즈음 외할머니 생각만 하면 가슴이 아프다. 그는 고등학교를 외갓집에서 다녔기 때문에 외할머니에 대한 사랑이 각별하다. 외할머니는 매우 자상하며, 자녀들과 손주 모두에게 따뜻한 정을 베푸는 지혜로운 분이셨다. 그런데 어느날 외삼촌이 자기 어머니의 문제로 하소연하는 것을 들었다. 일년 전부터 매우 정확하고 실수가 없던 분이 엉뚱한 실수를 하기 시작한다는 것이다. 예로 음식물을 태우고, 그릇을 깨는 등의 실수가 많아졌다고 하였다. 처음에는 연세가 있으셔서 그렇겠지!라고 생각했지만 증상이 더 심해져서, 사소한 일에도 화를 내고 쌍욕을 하기도 하고, 최근에는 대소변을 가리지도 못한다고 하였다. 더욱더 놀라운 것은 아들 보고 "당신이 누군데 자꾸 우리집에 와서 나를 괴롭히느냐?"라고 하면서 가족을 밖으로 내보는 일이 많아졌다고 한다.

최근 우리나라에서도 치매노인의 문제가 심각하게 인식되고 있다. 오래전부터 치매를 노망, 망령이 들었다고 하면서 사회적으로 편견시 하였고 가정의 수치로 여겨왔다. 그러나 요즈음 치매가 병으로 인식되어 모든 사람들의 관심이 증가되고 있다. 치매는 생후 정상적으로 발달했던 지능이 후천적인 뇌기능 장애 때문에 영구적 혹은 비가역적으로 저하된 상태를 의미한다. 즉, 치매는 뇌의 질환으로 인해 생기는 하나의 증후군으로 대개 만성적이고 진행성으로 나타나게 된다.

가정에서 치매를 알아볼 수 있는 점검표가 표 13-3 에 제시되어 있다. 다음에 제시된 항목 중 20개 이상이면 치매전문가에게 진단을 받을 필요가 있음을 시사한다.

표 13-3 과 같이 치매는 기억력, 사고력, 지남력, 이해력, 계산능력, 학습능력, 언어 및 판단력 등을 포함하는 뇌피질 기능의 다발성 장애라고 할 수 있다. 치매는 크게 알츠하이머병으로 인한 주요 또는 경도 신경인지장애와 혈관성 주요 또는 경도 신경인지장애로 나누어진다.

1) 알츠하이머형 병으로 인한 주요 또는 경도 신경인지장애

이 유형은 일반적으로 나타나는 노화현상과 관련이 많다. 이 치매를 진행시키는 원인 중에서 가장 중요한 것은 뇌를 사용하지 않음으로 인해서 생기는 것이다. DSM-5에서의 알츠하이머병으로 인한 주요 또는 경도 신경인지장애의 진단기준은 표 13-4 와 같다.

표 13-3 가정에서 알아볼 수 있는 치매 점검표

영역	번호	문항	예	아니오
기억 능력	1	전화번호나 사람 이름을 기억하기 어렵다.		
	2	어떤 일이 언제 일어났는지 기억하지 못할 때가 있다.		
	3	며칠 전에 들었던 이야기를 기억하지 못한다.		
	4	오래 전에 들었던 이야기를 기억하지 못한다.		
	5	일상생활에 변화가 생겼을 때 금방 적응하기가 어렵다.		
	6	중요한 일을 잊을 때가 있다.		
	7	다른 사람에게 같은 이야기를 반복할 때가 있다.		
	8	어떤 일을 해 놓고도 잊어버려서 다시 반복한 적이 있다.		
	9	약 먹는 시간을 놓치기가 쉽다.		
	10	여러 가지 물건을 사러 갔다가 한두 가지를 빠뜨리기도 한다.		
	11	가스불 끄는 것을 잊어 음식을 태운 일이 있다.		
	12	남에게 같은 질문을 반복한다.		
	13	어떤 일을 해 놓고도 했는지 안 했는지 다시 확인해야 한다.		
	14	물건을 두고 다니거나 또는 가지고 갈 물건을 놓고 간다.		
언어 능력	1	하고 싶은 말이나 표현이 금방 떠오르지 않는다.		
	2	물건 이름이 금방 생각나지 않는다.		
	3	개인적인 편지나 사무적인 편지를 쓰기 힘들다.		
	4	갈수록 말수가 감소되는 경향이 있다.		
	5	신문이나 잡지를 읽을 때 이야기 줄거리를 파악하지 못한다.		
	6	책을 읽을 때 같은 문장을 여러 번 읽어야 이해가 된다.		
	7	TV에 나오는 이야기를 따라하기가 힘들다.		
시공간 능력	1	자주 보는 친구나 친척을 바로 알아보지 못한다.		
	2	물건을 어디에 두었는지 몰라서 찾게 된다.		
	3	전에 가 본 장소를 기억하지 못한다.		
	4	방향 감각이 떨어졌다.		
	5	길을 잃거나 헤맨 적이 있다.		
	6	물건을 항상 두는 장소를 잊어버리고 엉뚱한 곳에서 찾는다.		
	7	계산능력이 떨어진다.		
	8	돈관리를 하는 데 실수가 있다.		
	9	과거에 편안히 쓰던 기구 사용이 서툴러졌다.		

표 13-4 알츠하이머병으로 인한 주요 또는 경도 신경인지장애의 진단기준

A. 주요 또는 경도 신경인지장애의 기준을 충족한다.

B. 한 개 이상의 인지 영역에서 손상이 서서히 시작하고 점진적으로 진행한다(주요신경인지장애에서는 적어도 2개 영역에서 손상이 있어야 한다).

C. 진단기준이 다음과 같이 거의 확실한 또는 가능성 있는 알츠하이머병 둘 중 하나를 충족한다.

주요신경인지장애에서 :

거의 확실한 알츠하이머병은 다음 둘 중 어느 하나라도 있는 경우에 진단한다. 그렇지 않으면 **가능성 있는 알츠하이머병**으로 진단한다.

(1) 가족력이나 유전자 검사에서 알츠하이머병의 원인이 되는 유전적 돌연변이의 증거

(2) 다음 3개가 모두 존재함

① 기억과 학습 그리고 적어도 한 개의 다른 인지 영역에서 저하의 명백한 증거(자세한 과거력이나 연속적 신경심리 검사에 근거하여)

② 인지 저하는 장기간의 안정기가 없이 꾸준히 진행하고 점진적임

③ 혼합성 병인의 증거가 없음(즉, 인지 저하의 원인이 될 만한 다른 신경퇴행성 · 뇌혈관 질환 또는 다른 신경학적 · 정신 · 전신 질환이나 상태가 없음)

경도신경인지장애에서 :

거의 확실한 알츠하이머병은 유전자 검사나 가족력에서 알츠하이머병의 원인이 되는 유전적 돌연변이의 증거가 있다면 진단한다.

가능성 있는 알츠하이머병은 유전자 검사 또는 가족력에서 알츠하이머병의 원인이 되는 유전적 돌연변이의 증거가 없고, 다음의 3개가 모두 존재한다면 진단한다.

(1) 기억 및 학습 저하의 명백한 증거

(2) 인지 저하는 장기간의 안정기가 없이 꾸준히 진행하고 점진적임

(3) 혼합성 병인의 증거가 없음(즉, 인지 저하의 원인이 될 만한 다른 신경퇴행성 · 뇌혈관 질환 또는 다른 신경학적 · 전신 질환이나 상태가 없음)

D. 장애는 뇌혈관 질환, 다른 신경퇴행성 질환, 물질의 효과, 또는 다른 정신 · 신경학적 · 전신 질환으로 더 잘 설명되지 않는다.

출처: 권준수 외(2015). 정신질환의 진단 및 통계편람. 학지사. p.665–666.

알츠하이머병으로 인한 주요 또는 경도 신경인지장애는 인지장애와 사회적, 직업적 기능에 있어 심각한 장애를 일으킨다. 또한 이 유형의 치매는 직접적인 병리학적 증거를 찾기 힘들기 때문에 치매의 다른 원인들이 제시된 경우에만 진단을 내릴 수 있다.

임상양상으로서의 치매 증상은 서서히 시작되고, 경과는 일정하게 점진적으로 진행되는 것이 특징이다. 초기에는 기억력장애만이 유일한 증상이거나, 무감동, 일관성의 결여, 사회교류로부터의 은둔 등 미묘한 인격 변화가 올 수 있다. 그러나 중기에 들어서면 갖가지 지각장애가 두드러지며, 행동이나 인격에 더 명확히 영향을 받는다. 후기에는 완전히 말이 없어지고 주의력이 결여되며, 지적 능력의 상실, 특히 기억력, 판단력, 추상적 사고, 기타 고유 피질기능의 장애와 인격 및 행동의 변화가 나타난다. 또한 차차 자신을 돌볼 수 없는 상태가 되어 필연적으로 사망하게 된다. 노년기에 발생하며, 발생부터 사망까지는 평균 약 10~15년이 걸린다.

치료 초기에는 현재 나타나고 있는 증상의 완화를 위한 치료를 해야 하고, 중기 이후에는 가족, 사회적 치료 및 정신간호가 중요하다. 현재 약물치료가 중요하다는 인식이 증가하여 인지기능 개선을 위한 약물들이 많이 개발되었지만 임상적 효과는 기대에 못미치고 있는 실정이다.

2) 혈관성 주요 또는 경도 신경인지장애

혈관성 주요 또는 경도 신경인지장애는 알츠하이머병으로 인한 주요 또는 경도 신경인지장애보다 드물지만 보다 일찍 발병한다. 혈관성 주요 또는 신경인지장애는 인지장애와 진단에 요구되는 장애를 보여야 하며, 치매와 원인적으로 관련이 있다고 판단되는 뇌혈관 질환의 증거가 있어야 한다. 또한 두부의 뇌단층 촬영술(CT)이나 자기공명술(MRI)에서 대개 대뇌피질과 피질하 구조물의 혈관장애가 나타나야 한다. DSM-5에서의 혈관성 주요 또는 경도 신경인지장애의 진단기준은 표 13-5 와 같다.

임상양상은 발병 초기에는 지적 기능의 단계적 황폐화, 즉 일률적으로 진행되지 않는 경과와 부분적 황폐화로, 어떤 기능은 영향을 받고 어떤 부분은 그렇지 않은 양상을 보인다. 특징적으로 기억력, 추상적 사고, 판단력, 충동조절 및 인격의 장애가 나타난다. 국소 신경학적 증세도 나타난다. 가끔 가장적 감정으로 갑작스러운 웃음과 울음을 보이며, 구음장애, 연하곤란 등을 동반한 가성연수마비가 나타나는 수도 있다.

혈관성 주요 또는 경도 신경인지장애는 우선 고혈압, 당뇨병 등 동맥경화를 악화

표 13-5 혈관성 주요 또는 경도 신경인지장애의 진단기준

A. 주요 또는 경도 신경인지장애의 기준을 충족한다.
B. 임상적 특징은 다음 중 어느 하나가 제시하는 바와 같이 혈관성 병인과 일치한다.
  (1) 인지 결손의 시작이 하나 이상의 뇌혈관 사건과 시간적으로 연관됨
  (2) 복합적 주의(처리 속도 포함)와 전두엽 집행 기능에서 저하의 증거가 뚜렷함
C. 병력, 신체 검진 그리고/또는 뇌영상에서 신경인지 결손을 설명하기에 충분하다고 여겨지는 뇌혈관 질환이 존재한다는 증거가 있다.
D. 증상들은 다른 뇌 질환이나 전신장애로 더 잘 설명되지 않는다.
  거의 확실한 혈관성 신경인지장애는 다음 중 하나가 존재하면 진단할 수 있다. 그렇지 않으면 가능성 있는 혈관성 신경인지장애로 진단해야 한다.
  (1) (뇌영상으로 지지되는) 뇌혈관 질환으로 인해 현저한 뇌 실질 손상이 있다는 뇌영상 증거가 임상적 기준을 지지함
  (2) 신경인지 증후군은 하나 이상의 분명한 뇌혈관 사건과 시간적으로 관련됨
  (3) 뇌혈관 질환의 임상적 및 유전적(예: 피질하경색과 백질뇌증이 있는 상염색체 우성 뇌동맥병증) 증거가 2가지 모두 존재함

출처: 권준수 외(2015). 정신질환의 진단 및 통계편람. 학지사. p.677.

시키는 질환들이 문제가 된다. 이러한 질환들은 뇌에 혈액을 공급해 주는 여러 동맥들을 협소하게 하거나 막히게 하여 뇌의 혈액흐름을 저해하는 것이다. 만약 뇌혈관에 전반적으로 이상이 생겨서 뇌경색을 일으키게 되면 뇌의 전반적인 기능이 저하되고, 치매라고 불리는 상태로 되는 것이다. 이 유형의 치매는 비교적 젊은 50~60대에 잘 나타나며 여자보다는 남자에게서 더 많이 발견된다. 혈관성 주요 또는 경도 신경인지장애는 조기에 원인치료를 하면 회복될 수 있는, 즉 치료가 가능한 치매이다.

2. 노년기 우울증

노년기에는 신체적 질병, 사회적 지위와 역할의 상실, 경제적 능력의 저하, 가까운 사람의 사망 등과 같은 다양한 상실을 경험하기 때문에 우울증이 나타날 가능성이 매우 높다. 즉, 노년기 우울증은 낮은 사회경제적 위치, 배우자 상실, 신체질환 및 사회적 고립과의 상관관계가 매우 높다. 특히 노년기 우울증에는 수면장애가 더 많이 나

타나고 신체 증상의 호소와 초조감을 나타내는 경우가 많다. 노년기 우울증은 치매의 초기 증상과 유사하므로 이를 잘 구분하는 것이 중요하다. 일반적으로 우울증의 병력이나 가족력, 독신생활, 경제적 수준, 수용기관에서의 생활, 저조한 건강 상태, 완벽주의적 성격 등의 특성을 지닌 노인들이 우울증에 걸리기 쉽다.

글상자 13-3

❖ 위기의 50~75세, '은퇴 후 우울증'이 위험하다

중고령층에서 일을 계속 하고 있는 사람에 비해 은퇴한 사람이 우울증을 겪을 위험이 훨씬 높다는 연구 결과가 나왔다. 한국보건사회연구원은 지난 19일, '중고령층 근로활동이 인지기능 및 정신건강에 미치는 효과'라는 제목의 연구 보고서를 공개했다. 국내에서 정년 퇴직을 하는 나이는 공무원을 기준으로 만 60세다. OECD에 따르면 한국인의 기대수명은 1960년 기준 52.4세에서 2014년 기준 82.2세(남성 79세, 여성 85.5세)로 대폭 증가했다. 은퇴 후 노년 생활 기간이 점점 길어지고 있는 셈이다. 지난 2월 대법원에서는 일반 육체노동자 경험칙상 가동연한(법적으로 육체노동 등 일을 할 수 있다고 인정하는 나이)을 만 60세에서 만 65세라고 판결을 내리기도 했다. 일각에서는 이와 마찬가지로 정년도 65세로 연장해야 한다는 목소리가 나오고 있다.

한국보건사회연구원 이아영 부연구위원과 고경표 연구원은 한국노동연구원이 2006년부터 진행한 고령화연구패널조사 분석결과를 토대로 50~75세인 중고령자가 은퇴 후 정신건강과 인지기능이 어떻게 변화했는지 분석했다. 그 결과 은퇴 후 정신건강이 나빠질 수 있다는 사실이 밝혀졌다. 일을 계속하는 사람(근로자)은 나이가 들어도 정신과 진단 경험이 거의 증가하지 않았고, 우울증도 60세 이후에 조금씩 증가했다. 하지만 은퇴한 사람은 정신과 진단 경험 비율과 우울증 발생률이 훨씬 많게 나타났다. 근로자와 은퇴한 사람의 우울증 발생률 격차가 가장 큰 나이대는 50대 초반이었다. 반면 인지기능은 근로자나 은퇴한 사람이나 큰 차이가 없었다. 오히려 나이 영향이 컸다. 인지기능 중에서도 이해 및 판단은 변화가 거의 없었고, 기억력이나 주의집중 및 계산, 기억회상 등은 나이가 들어감에 따라 급감했다. 특히 50대 중반 이후 급격히 떨어지는 것으로 나타났다.

연구팀은 특히 50~65세 연령대에 속한 남성, 그리고 저학력일수록 정신건강과 인지기능에 더욱 부정적인 영향을 받는다고도 분석했다. 그 원인을 소득과 소비 수준이 낮아지면서 사회활동 참여에 제한이 생기고, 대인관계 범위가 점점 좁아지기 때문으로 봤다.

연구팀은 보고서를 통해 "은퇴 후 사회활동을 이어나가면 사회적 소속감을 지속하게 돼 오히려 긍정적인 영향이 나타나기도 한다"며 "사회적으로 재근로활동을 장려하는 등 고령화사회를 대비할 필요가 있다"고 주장했다.

동아사이언스. 2019.03.27.

표 13-6 노인성 우울증 척도(단축형)

◈ 다음 질문을 읽고 지난 일주일 동안 당신이 어떻게 느끼셨는지 "예" 또는 "아니오"로 답하시오.

번호	문항	예	아니오
1	당신의 삶에 만족하십니까?		
2	이전에 즐기던 활동이나 취미가 더 이상 재미있지 않습니까?		
3	삶이 허무하다고 느끼십니까?		
4	늘 무료합니까?		
5	대개의 경우 기분이 좋습니까?		
6	당신에게 무엇인가 나쁜 일이 곧 일어날 것이라고 두려워하십니까?		
7	대개의 경우 행복하다고 느끼십니까?		
8	종종 자신이 무력하게 느껴집니까?		
9	바깥에 나가서 새로운 일을 하기보다는 집에 머물러 있고 싶으십니까?		
10	다른 사람들보다 기억력에 더 많은 문제가 있다고 느끼십니까?		
11	살아 있다는 것은 좋은 일이라고 생각하십니까?		
12	당신의 현재 삶은 무가치하다고 느끼십니까?		
13	활력이 있다고 느끼십니까?		
14	내 삶에는 더 이상 희망이 없다고 느끼십니까?		
15	대부분의 사람들이 당신보다 더 낫다고 생각하십니까?		

채점 및 해석

1, 5, 7, 11, 13번 문항은 '아니오'의 개수를, 나머지 문항은 '예'의 개수를 세어 합산한 것이 점수가 된다. 채점결과 6점 이상이면 노인성 우울의 가능성을 고려해 보아야 한다.

연습문제

1. 알츠하이머병으로 인한 주요 또는 경도 신경인지장애와 혈관성 주요 또는 경도 신경인지장애와의 차이점은 무엇인가?

2. 노년기 우울증에서 나타날 수 있는 증상은 무엇인가?

PART 6

이상행동의 치료

학습목표

1. 약물치료의 필요성과 부작용에 대해 이해한다.
2. 정신사회재활 모형을 통해 정신장애를 가진 사람들에게 어떤 서비스를 제공해야 하는지에 대해 이해한다.
3. 다양한 심리치료 기법의 주요 개념과 치료방법을 이해한다.

정신장애인과 가족을 대상으로 교육을 실시할 때 저자가 가장 많이 들었던 질문 중의 하나가 "정신장애는 낫는 질병입니까?"이다. 이 질문을 받으면 오히려 질문한 사람들에게 "어떤 기준으로 나았다고 판단하십니까?"라고 질문을 하곤 했다. 결론부터 말하자면 정신장애는 낫는 병이다. 병의 종류에 따라서 정도의 차이는 있지만 정신장애는 점점 좋아지는 질병으로 알려져 있다. 또한 이 질문에 대답하기 전에 낫는다는 기준에 대해 생각해 볼 필요성이 있다. 직장생활은 아직 힘들지만 병원에 가지 않고 정신과 약물을 복용하지 않으면 나은 것인가?, 아니면 직장생활을 잘 유지하고 있지만 매일 소량의 정신과 약물을 복용하고 있다면 낫지 않은 것인가?.

정신장애인들을 위한 치료법은 크게 세 가지인데 첫째는 1950년대에 개발되어 1959년에 우리나라에 보급된 약물치료이다. 치료의 기본은 약물을 복용하는 것이지만 부작용으로 인해 약물을 거부하는 경우가 흔하다. 둘째는 1995년 정신보건법의 제정으로 시작된 정신사회재활이며, 마지막으로는 정신장애인의 개인상담과 집단상담에 적용되는 심리치료가 있다.

따라서 6부에서는 정신장애인의 사회복귀를 위해 실시하고 있는 약물치료와 정신사회재활 및 심리치료기법들을 살펴보고자 한다. 이를 바탕으로 정신장애인이 사회 속에서 성공적으로 살아가기 위해 어떤 서비스를 제공해야 하는지에 대해 생각해 보고자 한다.

chapter 14

약물치료와 정신사회재활

정신장애에 대한 치료방법에는 크게 약물치료와 정신사회재활이 있으며, 이 두 가지는 서로 대립적인 것이 아니라 보완적인 관계에 있다. 즉, 약물치료를 통해 정신사회재활이 가능하다. 그렇다고 약물치료만으로는 정신장애를 가진 사람들을 병으로부터 회복시키는 데는 부족하다. 그러므로 약물치료와 정신사회재활을 병행하는 것이 가장 효과적이다. 이 장에서는 약물치료와 정신사회재활에 대해 살펴보고자 한다.

1. 약물치료

정신장애에 대한 약물치료에는 항정신병약물(antipsychotic drugs)이 사용된다. 여기서 '항정신병'이라는 용어는 '정신병에 대항한다'는 의미이다. 이 용어는 향정신성약물(psychotropic drug)과 발음이 비슷해서 일반인들이 듣기에 혼동되기도 하는데, '향정신성'이라는 용어는 '정신에 향한다', 즉 '정신에 작용한다'는 뜻이다. 다시 말해 향정신성약물은 '뇌에 작용하여 정상적 또는 비정상적인 정신기능에 영향을 미치는 약물'로 정의되며, 정신과에서 치료적 목적으로 사용하는 모든 약물을 일컫는다. 그러므로 향정신성약물 중의 한 가지가 항정신병약물이다.

1) 약물치료의 역사

과거에는 정신장애에 효과적인 약물이 없었다. 그래서 단지 환자를 가두어 두거나, 환자의 증상이 심하면 묶어 두었다. 예를 들어, 쇠사슬로 묶어 놓거나, 아주 뜨거운 물에 담가서 기진맥진하게 만들거나, 일부러 말라리아 병에 걸리게 하여 고온으로 정신병 환자를 치료하였다. 미국 정신과학의 아버지로 불리는 정신과 의사인 Benjamin Rush(1745~1813)는 흥분된 환자를 안정시키기 위해 환자를 안정시키는 의자를 개발하였다. 환자가 흥분할 때 의자에 앉혀 사지를 묶고 환자의 눈과 귀를 막고, 환자가 안정될 때까지 묶어 두는 것이다 그림 14-1 .

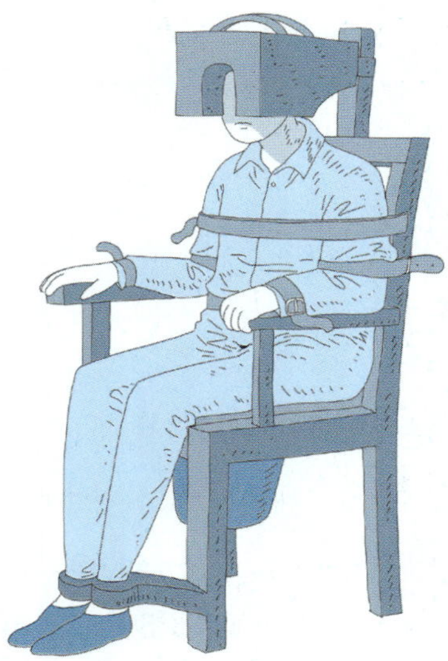

그림 14-1 Benjamin Rush가 개발한 환자를 안정시키기 위한 의자

1930년대부터는 몇 가지 방법이 새로 개발되었는데, 수면제를 지속적으로 투여하여 계속 잠을 재우거나(지속수면요법), 인슐린을 혈관에 주사하여 인슐린 쇼크로 며칠간 혼수 상태에 빠지게 하거나, 전기충격요법을 사용하여 뇌를 일시적으로 흔들어 놓거나, 뇌수술로 뇌의 전두엽을 일부 제거함으로써 환자를 무기력하게 만드는 방법을 사용하였다. 국내에서도 1960년대까지는 주로 지속수면요법이나 인슐린 쇼크 요법을 사용하였다. 그러나 이러한 방법들은 환자가 다른 사람에게 피해를 입히거나 귀찮은 행동을 못하도록 하기 위하여 환자를 멍청하고 무기력하게 만드는 방법이지 실제로 환자를 치료하는 방법이 되지는 못했다.

최초의 항정신병약물은 클로르프로마찐(Chlorpromazine)이다. 이 약물은 1950년에 개발되었으며, 현재까지도 항정신병약물로 사용되고 있다.

2) 약물치료의 중요성

항정신병 약물은 정신장애의 생물학적 취약성을 직접 바꿀 수는 없지만 재발에 대한 취약성을 완화시키는 역할을 한다. 정신장애는 약물을 복용하지 않을 경우 5년 내에 재발할 가능성이 70~80%에 이르며, 약물복용을 하지 않는 상황에서는 어떤 치료법도 효과를 보지 못한 연구결과들이 이를 지지하는 증거들이다. 항정신병 약물의 기능으로는 첫째, 뇌의 이상(신경전달물질의 이상)이라는 생물학적 가설에 근거하여 약을 복용함으로써, 신경전달물질의 불균형을 바로 잡아준다. 둘째, 증상을 완화시킨다. 셋째, 재발을 방지한다. 그러나 꾸준한 약물복용의 중요성에도 불구하고 약에 대한 오해와 약물에 따른 부작용으로, 임의로 약의 용량을 조절하는 경우가 많다. 그러나 재발 방지에 약물복용은 필수적이다.

3) 복용하는 약물의 종류

정신장애를 가진 사람들이 복용하는 약물은 보통 세 종류이다. 즉, 항정신병약물,

부작용 방지약물, 기타 약물(비타민이나 소화제 또는 수면제 등)이다. 이 중 필수적인 약물은 항정신병약물이며 나머지는 보조적인 약물이다.

4) 약에 대한 오해

정신장애를 가진 사람들은 약에 대한 오해 때문에 약물복용을 중단하거나, 임의로 약의 용량을 조절하는 경우가 흔히 있다. 일반적으로 약을 거부하는 이유는 표 14-1 과 같다.

표 14-1 약물 복용을 거부하는 일반적인 이유

1. 약물 부작용이 나타난다.
2. 약을 먹을 때마다 환자라는 사실이 떠오른다.
3. 언제까지 약을 먹어야 할지 명확하지 않다.
4. 자신의 자율성을 상실했다는 생각이 든다.
5. 약 먹는 것을 자주 잊어버린다.
6. 증상이 약을 먹지 못하게 한다.
7. 약에 대한 잘못된 생각을 가지고 있다.

표 14-1 에서 보는 것과 같이 항정신병 약물을 복용하면 약물부작용과 자신의 통제감을 상실했다는 느낌, 그리고 병으로 인한 인지적 손상이나 증상이 약물복용을 방해하게 된다. 그 중에서도 가장 중요한 원인은 약에 대한 잘못된 생각(오해)을 가지고 있기 때문이다. 이는 정신장애를 가진 사람들뿐만 아니라 일반인들도 가지고 있는 오해들이다. 항정신병약물에 대한 오해가 표 14-2 에 제시되어 있다.

표 14-2 항정신병 약물에 대한 오해

1. 항정신병 약은 위험한(독한) 약이다. 2. 약을 복용하면 '약물에 중독된다', '약을 못 끊게 된다', '내성이 생겨서 점점 더 양을 늘려야 된다'. 3. 약을 계속해서 복용하면 머리가 나빠진다. 4. 약을 한꺼번에 많이 복용하면 치료효과도 그만큼 커질 것이다. 5. 약물복용 용량(몇 알 혹은 몇 mg)이 병의 상태를 알려주는 척도이다. 6. 주사제가 더 좋다. 7. 약을 먹을 때 음식을 가려야 한다. 8. 약물치료만이 유일한 방법이다.

표 14-2 에서 보는 바와 같이 항정신병 약물에 대한 오해들이 많다. 그 중에서 일반적으로 항정신병 약물은 위험하다는 오해를 많이 가지고 있다. 그러나 이런 오해는 겉으로 나타나는 약물부작용을 보고서 위험한 약이라고 생각하게 된다. 하지만 항정신병 약물은 매우 순한 약이다. 항정신병 약물은 위장, 간장, 심장 등 내장계통에 거의 해를 끼치지 않는 것으로 알려져 있다.

그 다음으로 항정신병 약물을 계속 복용하면 중독된다고 생각한다. 그러나 항정신병 약을 아무리 오랫동안 복용하더라도 중독되지 않는다. 즉, 약을 복용하지 않으면 금단 증상이 나타나지 않는다. 그 다음 약을 복용하면 머리가 나빠진다고 생각한다. 그러나 항정신병 약물은 인지기능에 영향을 미치지 않는다. 즉, 항정신병 약물과 지능 사이에는 상관이 없다. 정신장애를 가진 사람들이 항정신병 약물을 복용한 후에 기억력이 떨어졌다고 호소하지만 기억력보다는 집중력이 저하된 것이다. 집중력 저하는 약물 때문이라기보다는 병의 증상으로 생기는 것이다.

5) 약물치료의 문제점

약물치료는 정신장애를 가진 사람들의 치료에 효과적인 방법이다. 그러나 약물치료에도 몇 가지 문제점을 가지고 있다. 첫째, 항정신병 약물은 정신장애를 가진 사람들의 증상을 감소시키지만 원하지 않는 약물부작용이 나타난다. 둘째, 약물은 정신장애에 대한 근본적인 치료방법이 아니다. 즉, 약물을 통해 환자의 증상을 감소시킬 수 있지만 심리장애의 원인이 되는 요소를 제거해 주지는 못한다는 것이다.

2. 정신사회재활

정신사회재활 접근법은 정신장애를 가진 사람들을 위한 예방, 치료, 재활이라는 정신보건 분야의 세 가지 주요 영역 중 한 가지로 확고하게 자리잡고 있다. 정신사회재활을 위한 다양한 서비스프로그램들이 개발되었으며, WHO에서도 이를 전 세계에 보급하고 채택하기를 권장하고 있다. 정신사회재활은 1960년대의 탈기관화 운동에서 시작되었다.

우리나라의 정신보건정책도 크게 지역사회정신건강(community mental health)을 지향하고 있으며, 그 중 만성정신장애인에 대해서는 정신사회재활(psychosocial rehabilitation) 모델을 채택하고 있다. 먼저 정신사회재활 모형과 우리나라에서의 정신건강분야의 변화에 대해서 살펴보면 다음과 같다.

1) 정신사회재활의 목적

정신사회재활은 정신장애를 가진 사람들의 기능력을 높여서 그들이 스스로 선택한 환경 속에서 최소한의 전문적인 개입을 받으면서 성공적이고 만족스럽게 살 수 있도록 하는 것을 목적으로 한다. 즉, 정신사회재활은 정신장애를 가진 사람들이 다시 사회(가정이나 학교, 직장)에 복귀하여 독립적인 사회생활을 유지하는 데 도움을 주는 모든 방법을 말한다. 정신사회재활은 일반적으로 약물치료를 제외한 모든 치료를 의미하므로 그 영역은 대단히 넓다고 할 수 있다.

2) 정신사회재활 모형

세계적으로 지난 70년 동안 정신장애를 가진 사람들에 대한 새로운 시도가 있어왔다. 이것은 정신장애에 대해 가지고 있었던 우리의 기본적 패러다임의 변화를 말하는데, 구체적으로 정신질환에 대한 기존의 의학적 모형에서 정신사회재활 모형으로의 전환이다. 이로 인해 우리는 정신장애에 관해 지금까지 몰랐던 정신장애의 발

표 14-3 정신사회재활 모형

단계	손상 (impairment)	기능결함 (dysfunction)	역할장애 (disability)	불이익 (disadvantage)
정의	심리적, 생리적 혹은 해부학적인 구조나 기능이 상실되거나 어떤 이상이 생긴 상태	정상이라고 생각되는 방식과 범위 내에서 활동수행 능력이 제한되거나 부족한 상태	정상이라고 생각되는 방식과 범위 내에서 역할수행 능력이 제한되거나 부족한 상태	어떤 개인이 정상적인 역할을 수행하는 일에 제한과 방해를 받는 불이익 상태
예	환각, 망상, 우울, 무감동	직무적응 기술 부족, 사회기술 부족, 일상생활 기술 부족	학교를 다니지 못함, 취업을 하지 못함, 거주지가 없음	차별화, 편견, 가난
대표적 개입법	약물치료 정신치료	재활상담 기술훈련 환경지원	직업재활상담 역할훈련 환경지원	제도 변화 권익옹호 편견 일소하기

출처: Anthoy et al.(2002). Psychiatric Rehabilitation. Center for Psychiatric Rehabilitation.

생과 치료, 재활과정에 대한 새로운 사실을 발견하게 되었고, 이에 따른 새로운 접근법이 필요하다는 것을 깨닫게 되었다.

정신사회재활 모형은 재활적 관점을 간단하게 제시해 주고 있는데, 이 모형은 신체장애인의 재활 모형에 기초한 것이다.

정신사회재활 모형 표 14-3 에서는 한 개인에게 정신질환이 발생하면 네 가지 단계로 그 영향이 진행된다고 주장한다(Anthony et al., 2002). 첫 번째 단계는 손상으로 심리적, 생리적 혹은 해부학적인 구조나 기능이 상실되거나 어떤 이상이 생긴 상태로서 환각과 망상, 우울 등의 증상을 경험하게 된다. 따라서 이 단계에 대한 개입법으로는 약물치료와 정신치료이다. 손상에서 나타나는 여러 가지 증상은 생활상의 기술을 떨어뜨린다. 즉, 기능결함에 영향을 주게 된다.

기능결함은 정상이라고 생각되는 방식과 범위 내에서 활동수행 능력이 제한되거나 부족한 상태로서 직무적응 기술 부족과 사회기술 부족, 일상생활기술이 부족한 것이다. 이 단계에 대한 개입법으로는 재활상담, 기술훈련, 환경지원이다.

세 번째 단계에서는 역할장애가 일어난다. 즉, 정상이라고 생각되는 방식과 범위 내에서 역할수행 능력이 제한되거나 부족한 상태로, 정신장애로 인해 학교를 다니지 못하거나 취업을 하지 못하게 되는 것이다. 따라서 이 단계에 대한 개입법으로서는 직업재활, 역할훈련, 환경지원이다.

마지막으로 불이익을 받는 단계로서, 사회적 편견과 차별로 인해 정신장애인이 정상적인 역할을 하는 데 제한과 방해를 받는 것이다. 그러므로 이 단계에 대한 개입법으로는 제도를 변화시키고, 권익옹호운동과 편견 일소하기 등이다.

이와 같이 한 개인에게 정신장애가 일단 발생하면 네 단계로 진행되면서 개인의 삶에 부정적 영향을 미치는데, 각 단계들은 또한 서로에게 영향을 주고받는다. 즉, 증상은 사회적 기술을 떨어뜨리고, 사회기술이 없으면 증상이 악화된다. 또한 사회기술이 없으면 역할수행을 하기 어렵고, 반대로 아무리 기술이 있어도 사회 속에서 할 일이 없으면 기술은 떨어진다. 역할수행능력이 없으면 사회적으로 낙인과 편견을 불러일으키고, 되돌아 정신장애가 있는 사람들을 직장에서 고용하지 않거나 사회로부터 고립시키면 가지고 있는 능력도 무너진다(신성만 외, 2014). 따라서 정신장애가 있는 사람이 회복되기 위해서는 이 네 가지 단계의 모든 측면에서 도움을 필요로 한다. 즉, 네 가지 서비스가 서로 보완하며 협동할 때 환자의 문제가 해결될 수 있으므로 정신보건전문가들은 각 단계에 포함되는 모든 서비스를 제공해야 하는 것이다(박병선, 2012; Anthony et al., 2002).

이 모형에서 강조하고 있는 점은 치료법과 재활법은 다르다는 것이다. 치료는 첫 번째 손상에 해당하는 것이고, 나머지 세 가지 단계는 모두 재활에서 담당하는 것이다. 물론 치료와 재활은 서로 배타적인 것은 아니며, 상호 보완적이어서 양자가 모두 필요하다. 그리고 그 경계선이 명확하게 구분되지 않으며 연속적인 특징도 있다. 이런 이유로 재활을 치료의 연장 혹은 치료의 확장으로 보고 재활치료라고 부르기도 한다(신성만 외, 2014).

정신사회재활 모형을 채택한 우리나라도 비록 그 역사가 짧기는 하지만 대부분의 사회복귀시설에서는 네 가지 단계에 초점을 맞춘 통합정신재활서비스를 제공하고 있다.

3) 우리나라의 정신사회재활에서의 변화

1995년에 정신보건법이 제정(2015년 정신건강증진 및 정신질환자복지서비스 지원에 관한 법률로 개정)된 이후, 우리나라의 정신건강 분야에는 커다란 변화들이 있어 왔다. 그런 변화는 크게 두 가지로 구분되는데, 하나는 제도적인 측면의 변화이며 나머지 하나는 서비스의 내용적인 측면이다.

(1) 제도적 변화

정신보건법의 시행 이후 제도적인 측면에서의 변화로는 정신건강복지센터의 설치, 사회복귀시설의 설립, 정신보건요원 양성제도의 실시, 정신사회재활협회의 발족, 정신보건가족협회의 탄생 등이다. 그 중에서 가장 두드러진 변화가 사회복귀시설과 정신건강복지센터 시설의 양적인 증가이다. 사회복귀시설은 정신질환자를 정신의료기관에 입소시키거나 정신요양원에 입소시키지 않고 사회복귀촉진을 위한 훈련을 행하는 시설로 그 속에는 생활훈련시설, 작업훈련시설, 종합훈련시설, 주거시설로 구분된다. 정신건강복지센터는 일정한 지역 내의 정신질환자의 발견, 등록, 의뢰체계 구축, 위기관리 및 응급수송, 전화 및 가정방문 등을 통한 정신보건상담, 지역 내 정신질환자는 물론 입원 환자의 사례관리, 주간보호프로그램 운영, 환자 및 가족교육, 지역사회 주민을 대상으로 하는 정신건강증진교육, 정신보건관련 행정지원 등의 기능을 수행하는 곳이다.

(2) 내용적 변화

정신재활의 제도적인 측면의 양적인 증가에 비례해서 우리나라의 서비스의 내용적인 측면의 향상은 아직 미흡하다. 그 이유로는 첫째, 정신사회재활 모형은 기존의 정신건강 전문가들이 자신들이 새로운 현장에서 해야 할 역할에 대해 제시하고 있지만 현실적으로 전문가들이 무엇을 해야 할지 혼란스러워 하기 때문이다. 이처럼 전문가들이 자신의 역할에 대해 혼란을 겪고 있는 이유로는 새로운 모형에 대한 기본적인 철학과 새로운 개념에 익숙하지 않기 때문이며, 또한 정신사회재활 모형이 제 분야의 다양한 배경을 가진 전문가들의 협력과 교류를 요구하기 때문이다. 하지만 현재 우리나라 재활 현장에서 제공하고 있는 대표적인 치료방법으로는 다음과 같은 프로그램들을 제공하고 있다. 즉, 지지적 정신치료, 사회기술훈련, 환자교육, 가족교육 등이다. 현재 우리나라의 경우는 숭인정신재활연구소와 새미래정신재활연구소에서 정신장애를 가진 사람들을 위해 체계적이고 구조화된 프로그램들을 개발하여 제공하여 왔다.

● 사회기술훈련

사회기술훈련은 정신장애를 가진 사람들이 사회생활을 하는 데 필요한 다양한 기술들을 아주 체계적이고 조직적으로 가르치는 것이다. 넓은 의미로의 사회기술훈련에는 스스로 약물을 관리하는 기술, 증상을 관리하는 기술, 스트레스를 관리하고 대처하는 기술, 자기 주장 기술 등 사회생활 전반에 대한 기술을 체계적으로 가르치는 것을 의미한다.

좁은 의미로서의 사회기술훈련은 대화기술을 가르치는 것을 의미한다. 정신장애를 가진 사람들은 일찍 병이 나게 됨으로써 필요한 기술을 익히지 못했고, 또한 병의 증상으로 다른 사람들과 대화하는 기술이 많이 부족하다. 그러므로 대화기술에서는 대화를 시작하고, 유지하고, 마무리하는 기술 등을 가르치게 된다.

● 환자교육

환자교육에서는 정신장애를 가진 사람들에게 병과 관련된 정보, 즉 병의 원인, 증상, 경과, 예후, 치료법, 재활기법 등에 대한 정보를 포괄적으로 제공함으로써, 자신의 병에 대한 이해를 높이고 병을 인정하며 치료와 재활활동에 적극적으로 참여하고자 하는 동기가 일어나도록 하는 데 그 목적이 있다.

정신장애를 가진 사람들을 대상으로 교육을 실시한 결과, 정신장애를 가진 사람들도 정신과적 개념들을 이해할 수 있고, 약물에 대한 정보를 제공받았을 때 약물순응 반응이 향상되어졌음이 밝혀졌다. 따라서 정신장애도 일반만성질병의 경우와 마찬가지로 병을 가진 환자 본인에게 병과 관련된 교육을 실시하는 것이 바람직하다.

● 가족교육

정신장애를 치료하기 위해서는 환자 스스로의 노력도 중요하지만 무엇보다 가족의 역할이 중요하다. 그러므로 가족들에게 교육을 해주는 것은 중요한 의미를 지닌다. 즉, 가족들은 병에 대한 올바른 지식을 배워야 한다. 그래야만 정신장애를 가진 사람들을 지나치게 과잉보호하거나 비판적인 태도로 인해서 재발하는 것을 방지할 수 있다. 무엇보다 올바른 병의 원인과 치료방법을 알아 불필요한 죄책감으로부터 벗어날 수 있으며, 또한 경제적인 문제와 치료에 대한 계획을 세우고 환자를 돌볼 수 있다. 일반적으로 가족교육의 내용은 병에 대한 지식 및 가족의 올바른 태도, 어려운 상황에 대한 구체적인 대응기술 등이다.

● **취미활동 프로그램**

위에서 제시된 사회기술훈련과 환자교육, 가족교육은 교육 프로그램이라고 할 수 있다. 반면 취미활동 프로그램은 어떤 활동을 통해 삶의 즐거움, 성취감을 증가시키고자 하는 활동들을 의미한다. 여기에는 다양한 오락 및 여가활동 프로그램들이 포함된다.

4) 정신사회재활 접근법의 효과성

정신사회재활은 정신장애인에게 손상, 기능결함, 역할장애, 불이익 단계에 대한 종합적인 서비스를 강조하고 있으며, 무엇보다 일차적인 초점은 기능을 향상시키는 데 있다. 따라서 최근에는 정신장애인에게 어떤 서비스를 중점적으로 제공해야 할 것인지에 대한 사정평가도구와 서비스를 제공하고 난 후의 효과성을 측정할 수 있는 성과평가 도구 개발에 관심을 가지고 있다(박병선, 2012).

이와 같은 도구들을 통해 정신사회재활의 효과는 많은 연구자들로부터 증명되어 왔다. 정신재활의 효과를 살펴보면 첫째, 증상과 재발, 재입원율의 감소이다. 둘째, 기능의 향상과 취업률이 상승되었다는 것이다. 셋째, 낮은 약물복용으로 생활을 유지할 수 있고, 정신장애를 가진 사람들의 자기관리 능력이 높아진다는 것이다. 그 외에도 삶의 질 향상, 스트레스에 대처하는 능력 향상, 자기효능감, 자신감, 친구 수, 활동성, 사회적응력 등이 높아지며, 가족의 부담이 줄어들었다는 연구결과들이 보고되고 있다.

연습문제

1. 정신장애인들이 약물을 복용하는 이유는 무엇인가?

2. 항정신병 약물에 대한 오해에는 어떤 것들이 있는가?

3. 정신사회재활 모형에 근거해 보면 정신장애인들에게 어떤 서비스를 제공해야 하는가?

chapter 15

심리치료

심리치료는 개인에게서 나타나는 인지적 · 정서적 · 행동적 장애나 무능력을 치료하기 위해 이루어지는 것을 의미한다. 심리치료는 개인을 대상으로 행하는 경우와 집단 혹은 가족을 대상으로 실시되는 경우가 있다. 어떤 심리치료를 사용할 것인가는 대상자의 상태와 치료자의 이론적 배경 등에 의해 결정된다. 따라서 본 장에서는 정신분석치료, 행동주의치료, 인본주의치료, 인지적 행동치료, 합리적 정서치료 및 현실치료에 대해 살펴보고자 한다.

1. 정신분석 치료(Psychoanalysis Therapy)

정신분석 치료는 Freud에 의해 개발되었다. 이 치료기법은 성장 초기의 정신성욕의 발달단계에서 발생되는 갈등이나 억압에 수반되는 환자의 무의식과 동기, 갈등을 의식화함으로써 문제를 해결하려고 하는 것이다. 따라서 정신분석에서는 환자의 무의식적 갈등 내용을 의식화하는 것이 중요한데, 무의식의 내용을 알아볼 수 있는 방법은 자유연상(free association), 꿈의 분석(analysis of dream), 저항의 분석(analysis of resistance), 전이의 분석(analysis of transference) 등이다. 각각의 내용은 다음과 같다.

● 자유연상(free association)

자유연상은 억압된 것을 알기 위해 마음속에 떠오르는 느낌, 생각, 기억, 감정들을 자유롭게 이야기하도록 하는 것이다. 이런 과정에서 유아기 때 억압되었던 경험들이 나타난다고 생각한다. 이런 자유연상을 통해 나온 무의식적 자료나 충동들을 의식화하여 자기 통제 아래서 수정과 승화를 해 나가도록 하는 과정이다.

● 꿈의 분석(analysis of dream)

정신분석에서는 꿈을 통해 본능적 충동과 억압된 감정들을 표현한다고 생각한다. 그러므로 치료자는 환자의 꿈을 분석하려고 한다. 자아(ego)의 경계가 약화되어 있을 때, 원초아(id)에 의해 표현될 수 없었던 무의식적 동기나 갈등이 나타날 수 있으며, 그것이 위장되어 있거나 상징적인 형태로 나타난다. 따라서 치료자들은 꿈의 내용 속에 상징적으로 나타나는 것을 분석하여 억압된 동기나 잠재된 무의식적 본능을 이해할 수 있다.

● 저항의 분석(analysis of resistance)

저항의 분석은 오랜 시간이 걸리고 어렵지만 절대적으로 필요하고 기본이 되는 과정이다. 자유연상 과정에서 환자들은 저항을 나타내는데 이런 저항들은 회상하기 괴롭거나 개인의 생활이나 적개심과 관련된 것, 또는 화나게 하는 감정들이 억압된 것을 의식으로 표현하기를 방해하기 때문에 나타난다. 따라서 정신분석에서는 이 저항을 깨버리고 환자 스스로 고통스러운 생각이나 소망, 경험에 직면하도록 한다.

● 전이의 분석(analysis of transference)

전이란 과거에 경험했던 감정, 갈등, 태도, 욕망, 기대 등을 현재 상황의 치료자에게 동일시함으로써 나타내려는 것이다. 전이에는 두 가지 종류가 있는데, 첫째 긍정적 전이(positive transference)로서 전이가 사랑이나 존경심과 같은 것으로 나타나는 것이다. 둘째는 부정적 전이(negative transference)로서 적개심이나 시기의 대상과 같이 부정적인 감정으로 전이되는 것이다. 그러나 대부분 전이된 감정이 이중적이고 양가감정을 나타내게 된다. 이런 감정의 전이를 환자들은 정서적 취약성 때문에 매우 어렵고 위험하다고 보기 때문에 치료자들은 전이된 감정을 해석해 주고, 성장 초기의 경험과 태도를 이해시켜 주려고 한다.

정신분석은 정신장애를 마음의 병으로 보고 심리적 과정으로 설명하려는 것이다. 정신분석에서의 신경증은 원초아(id)의 쾌락적이고 비합리적인 충동이 초자아(superego)에 의한 내재화된 구속 사이에서 야기되는 갈등을 적절히 해결하지 못한 결과로 보는 것이다. 그러므로 정신분석 치료에서는 원초아(id)의 힘을 알게 하고, 초자아(superego)의 요구에 지나치게 굴복하는 것을 줄이고, 자아(ego)의 역할을 강화시켜 주려고 시도한다.

2. 행동치료(Behavior Therapy)

행동치료는 학습원리에 기초를 두고 시행되는 심리치료이다. 다시 말해 행동치료에서는 고전적 조건형성과 조작적 조건형성의 원리 및 절차를 적용하여 심리적 장애를 평가하고 치료를 하는 것을 말한다. 행동치료의 범주 속에는 고전적 조건형성 원리를 이용하는 자극-반응 기법, 조작적 조건형성의 원리에 기반한 행동수정, 그리고 사회학습 원리에 기반을 둔 인지-행동치료 등이 포함된다. 행동치료의 다양한 기법들 중에서 역조건형성에 기반을 둔 체계적 둔감법의 예를 보면 다음과 같다.

● 체계적 둔감법(systematic desensitization)

체계적 둔감법은 Wolpe(1958, 1969, 1973)에 의해 개발된 것으로 특히 부적응적 불안을 경감시키기 위한 기법이다. 이 기법은 내담자가 불안을 느끼는 상황을 묘사하는 상상적 장면과 이완을 짝짓는 것을 포함한다. 체계적 둔감법은 역조건형성(counterconditioning)의 원리에 근거를 두고 있다. 역조건형성은 단순히 한 유형의 반응을 다른 유형의 반응으로 대치하는 학습원리를 의미하고, 둔감법은 불안을 이완으로 대치하는 절차를 의미한다. Jones(1924)은 체계적 둔감법을 이용하여 토끼에 대해 공포를 가지고 있는 소년을 성공적으로 치료하였다. 그녀의 피험자는 3세 된 Peter로서 토끼에 대한 공포증을 가진 소년이었다. Jones는 토끼의 모습을 Peter가 좋아하는 아이스크림을 먹는 것과 같은 유쾌한 경험과 짝지어 주었다. 즉, Peter가 방 안에서 혼자 앉아 놀고 있는 동안 우리에 들어 있는 토끼를 가져다가 그가 무서워하지 않을 만큼 충분한 거리에 두었고, 그녀는 이 시점에서 Peter에게 충분한 양의 아이스크림을 먹게 하였다. 이렇게 아이스크림과 짝을 지어 매일 토끼 우리를 좀 더 가까이 가도록 하였는데, 결국 Peter는 토끼를 무서워하지 않게 되었다.

여러 연구 문헌들에서 체계적 둔감법의 효과가 검증되어 왔는데, 이 치료기법은 고소공포증, 운전공포증, 다양한 동물 및 곤충공포증, 시험공포증, 비행기공포증, 학교공포증, 다른 사람 및 권위적 인물의 거절에 대한 공포증, 주사공포증, 상해공포증, 죽음에 대한 공포증 등 공포증과 언어장애, 성적이상, 노출충동, 동성애, 천식발작, 불면증, 알코올중독, 분노발작, 몽유병, 악몽 등의 여러 장애에도 이 기법이 효과가 있음이 밝혀졌다.

이 외의 행동치료 기법에는 조작적 조건형성 원리에 기초한 수반관계의 원리(바람직한 행동이 발생한 후에 적절한 강화물을 제공함으로써 바람직한 행동의 빈도를 향상시키려는 목적)와 문제행동을 제거하려는 수반관계의 처벌(바람직하지 못한 행동 후에 부정적인 혹은 혐오적 처벌을 통해 행동의 빈도를 낮추는 것), 타임아웃(바람직하지 못한 행동을 했을 경우 일시적으로 고립시키는 것), 변별강화(바람직한 행동 후에는 반드시 강화를 주고, 바람직하지 않은 행동 후에는 무시하는 것) 등의 기법들이 있다.

3. 인본주의적 심리치료(Humanistic Psychotherapy)

인본주의는 심리학의 제 3세력으로 불린다. 그 이유는 정신분석이나 행동주의가 가지고 있는 인간의 결정론에 반대하여 인간의 자유의지를 강조하기 때문이다. 인본주의자들은 개인의 자유의지 외에도 자기실현을 향한 욕구를 강조한다. 우리는 자신이 가진 잠재력을 최대로 발휘하려는 기본적 욕구를 가지고 있으며, 심리치료자는 이들 개인이 가진 잠재력을 실현하는데, 안내자 역할을 하게 된다고 보는 것이 인본주의자들이 취하는 기본적 자세이다.

인본주의 심리치료는 인간중심 심리치료와 게슈탈트 심리치료, 실존적 심리치료로 구분된다.

● 인간중심 심리치료(person-centered psychotherapy)

인간중심 심리치료는 1940년대 Rogers에 의해 개발된 치료기법이다. 그는 그 시대에 성행하던 정신분석이나 지시적 상담치료와는 다른 입장을 가지게 되었다. 그는 치료자의 온화함과 반응성, 내담자의 감정을 자유롭게 표현할 수 있도록 허용하는 분위기, 아무런 강압을 받지 않는 관계를 특징으로 하는 비지시적 상담을 강조하였다. 인간중심 치료자들은 내담자에게 효과적인 변화를 일으키기 위해 필요한 치료자의 태도로 공감적 이해와 긍정적 존중, 진솔성 혹은 일치성을 강조한다.

● 게슈탈트 심리치료(Gestalt psychotherapy)

게슈탈트 심리치료는 1940년대 Perls에 의해 개발된 치료기법이다. 이 치료기법은 “전체는 부분의 합 그 이상이다”라고 주장한 독일의 형태주의 심리학에 영향을 받았다(Perls, 1973). 이 치료기법에서는 자각의 확장, 책임감의 수용 및 개인의 통일을 강조한다. 따라서 이 접근법은 개인의 자기 내에 존재하는 양극성 혹은 이분법의 통합에 초점을 둔다. 즉, 치료자는 내담자로 하여금 지금-여기(now here)에 존재함을 경험하도록 도와준다. 이 치료기법에서는 해석을 하지 않고, 내담자 스스로 자기 행동의 의미를 파악하도록 격려한다.

지금-여기에서의 직접적 경험을 강하게 하고, 양극적인 감정을 통합하도록 하기 위해 '대화게임', '책임 받아들이기', '실연하기', '감정 속에 머무르기' 등의 다양한 게임 혹은 기법들을 사용한다.

● 실존적 심리치료(existential psychotherapy)

실존적 심리치료는 어느 한 개인이나 집단에 의해 만들어진 것이 아니라 2차 세계대전을 전후로 유럽의 실존주의 철학자들의 사상에 근거로 몇 명의 심리학자와 정신의학자들에 의해 개발된 일종의 정신운동이다. 실존적 심리치료는 성격구조의 역동적 모델을 가정하는 역동적 심리치료의 한 형태이다. 실존치료자들은 내담자가 적어도 부분적으로는 무의식적인 갈등에서 야기된 불안을 경험한다고 가정한다. Yalom(1980)은 인간 존재가 가지고 있는 네 가지 궁극적인 관심사로 죽음, 자유, 고립 및 무의미성을 강조한다. 개인이 이런 관심사에 직면하게 될 때 실존적 갈등이 생겨나게 되며, 실존적 심리치료는 이러한 갈등에서 야기되는 불안을 다루게 된다.

4. 인지적 행동치료(Cognitive Behavior Therapy)

인지적 행동치료는 Beck이 개발한 치료기법으로 초기에는 우울증 환자의 치료에 많이 적용되었지만 최근에는 그 영역이 다른 정신장애에까지 확산되고 있는 추세이다(Beck & Freeman, 1990).

인지적 행동치료는 부정적이며 비현실적인 사고방식에 대한 내담자의 주의에 초점을 두며 생활 상황들을 좀 더 논리적이며 현실적으로 생각하도록 내담자를 격려함으로써 악순환을 깨뜨리려고 노력한다. 치료자가 사용할 수 있는 한 기법은 우울한 사람의 기분을 하루 온종일 일정한 간격으로 기록하는 것이다. 일반적으로 개인은 시간이 지나감에 따라 그러한 기분이 변화한다는 것을 알게 된다. 치료자는 내담자가 언제나 우울해져 있을 필요가 없다는 것, 즉 개인은 행복하거나 열정적 혹은 낙천적인 사람일 수 있다는 것을 깨닫도록 도움을 주는 데 이러한 통찰을 사용한다. 치료자는 그 다음에 성공적인 경험의 가능성을 증가시키기 위해서 내담자가 자신의 행동을 변화시키도록 도와준다. 그리고 나서 개인의 부정적인 사고방식에 도전하고 그들을 변화시키는 데 이러한 성공적 경험들이 사용된다.

이 치료기법에는 자신의 활동시간표를 작성하여 행동할 수 있도록 하는 주간활동시간표(weekly activity schedule), 과제를 완성하는 데 필요한 각 단계를 성공하는 것을 머릿속으로 상상하는 인지적 시연(cognitive rehearsal), 주장훈련(assertive training), 역할연기(role playing) 등이 사용된다.

1) 주요 개념

Beck이론의 주요 개념으로는 자동적 사고(automatic thinking), 도식(schema), 잘못된 정보처리 등이 있다.

● 자동적 사고

한 개인이 어떤 상황에 대해 내리는 즉각적이고 자발적인 평가를 의미한다. 이 사고는 심사숙고하거나 합리적으로 판단하여 내리는 것이 아니라 자동적으로 그 상황에 튀어나오는 사고이다. 대개 자동적 사고에 따라 그 순간 느껴지는 감정이 달라질 수 있다. 예를 들어, 길거리에서 누군가 나를 쳐다보면 그 순간 "나를 무시한다"는 자동적 사고는 불쾌한 감정을 유발하게 된다.

● 도식

모든 상황은 다양한 자극들로 구성되어 있지만 개인 자신의 인지구조에 따라 특정 자극에만 선택적으로 주의를 기울여 반응하게 된다. 이러한 인지구조를 도식이라 하는데 이것은 비교적 안정적인 인지 패턴으로 유사한 상황을 일정하게 해석하는 경향이 있다. 이러한 도식(예: 개는 무섭다)은 특정 대상에 대한 이전 경험(예: 개에게 물린 경험), 타인이 겪는 경험의 관찰(예: 타인이 개에게 물리는 것을 관찰), 그리고 그 대상에 대한 타인과의 대화(예: 개를 가까이 하면 물린다는 부모의 이야기) 등으로 인해 형성된다. 여기에는 핵심믿음과 중간믿음이 있다.

- **핵심믿음** 아주 근원적이고 깊은 수준의 믿음으로 흔히 그들조차도 인식하지 못한다. 사람들은 이러한 믿음을 당연한 것으로 여기고 절대적인 진리로 받아들인다. 핵심믿음은 가장 근원적인 수준의 믿음으로 모든 영역에 영향을 미치고 경직되어 있으며, 지나치게 일반화되어 있다.
- **중간믿음** 핵심믿음과 자동적 사고 사이에 중간믿음이 존재한다. 이는 태도나 규칙, 가정들로 구성되어 있어 핵심믿음에 의해 영향을 받고 자동적 사고에 영향을 미친다.

다시 정리하면, 어떤 특정 상황에서 한 사람의 내재된 믿음(핵심믿음)은 그 사람의 지각(중간믿음)에 영향을 주고 이것은 상황 특정적인 자동적 사고를 통하여 표현된다. 그리고 이러한 자동적 사고들은 그 사람의 감정에 영향을 주고 더 나아가 행동에 영향을 주며, 생리적 반응에도 영향을 준다. 다음은 대부분의 사람들이 한 번 읽어서는 이해하기 어려운 책을 처음 읽었을 때 이해되지 않는다고 하여 자신이 무능력하다고 판단하는 사람의 인지모델의 예이다 그림 15-1.

● 잘못된 정보처리

심리적 문제를 가지고 있는 개인들에게는 다음과 같은 정보처리에 오류가 있어 자신

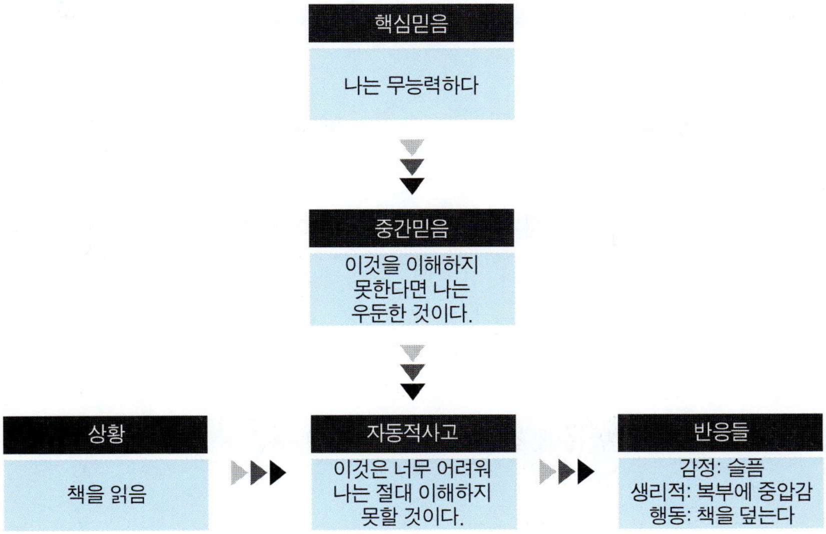

그림 15-1 인지모델의 예

의 생각이 잘못된 것이라는 증거가 있음에도 불구하고 자신의 생각이 옳다고 믿는다.

- **임의적 추론** 결론을 지지할 만한 증거도 없고 오히려 반대 증거가 있음에도 불구하고 특정 결론을 내어 버리는 것이다.
- **선택적 추상화** 사소한 한두 가지 특성만으로 전체를 일반화하는 것이다.
- **과잉일반화** 사소한 사건에 기초하여 그것과 관련되지 않은 상황에까지 광범위하게 적용하는 것을 말한다.
- **과장과 축소** 어떤 사건의 중요성이나 정도를 심하게 왜곡하여 평가하는 오류이다.
- **개인화** 전혀 상관없는 사건을 근거 없이 자신과 관련짓는 것이다.
- **흑백논리/이분법적 사고** 모든 경험을 양극단 중 하나로 평가하는 것이다.

2) 치료방법

Beck의 인지치료의 목표는 환자가 보다 건설적이고 목표 지향적인 활동에 참여하면서, 자신의 능력에 대한 부정적이고 파괴적인 추론을 변화시키는 것이다. 이를 위해서는 치료 초기에는 비교적 인식되기 쉬운 자동적 사고에 초점을 두어 스스로 자동적 사고를 식별하고 평가하며 수정할 수 있도록 돕는다. 그런 후 역기능적 사고의 기저에 잠재되어 있는 중간믿음과 핵심믿음에 치료의 초점이 옮겨진다.

따라서 인지치료자는 환자에게 인지치료에 대한 이론적 근거를 설명하여 이해시키고 자동적 사고를 탐색하여 유용한 사고와 유용하지 못한 사고를 식별하게 한다. 유용하지 못한 사고에 초점을 두어 사고에 따른 감정과 행동을 개념화하여 인지왜곡을 식별하게 한다. 그런 후 합리적인 대안을 생각하도록 돕는데 이런 과정을 반복하면서 점차 중간믿음과 핵심믿음에 접근하게 된다.

5. 합리적 정서치료(Rational Emotive Therapy: RET)

합리적 정서치료자들은 내담자들을 비합리적이며 자멸적인 신념들로 올가미를 쓰게 된 사람들로 보고 있다. Albert Ellis(1973)에 의하면, 대부분의 사람들은 다른 사람과 비교한 다음에 자신을 평가한다. 이것은 자신의 결점을 수용하지 못하게 하며, 흔히 자기경멸이나 방어적인 우월감을 갖도록 한다. 과거에 어떤 일이 일어났는가와는 관계없이 합리적 정서치료자들은 사람들이 자신과 자신의 행복에 대해서 어떻게 느끼는가에 대한 책임은 현재의 자신들에게만 있다고 주장한다. 합리적 정서치료의 목표는 내담자에게 사상에 대한 자기 자신의 그릇된 해석이 그들의 문제의 원인임을 보여 주며 내담자가 좀 더 합리적으로 자신을 볼 수 있도록 가르치는 것이다.

합리적 정서치료자들은 사람들이 자멸적인 방식으로 행동하고 있는 자신을 발견할 때 도움을 구한다고 믿는다. 예를 들어, 어떤 사람들은 자신이 만나는 모든 사람이 곧바로 그들을 사랑하지 않거나 칭찬하지 않는다면, 그들에게 무언가 잘못된 것이 있다고 느낀다. 어떤 사람들은 자기 힘에 부치는 문제를 풀려고 하면서 머리를 짜낸다. 또 어떤 사람들은 분명한 증거를 조사하기를 단순히 거부하고, 자기는 나약하거나, 죄가 있거나 혹은 어리석다는 생각을 계속한다. 이러한 비논리적이고 자멸적인 신념을 교정하기 위하여, 합리적 정서치료자들은 설득, 직면, 도전, 명령 및 이론적인 논박까지도 포함하는 다양한 기법을 사용한다. 합리적 정서치료자들은 내담자를 어린아이로 취급하지 않기 때문에, 어떤 사람들은 치료자의 완강함을 받아들이기가 힘들다는 것을 발견한다. 치료자는 숙제를 줄 수도 있고, 내담자가 상관에게 자기주장을 하도록 고무하기도 하며, 소녀에게 데이트를 청하러 홀에 내려가라는 지시도 하고, 또한 그들을 놀라게 한 개를 때려 주라는 지시도 한다. 간단히 말해, 합리적 정서치료자들은 매우 지시적이다.

1) 주요 개념

- **자기언어** 합리적 정서치료는 모든 정서적 문제의 주요 원인이 그 상황에 대해 스스로 말하는 자기언어(self-talk)에 달려 있다고 전제한다. 자기언어에 따라 감정과 행동이 달라지므로 자기언어가 변화되면 감정과 행동도 변화될 것이라고 본다.
- **합리적 신념** 합리적 신념은 우리가 행동을 합리적이고 효과적으로 통제하는 것으로 객관적 현실에 근거하여 다른 사람과의 불필요한 갈등을 피하고, 편안한 감정을 느낄 수 있도록 하는 사고이다(6장 참조).
- **비합리적인 신념** 비합리적 신념은 우리의 안정된 삶을 방해하고 많은 정서적, 사회적 문제를 야기한다. 이러한 신념들은 주로 어린 시절부터 부모나 문화로부터 영향을 받아 형성된 것이다. 여기에는 항상 남으로부터 사랑과 인정을 받아야 하고 자신은 언제나 성공적이어야 하며, 어떤 위험과 위협도 있어서는 안 된다는 식의 신념들이 여기에 해당된다. 이러한 신념들은 대부분 깨어지기 쉽고 그에 따라 여러 가지 정서적, 행동적 문제를 야기한다(6장 참조).
- **성격형성** 합리적 정서치료에는 성격을 형성하는 기본적인 요소가 일상적인 일련의 자기언어라고 생각한다. 사람들은 어떤 사건이 일어나면 자동적으로 익숙한 자기언어를 보이게 되고 이것이 반복되면서 태도, 가치, 신념을 형성하게 된

다. 이것은 결국 자신에 대한 개념(자아개념)에 영향을 주어 그 개인의 전반적인 감정과 행동을 결정하게 된다. 이것이 성격이라 할 수 있다.

2) 치료방법

합리적 정서치료에서는 행동을 하기 전 혹은 하는 동안 스스로에게 무엇을 말하였는가에 따라 문제행동이 결정된다고 본다. 따라서 치료는 환자가 비합리적이고 부적절한 자기언어를 인식하고 보다 합리적이고 긍정적인 자기언어로 대체하도록 돕는 것이다. 합리정서치료과정은 ABCDE로 설명될 수 있다 그림 15-2 .

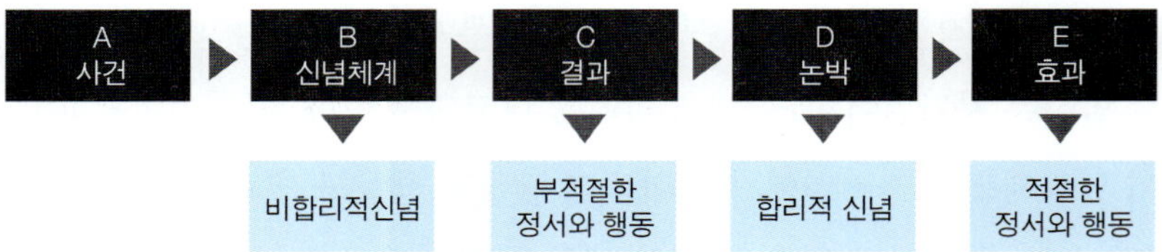

그림 15-2 합리적 정서치료 과정

A는 선행사건(activating event)으로 개인에게 혼란을 야기하는 어떤 사건을 말한다. B는 신념체계(belief system)로 어떤 사건이나 행위 등과 같은 자극에 대해 개인이 갖는 태도 혹은 사고방식이다. 여기에는 합리적 신념(rational belief)과 비합리적 신념(irrational belief)이 있다. C는 결과(consequence)로 그 사건을 신념에 의거하여 해석해서 느끼게 되는 정서적 결과이다. 비합리적 사고방식인 경우 불안, 원망, 비판, 죄책감 등의 감정을 느끼게 된다. D는 논박(dispute)으로 환자가 가지고 있는 비합리적인 신념이나 사고에 도전하고 그것이 사리에 맞는지를 검토하는 것이다. E는 효과(effect)로 환자의 비합리적인 신념에 대해 논박하여 합리적인 신념으로 대체한 뒤 느끼게 되는 수용적이고 긍정적인 감정이다.

6. 현실치료(Reality Therapy: RT)

현실치료는 Glasser의 통제 이론을 바탕으로 성립된 치료법이다. 그는 인간의 유전적인 속성 안에 내재해 있는 다섯 가지 기본적인 욕구들을 가지고 있다고 주장하였는데, 그 욕구는 다음과 같다.

- **생존의 욕구** 신체를 보존하고 살아 있고자 하는 속성을 말한다. 이것은 생물학적인 욕구로서 우리의 생존을 위해 추구하는 행동들에서 나타난다. 예를 들어, 음식을 먹고, 추울 때 옷을 껴입고, 갈증이 나면 물을 마시고 싶어 하는 것이다.
- **소속의 욕구** 사랑하고, 나누고, 협력하고자 하는 인간의 속성을 말한다. 우리는 사랑하고 사랑 받고 싶으며, 어떤 집단에 소속되어 소외되지 않고 싶어 한다. 따라서 결혼하거나 친구를 사귀는 것, 또래집단에 가담하는 것, 가정주부들이 계모임에 가는 것, 학교 동창회나 단체에 가입하고 상징적인 배지를 달고 다니는 것 등은 모두 소속욕구를 충족시키는 행동의 예들이다.
- **힘(성취)의 욕구** 경쟁하고, 무엇을 성취하고, 중요한 존재이고 싶어 하는 속성을 의미한다. 예로서 남보다 공부를 잘하고, 멋진 옷을 입으며, 부자가 되고, 남보다 좋은 것을 가지며, 권력과 능력을 소유하려 하는 것이다.
- **자유에 대한 욕구** 이동하고 선택하는 것을 마음대로 하고 싶어 하는 속성이다. 각자가 원하는 곳에서 살고, 대인관계와 종교활동 등을 포함한 삶의 모든 영역에서 어떠한 방법으로 삶을 영위해 나갈지를 선택하고, 자신의 의사를 마음대로 표현하고 싶어 하는 욕구를 말한다.
- **즐거움에 대한 욕구** 새로운 것을 배우고 놀이를 통해 즐기고자 하는 속성을 말한다. 우리는 재미있는 삶을 원한다. 그래서 오락을 하고, 노래를 부르고, TV를 보거나 스포츠를 관람하고, 직접 운동을 하기도 한다. 또한 즐거움은 새로운 것을 배우고 깨닫는 순간에도 충족된다. 우리가 웃는 주된 이유는 웃는 순간에 즐

거움에 대한 욕구가 강하게 충족되기 때문이다.

Glasser는 행동이란 우리가 기본적 욕구, 즉 소속 · 힘 · 자유 · 즐거움 · 생존 등 다섯 가지 중 하나 혹은 그 이상의 욕구를 만족시키려고 항상 무엇인가를 원하고, 그 원하는 것을 얻으려고 노력하는 것이라고 한다. 또한 이것은 우리들 자신과 나아가 우리가 살고 있는 주변 환경을 통제하기 위한 최선의 선택을 하고자 하는 시도이다. 따라서 현실요법에서 개인은 책임을 지고 자신의 욕구를 만족시키는 행동을 어떻게 선택해야 할지를 배우는 동시에, 다른 사람들과 함께 서로의 욕구를 만족시킬 수 있는 기회를 방해하지 않고 존중해 주어야 한다는 것을 배운다. 현실치료는 행동변화를 위해 상담절차를 W · D · E · P 과정으로 진행한다. 그 과정은 다음과 같다.

- **Want 탐색 : 바람 · 욕구 · 지각 탐색하기** 현실요법에서 상담자는 내담자와 함께 내담자의 바람 · 욕구 · 지각을 탐색하여, 내담자가 그것을 상담자와 나누기 위해 진지하게 상담에 임할 수 있도록 한다.

- **Doing 탐색 : 전행동(全行動)과 행동방향 탐색하기** 전행동 탐색하기는 상담자가 상담과정 초기에 내담자에게 상담의 전반적인 방향, 즉 내담자가 무엇을 하고 있으며 또 어디로 가고 있는가를 탐색하도록 도와주는 과정으로 상담자들은 내담자가 통제할 수 있는 활동을 스스로 탐색할 것을 강조한다.

- **Evaluation : 바람 · 행동 · 계획에 대한 자기평가하기** 현실요법에서의 평가는 개인의 행동과 욕구와의 관계, 그리고 행동 선택의 결과를 점검해 보는 것이다. 내담자의 행동 변화를 위해 그들 스스로 자기평가를 하게 하는 절차는 현실요법에서 가장 핵심이 되는 단계이다.

- **Planning: 계획하기** 대부분의 내담자들은 예전에 계획하기에서 실패한 경험이 있기 때문에 새로운 계획을 세우고 실행하는 데 커다란 두려움을 느낀다. 이 단계에서는 내담자의 가능성을 신뢰하며 용기를 북돋워 줌으로써 간접적으로 희망을 불어넣는다. 계획하기 단계 뒤에는 계획에 대해 약속을 한다. 즉, 내담자 자신이 계획을

실행하겠다고 약속했음을 재확인하게 된다.

현실요법에서 강조하는 것은, 우리 인간들은 우리 자신의 운명을 변화시킬 수 있고 우리의 삶의 선택방식에 대해 책임을 져야 한다는 것이다.

연습문제

1. 정신분석 치료에서 사용하는 기법에는 무엇이 있는가?

2. 체계적 둔감법은 무엇이며, 어떤 절차로 진행되는가?

3. 인지적 행동치료에서 사용되고 있는 주요 개념은 무엇인가?

4. 합리적 정서치료에서 주장하는 ABCDE 과정은 무엇인가?

5. 현실치료에서 주장하고 있는 인간의 기본 5가지 욕구는 무엇인가?

가족스트레스연구회(1994). **엄마의 스트레스**. 창지사.

가족스트레스연구회(1995). **아빠의 스트레스**. 창지사.

과학기술정보통신부, 한국정보화진흥원(2021). 2021 스마트폰 과의존 실태조사.

과학기술정보통신부, 한국정보화진흥원(2022). 2021 스마트폰 과의존 실태조사.

국민건강보험, 건강보험심사평가원(2020). 2019 건강보험통계연보.

국순옥, 이태승 역(1995). **스트레스 어떻게 극복할 것인가**. 민지사.

권석만(1996b). 임상심리학에서의 비교문화적 연구: 정신병리에 나타난 한국인과 한국문화의 특징. 한국심리학회(편). **심리학에서의 비교연구**.

권석만(1999). **인간관계 심리학**. 학지사.

권석만(2015). **현대이상심리학**. 학지사.

김 선 편저(1998). **기억에 대한 이해와 훈련 프로그램**. 교육과학사.

김남성, 조현주 역(2000). **스트레스 상담: 인지, 정서, 행동적 접근**. 민지사.

김문희, 이진오, 장봉석(2007). 교사의 여가활동과 여가제약이 교직만족도에 미치는 영향. 한국스포츠리서치, 3(5), 151-166.

김미리혜, 김진영 외 역(2000). **심리치료-절충 · 통합적 접근**. 정민사.

김민수, 고영근, 임홍빈, 이승재(1992). **금성판 국어대사전**.

김수영(2004). 강남대 신입생의 성격특성과 정신건강에 관한 연구. **학생생활연구**, **제11호**, 121-146. 강남대학교 학생생활연구소.

김영진(1997). **광기의 사회사**. (주)민음사.

김영환 편저(1997). **행동치료의 원리**. 하나의학사.

김은실, 정해옥, 정승태 공저(2000). **21세기 식품과 영양**. 문지사.

김은영(2001). 중 · 고등학교 복학생 적응강화를 위한 집단상담효과 분석. 계명대학교 교육대학원 석사학위논문.

김은영, 김대곤, 김미영, 김이영, 박정연, 심정묘, 이행기, 임용숙, 정다운, 최병태(2016). **인성과 리더십**. 양성원.

김이영(2004). 통합정신재활서비스와 재활성과 및 삶의 질에 관한 연구. 계명대학교 대학원 박사학위논문.

김이영, 곽은복, 김태인, 김현정, 윤정임, 이경희, 장기덕, 장정애(2018). **아동관찰 및 행동연구**. 양성원.

김이영, 박현숙(2010). 정신분열병 환자의 병식과 역량강화가 기능과 삶의 질에 미치는 영향.

정신간호학회지, 19(1), 11-21.

김이영, 배헌석, 이우언(2020). **인간이해를 위한 심리학**. 양성원.

김이영, 배헌석, 이명화(2025). **인간이해를 위한 심리학**. 양성원.

김이영, 허만세(2010). 정신장애인 직업탐색효능감에 영향을 미치는 요인. **재활복지**, 4(4), 125-151.

김인자 역(1995). **당신의 삶은 누가 통제하는가?**. 한국심리상담연구소.

김인자 역(1996). **현실요법의 적용**. 한국심리상담연구소.

김인자(1997). **현실요법과 선택이론**. 한국심리상담연구소.

김정희, 남기덕, 박영호, 송명자, 송인섭, 심응철, 윤가현, 윤영화, 이철원, 이현진(2000). **심리학의 이해**. 학지사.

김종필(2007). 사회변동에 따른 학교부적응 요인과 실태 분석을 통한 대응 방안 연구. 중앙대학교 교육대학원 석사학위논문.

김진화 외(2002). **청소년문제행동**. 학지사.

김철권(1995). 정신분열병 환자를 위한 사회기술훈련. **사회정신의학**, 4, 22-47.

김철권, 변원탄(2000). **정신분열병을 극복하는 법**. 하나의학사.

김철권, 장정희, 김진원, 조진석, 강동호, 심경순, 하준선, 공지현, 변원탄(1998). 정신재활 치료가 정신분열병 환자의 재발률, 입원횟수, 입원일수 그리고 치료경비에 미치는 효과: 2년 추적조사 연구. **신경정신의학**, 37(5), 811-823.

김현택, 류재욱, 이강준 역(1997). **나의 뇌 뇌의 나 (I)(II)** (Richard M. Restak, *The Brain*). 학지사.

김현택, 조선영, 박순권 역(2000). **생리심리학의 기초**. 시그마프레스.

김혜영(2007). 경기 · 강원지역 유아교사의 직무스트레스와 대처방안에 관한 연구, 경기대학교 교육대학원 석사학위논문.

남병집, 김정주, 위승두, 남덕현 공저(1998). **실전 종목별 스트레칭**. 도서출판 대경.

대한신경정신의학회(1997). **한그루 싱싱한 소나무처럼**. '97 정신건강의 날 기념 정신분열병 극복수기 당선작.

대한주류공업협회(1998). **알코올 상식백과**.

도명애(2009). 유아교육교사의 직무스트레스 및 대처방식. 대구대학교 대학원 박사학위논문.

류은정(2007). 실업계 고등학생들의 가정환경 요인과 개인적 특성이 학교부적응에 미치는 영향. 백석대학교 상담대학원 석사학위논문.

류진혜, 현숙자(2003). 2003년도 대학신입생들의 정신건강에 관한 연구. **대학생활연구**, 제21

호, 45-67. 한양대학교 생활상담연구소.

리더스 다이제스트(1993). **신비로운 정신의 세계**. 동아출판사.

문인숙, 양옥경(1991). **정신장애와 사회사업**. 일신사.

미래창조과학부, 한국정보화진흥원(2015). 인터넷 과의존 실태조사.

민병일 역(1994). **스트레스와 면역: 스트레스병은 왜 생기며, 어떻게 막을까?**. 전파과학사.

민성길(1994). **임상정신약리학**. 중앙문화사.

민성길(1999). **최신정신의학(4개정판)**. 일조각.

박경애(1997). **인지, 정서, 행동치료**. 학지사.

박권생, 김문수, 박태진, 성현란, 이종한, 최해림, 홍기원 역(2004). **심리학과 삶**. 시그마프레스.

박나현(2013). **학교폭력 예방교육. 학생상담 자원봉사자 기초교육**. 경상남도통영교육지원청.

박병선(2012). 정신사회재활 서비스 사정 및 성과평가 척도개발 연구: 정신사회재활모델을 중심으로. 경북대학교 대학원 박사학위논문.

박상규, 김이영, 손명자(2001). **조망지향적 사회기술훈련**. 정신재활.

박선환, 박숙희, 이주희, 정미경, 김혜숙(2017). **정신건강론**. 양서원.

박정숙, 김정남, 고효정, 권영숙, 박청자, 박영숙, 이경희, 신영희(1995). **생활과 건강**. 계명대학교 출판부.

배성우, 김이영, 손지아(2011). 사회복귀시설 재활프로그램이 정신장애인의 삶의 질에 미치는 영향: 5년 종단연구 결과. **사회과학연구**, 27(1), 203-225.

서윤정(2010). 중학생의 자아상태와 부모-자녀간 의사소통 및 학교부적응행동 간의 관계. 부산대학교 대학원 석사학위논문.

서형석(2004). 고등학교 일반학생과 부적응학생의 인성 비교 연구. 동의대학교 교육대학원 석사학위논문.

설기문(2000). **인간관계와 정신건강**. 학지사.

성균관 대학교 응용심리연구소(2002). **인간의 마음과 행동**. 박영사.

손명자 역(1998). **정신재활**. 성원사.

손명자, 배정규(2003). **정신분열병과 가족**. 도서출판 정신재활.

손명자, 배정규, 김이영(1999). **스스로 관리하는 약물 · 증상 Ⅰ, Ⅱ**. 도서출판 정신재활.

손명자, 배정규, 박미애, 김이영(1999). **정신재활을 위한 기초교육**. 도서출판 정신재활.

손명자, 배정규, 배헌석, 이은진(1999). **스스로 관리하는 스트레스**. 도서출판 정신재활.

송숙정(2006). 주5일 수업제의 도입과 교사 여가활동 양상의 변화. 경남대학교 대학원 석사학위논문.
손정락 역(2000). **현대임상심리학**. 시그마프레스.
손정락 역(2002). **성격심리학**. 시그마프레스.
송만익, 정윤애(2001). 2001학년도 신 · 편입생의 낙관성과 정신건강에 관한 연구. **학생생활연구, 제12집**, 113-139. 한밭대학교 학생생활연구소.
승정자, 이영근, 홍원주, 이현옥, 조혜경, 김애정, 최미경(1999). **현대인의 건강을 위한 영양과 식생활**. 청구문화사.
신성만, 손명자, 김준영(2014). **정신재활**. 학지사.
신현균, 김진숙(2002). **주의력 결핍 및 과잉행동장애**. 학지사.
양순옥(1989). 한국인의 건강에 대한 실체 개념에 관한 연구. 이화여자대학교 대학원 박사학위논문.
양옥경(1998). 정신장애인에 대한 사회편견 연구. **한국사회복지학**, 35(8), 231-261.
여성가족부(2016). 한부모가족실태조사.
여성가족부(2017). 2016년도 전국 가정폭력실태조사.
여성가족부(2019). 청소년매체이용 및 유해환경 실태조사: 가장 최근에 한 가출 기간.
여성가족부(2019). 한부모가족실태조사.
여성가족부(http://www.mogef.go.kr)
오세진, 김형일, 임영식, 현명호, 김병선, 김정인, 김한준, 양병화, 이재일, 양돈규, 최창호, 이장한(2000). **인간행동과 심리학**. 학지사.
원호택(1997). **이상심리학**. 법문사.
윤가현(1998). **성문화와 심리**. 학지사.
이민규(2001). **현대생활의 적응과 정신건강**. 교육과학사.
이상일(1997). **치매가 무섭다구요. 치매 빨리 알면 쉬워요**. 동학사.
이숙영, 남상인, 이재규(1997). **중도탈락 학생의 사회적응 상담정책 개발연구**. 청소년대화의 광장.
이영선(2004). 대학교 재학생의 개인 및 학교 변인에 따른 정신건강의 차이 분석: D대학교의 대학생을 중심으로. 대진대학교 교육대학원 석사학위논문.
이용표(2000). 지역사회 정신보건프로그램이 정신장애인의 재활효과에 미치는 영향. 서울대학교 대학원 박사학위논문.
이일남(1992). **스트레스 넘어서기**. 태학당 출판사.
이정균(1994). **정신의학(3정신판)**. 일조각.

이지현(2001). 학교부적응 청소년의 사회적 지지망 특성에 관한 연구. 대구가톨릭대학교 대학원 석사학위논문.

이하영(2003). 지각된 부모의 양육태도와 심리적 반발심이 학교생활적응에 미치는 영향. 연세대학교 교육대학원 석사학위논문

이호숙(2012). 학교폭력 예방과 개입. 2012년 교원상담 역량강화를 위한 생활지도 직무연수. 경상남도밀양교육지원청.

이호영(1990). 정신분열병의 진단과 분류. **신경정신의학**, 29(1), 5-12.

이후경, 이선영(2000). 보건소중심형 정신보건센터 모델. **사회정신의학**, 5(1), 77-88.

임기영(1992). **소외되지 않는 삶을 위하여**. 고려원미디어.

임승권(1995). **정신위생**. 민서원.

임승권(2002). **인간발달과 행동이해를 위한 정신위생**. 양서원.

장연집, 강차연, 손승아, 안경숙(2008). **정신건강**. 도서출판 파란마음.

장연집, 박경, 최순영(1997). **현대인의 정신건강**. 학지사.

장현갑(편저)(1990). **스트레스는 이렇게 푼다**. 고려원.

전종천(2012). 디지털 미디어 시대의 청소년의 이해: 인터넷 미디어 중독성, 폭력성, 상업성 2012년 교원상담 역량강화를 위한 생활지도 직무연수. 경상남도밀양교육지원청.

정대영, 김영익, 박은미(2011). **특수아동지도**. 양서원.

정신건강증진 및 정신질환자 복지서비스 지원에 관한 법률(법률 제16377호 일부개정 2019. 04. 23.).

정윤애(1980). 체계적 탈감법이 의과치료의 불안감소에 미치는 영향. 경북대학교 교육대학원 상담심리전공.

정인원, 박문희, 이정균(1995). 정신분열병 입원환자의 병원군별 사회경제적 특성에 관한 역학적 연구. **서울의대 정신의학**, 10, 207-217.

조대경, 이관용, 김기중(1996). **정신위생**. 중앙적성출판사.

조현춘, 조현재 역(1996). **심리상담과 치료의 이론과 실제**. 시그마프레스.

주삼환, 명제창 역(1992). **교양 인간관계론**. 법문사.

최영희, 이정흠 역(1997). **인지치료 이론과 실제**. 하나의학사.

최정윤, 박경, 서혜희(2008). **이상심리학**. 학지사.

탁계관(2009). 대인관계 스트레스가 직무만족에 미치는 영향에 관한 연구. 한양대학교 산업경영디자인대학원 석사학위논문.

탁진국, 윤혜진(2002). 지방공무원의 직무스트레스원 척도 개발. 한국심리학회지: 건강, 7(2), 197-210.

통계청(2016). 한국의 사회동향 2016.

통계청(2018). 생명표.

통계청(2018). 2017년 9월 사망원인 통계.

통계청(2018). 2017년 인구통태 통계표(이혼).

통계청(2018). 2017년 출생통계(확정), 국가승인통계 제10103호 출생통계.

통계청(2018). 인구동태통계연보(혼인 · 이혼편) 각년도.

통계청(2019). 사회조사: 결혼에 대한 견해(13세 이상 인구).

통계청(2019). 사회조사: 이혼에 대한 견해(13세 이상 인구).

통계청(2019). 사회조사: 재혼에 대한 견해(13세 이상 인구).

통계청(2019). 아동청소년인권실태조사: 죽고싶다는 생각 여부 및 이유.

통계청(2019). 장래가구추계: 2015~2045.

통계청(2019). 혼인형태.

통계청(2020). 2019년 사망원인 통계.

통계청(2021). 2020년 출생통계.

통계청(2021). 2020년 혼인 · 이혼통계.

통계청(2022). 인구주택총조사.

통계청(2023). 2022년 인구동향조사: 출생 · 사망통계.

통계청(2023). 2022년 혼인 · 이혼 통계.

통계청, 여성가족부(2021). 2021 청소년 통계.

하성, 이강우, 고영완 공역(1999). **중년과 노년을 위한 운동처방과 카운셀링**. 도서출판 홍경.

한국청소년정책연구원(2019). 아동청소년인권실태조사: 가출여부 및 이유.

한명우(1999). **운동심리학**. 도서출판 태근.

한양심 역(1994). **신 스트레스 해소법**. 문학관.

Anthony, W. A., & Liberman, R. P. (1986). The practice of psychiatric rehabilitation. *Schizophrenia Bulletin*, *12*, 542-559.

Anthony, W. A., Cohen, M. R., & Farkas, M. D. (1990). *Psychiatric Rehabilitation*. Boston University, Center for Psychiatric Rehabilitation.

Anthony, W., Cohen, M., Farkas, M., & Gagne, C. (2002). *Psychiatric Rehabilitation*. Boston, MA:

Boston University, Center for Psychiatric Rehabilitation.

Bandura, A. (1969). *Principles of behavior modification*. New York: Holt, Rinehart and Winston.

Beck, A. T., & Freeman, A. (1990). *Cognitive therapy of personality disorder*. New York: The Guilford Press.

Beehr, T. A., & Newman, J. E. (1978). Job stress, employee health and organizational effectiveness: A facetanalysis, model and literaturere view. *Personnel Psychology*, 31, 665-699.

Bellack, A. S., Mueser, K. T., Gingerich, S., & Agresta, J. (1997). *Social skills training for schizophrenia: A step by step guide*. New York: The Guilford Press.

Bleuler, E. (1991). *Dementia praecox on the group of schizophrenias*. New York: International Universities Press.

Bond, G. R., Dincin, J., Setze, P. J., & Witheridge, T. F. (1984). The effective of psychiatric rehabilitation: A summary of research at thresholds. *Psychosocial Rehabilitaion Journal*, *7*(4), 6-22.

Breiter, H. C., Rauch, S. L., Kwong, K. K., & Baker, J. R. (1996). Functional magnetic resonance imaging of symptom provocation in obsessive-compulsive. *Archives of General Psychiatry*, *53*, 595-606.

Cannon, W. B. (1932). *The wisdom of the body*. New York: Norton.

Cohen, J., & Struening, E. L. (1963). Opinions about mental illness in the personnel of two large mental hospitals. *Journal of Abnormal Social Psychology*, 64, 349-360.

Crew. D. J., & Landers, D. M. (1987). A meta analytic review of aerobic fitness and reactivity to psychosocial stressors. *Medicine and Science in Sport and Exercise*, *19*, 114-120.

Crow, T. J. (1980). Molecular pathology of schizophrenia. *British Medical Journal*, *280*, 66-68.

Danley, K. S., Rogers, E. S., MacDonald-Wilson, K., & Anthony, W. A. (1994). Supported employment for adults with psychiatric disability: Results of an innovative demonstration project. *Rehabilitation Psychology*, *39*, 269-276.

Davison, G. C., & Neale, J. M. (1986). *Abnormal Psychology(4ed)*. John Wiley & Sons Inc.

Ellis, A. (1962). *Reason and emotion in psychotherapy*. Secaucus, NJ: Citadel.

Ellis, A. (1973). *Humanistic Psychotherapy*: The rational-emotive approach. New York: McGraw Hill.

Ellis, A. (1976). The biological basis of human irrationality. *Journal of Individual Psychology*, *32*,

145-168.

Ellis, A. (1984). The essence of REBT-1984. *Journal of Rational-Emotive Therapy*, *2*(1), 19-25.

Ellis, A. (1994). *Reason and emotion in psychotherapy*. Birch Lane Press Book.

Friedman, M., & Rosenman, R. (1959). Association of specific over behavior pattern with blood and cardiovascular findings: blood cholesterol level, blood clotting time, incidence of arcus senilis and clinical coronary artery disease. *Journal of American Medical Association*, *169*, 1286-1296.

Hamachek, D. (1995). *Psychology in teaching, learning and growth*. Boston, MA: Allyn & Bocan.

Holmes, T. H., & Rath, R. H. (1967). The social readjustment rating scale. *Psychosomatic Medicine*, *11*, 213-218.

Honeycutt, N., & Belcher, J. R. (1991). Schizophrenia and social skills: An 'identify and train' approach. *Community Mental Health Journal*, *27*(1), 57-67.

Insel, T. R. (1992). Toward a neuroanatomy of obsessive- compulsive disorder. *Archives of General Psychiatry*, *49*, 739-744.

Jacobson (1938). *Progressive relaxation*. Chicago: University of Chicago Press.

Jones, M. C. (1924). A laboratory study of fear: The case of Peter. *Pedagogical Seminary*, *31*, 308-315.

Kalat, J. W. (1998). *Biological Psychology(5thed)*. Brooks/ Cole Publishing Company.

Kay, S. R. (1990). Significance of the positive-negative distinction in schizophrenia. *Schizophrenia Bulletin*, *16*(4), 635-652.

Lazarus R. S. (1969). *Patterns of adjustment and human effectiveness*. New York : McGram-Hill.

Lazarus, R. S. (1981). The stress and coping paradigm. In C. E. Eisdorfer. D. Cohen. A. Kleinman & P. Maxim(Eds.), *Models for clinical psychopatholgy* (pp.177-214). New York: S. P. Medical & Scientific Books.

Liberman, R. P., Massel, H. K., Mosk, M. D., & Wong, S. E. (1985). Social skills training for chronic mental patients. *Hospital and Community Psychiatry*, *36*(4), 396-403.

Link, B. G., Cullen, F. T., & Struening, E. L. (1989). A modified labeling theory approach to mental disorders and empirical assessment. *American Sociological Review*, *54*, 400-423.

Marsh, H. W., & Shavelson, R. J.(1985). Self-concept; its multifaceted, hierarchical structure. *Educational Psychologist*, *20*, 107-125.

Maslow, A. (1971). *The farther reaches of human nature*. New York: Viking Press.

Massel, H. K., Corrigan, P. W., Liberman, R. P., & Milan, M. A. (1991). Conversation skills training of thought-disordered schizophrenic patients through attention focusing. *Psychiatry Research*, *38*, 51-61.

Morrison, R. L., & Bellack, A. S. (1984). Social skills training. In A. S. Bellack. (Ed.), *Schizophrenia: Treatment, management*, and rehabilitation (pp. 247-280). Orlando: Grune & Stratton, Inc.

Mundt, C. H., Barnett, W., & Witt, G. (1995). The core of negative symptons in schizophrenia: Affect or cognitive dificiency· *Psychopathology*, *28*, 46-54.

Parker, D. F., & DeCotiis, T. A.(1983). Organization determinants of job stress. *Organizational Behavior and Human Performance*, 32, 165.

Perls, F. (1973). *The Gestalt approach and eye witness to therapy*. New York: Bantam.

Rice, P. L. (1999). *Stress and Health*. Brooks/Cole Publishing Company.

Schultz, J., & Luthe, W. (1959). *Autogenic training: A psychosociological approach to psychotherapy*. New York: Grune & Stratton.

Seligman, M. E. P. (1975). *Helplessness: On depression, development, and death.* San Francisco: Freeman.

Selye, H. (1956). *The stress of life*. New York: McGraw-Hill.

Selye, H. (1985). History and present status of the stress concept. In A. Monat & R. S. Lazarus(Eds.), *Stress and coping: An anthology*. New York: Columbia University Press.

Strauss, M. E. (1993). Relations of symptoms to cognitive deficits in schizophrenia. *Schizophrenia Bullein*, *19*(2), 215-231.

Wolpe, J. (1958). *Psychotherapy by reciprocal inhibition*. Stanford, CA: Stanford University Press.

Wolpe, J. (1969). *The practice of behavior therapy*. Oxford: Pergamon.

Wolpe, J. (1976). Behavior therapy and its malcontents: Multimodel eclecticism, cognitive exclusivism and "exposure" empiricism. *Journal of Behavior Therapy and Experimental Psychiatry*, *7*, 109-116.

Yalom, I. D. (1980). *Existential psychotherapy*. New York: Basic Books.

〈인명〉

〈내용〉

ㄱ

ㄴ

ㅇ

저자약력

김이영
계명대학교 심리학박사(임상 및 상담심리 전공)
현, 수성대학교 유아교육과 교수

배헌석
계명대학교 심리학박사과정 수료(임상 및 상담심리 전공)
현, 참누리정신건강상담센터 시설장
수성대학교 사회복지과 겸임교수

강보라
한림대학교 대학원 재활치료학박사
현, 우송대학교 작업치료학과 교수

김현경
연세대학교 대학원 철학박사
현, 경민대학교 사회복지과 교수

나선후
세한대학교 대학원 경영학박사
현, 나주대학교 사회복지실천과 교수

박성원
대구대학교 철학박사(사회복지방법 전공)
현, 대구대학교 청소년상담복지학과 교수

서민호
대구한의대학교 사회복지학박사
현, 영남외국어대학교 사회복지과 교수

오현숙
대구대학교 대학원 사회복지학 전공 철학박사
현, 호산대학교 휴먼복지학부 학부장

이장희
청주대학교 행정학박사
현, 강동대학교 사회복지과 교수

전대성
단국대학교 대학원 행정학박사
현, 경북전문대학교 사회복지과 교수

[개정판]
정신건강론

1판 1쇄 발행 — 2023년 8월 10일
2판 1쇄 발행 — 2025년 6월 25일

저　　자 - 김이영 배헌석 강보라 김현경 나선후
박성원 서민호 오현숙 이장희 전대성

발 행 인 - 강철원
발 행 처 - 양성원
주　　소 - 경기도 파주시 검산로 173번길 29-12
전　　화 - 031-946-3861(代)
팩　　스 - 031-946-3864
이 메 일 - tnwpub@naver.com
홈페이지 - tnwpub.co.kr
출판등록 - 2015년 8월 31일 제 2015-000211 호

ISBN 979-11-6126-649-7

정가 23,000원